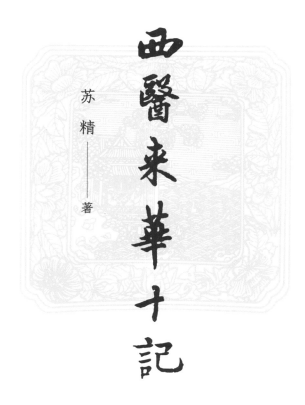

西醫來華十記

苏　精———著

U0332246

中 华 书 局

图书在版编目(CIP)数据

西医来华十记/苏精著. —北京:中华书局,2020.3(2022.5 重印)

ISBN 978-7-101-14250-1

Ⅰ.西…　Ⅱ.苏…　Ⅲ.医学史-研究-中国-近现代 Ⅳ.R-092

中国版本图书馆 CIP 数据核字(2019)第 269755 号

书　　名	西医来华十记
著　　者	苏　精
责任编辑	吴艳红
装帧设计	刘　丽
出版发行	中华书局
	(北京市丰台区太平桥西里 38 号　100073)
	http://www.zhbc.com.cn
	E-mail:zhbc@zhbc.com.cn
印　　刷	三河市中晟雅豪印务有限公司
版　　次	2020 年 3 月第 1 版
	2022 年 5 月第 2 次印刷
规　　格	开本/920×1250 毫米　1/32
	印张 12⅛　插页 3　字数 290 千字
印　　数	4001-5500 册
国际书号	ISBN 978-7-101-14250-1
定　　价	68.00 元

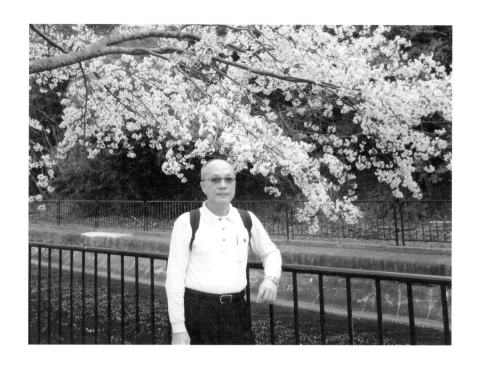

苏　精　英国伦敦大学图书馆系哲学博士，台湾云林科技大学汉学资料整理研究所退休教授。主要研究领域为以基督教传教士为主的近代中西文化交流史，专著有《铸以代刻：十九世纪中文印刷变局》（2018）、《林则徐看见的世界：〈澳门新闻纸〉的原文与译文》（2016）、《铸以代刻：传教士与中文印刷变局》（2014）、《基督教与新加坡华人1819—1846》（2010）、《上帝的人马：十九世纪在华传教士的作为》（2006）、《中国，开门！——马礼逊及相关人物研究》（2005）、《马礼逊与中文印刷出版》（2000）、《清季同文馆及其师生》（1985）、《近代藏书三十家》（1983）等。

目　录

自 序

　　近年每有朋友听到我在写一些西医来华历史的文章，几乎都会难以置信地问："你懂医学吗？"我承认的确不懂医学，那么又如何写起医学史的杂文呢？原来，二十多年来我关注以基督教传教士为中心的中西文化交流史，尤其是他们在印刷出版、翻译和学校教育方面的各种活动，因此抄录了颇多传教士的相关档案作为基本的史料，也旁及英国东印度公司的档案。由于医疗工作和印刷出版、学校教育都是传教士辅助传教的重要工具，所以我在抄录的过程中，经常会见到有关他们医学活动的记载，觉得很有意思，尤其遇到以往的论者不知或可以纠正前说错误的史料，实在舍不得弃而不顾，而且传教士档案数量庞大，汗牛充栋都不足以形容，一旦放过这些有意思而珍贵的史料，回头再找极不容易，于是就顺便抄录下来，日积月累的结果是数量不少，只因自己另有更为关注的印刷出版等课题而搁置未用。

　　到2009年时，我从这些档案中选择一部分内容，撰写《英国东印度公司与西医来华》一文发表，成为我关于医学史的第一篇杂记。此后偶尔有机会参加相关的研讨会，我又陆续写成两三篇报名与会。但直到2016年才起心动念，觉得箧存史料还有不少，似乎可以多写几篇。上海的仁济医院预定于2017年举办第一届院史论坛，由于复旦大学历史系高晞教授的推荐而邀我参加，荣幸之余，又因自己并未耕耘医学史，也没有这个领域的作品，徒然滥竽充数而感到汗颜，于是近两年来便投以较多的精力与时间在此，写成了这本《西医来华十记》。

本书十篇文章的内容，都是十九至二十世纪初年西医来华过程中的人与事。由于基督教的传教医生（即医药传教士）是在华传播西医人数最多、作用也最大的群体，同时我抄录的史料本来就以他们的档案为主，所以"十记"中多是传教医生的活动，但也涉及东印度公司的医生和海关医生。除了这些传教、公司与海关等三种外国医生的活动以外，我深感兴趣的是中国人的反应如何，对此我尝试两种写法：一是记载十九世纪学习西医的中国人，包括到爱丁堡求学的黄宽、在上海担任学徒的黄春甫，以及一些学徒出身的中国西医，希望能了解他们的习医经过、学成后的生涯和面临的各种难题；另一种写法是在记载外国西医的活动中，尽量留意当时的中国人对西医的态度与行为，尽管这些态度与行为大多只能从外国西医的记载中得知，但多少应该还能反映出中国人对西医的观感。只是，虽然我希望能同时从施与受双方的视角，观照西医来华过程中人与事交织而成的各种现象与意涵，但自己是医学史外行，没有能力进行比较全面而深入的论述，也没有预先系统性规划各篇的主题，只能就我经眼和抄录的档案中，随机而笼统杂记自己觉得有意思的人与事，但求这十记近于实记，则于愿已足。

在撰写这些杂记的过程中，高晞教授不以我为医学史门外汉而见弃，经常指点我高见，又邀我到复旦演讲和参加研讨会，盛情高谊着实可感。中原大学皮国立教授两度接受我报名参加他主办的医学史研讨会，广州暨南大学吴青教授也两次邀我演讲相关的题目，上海仁济医院袁蕙芸老师约我在第一、二届院史论坛报告，这些都让我有难得的机会和医学史学界师生和医学界切磋请教。中兴大学游博清教授利用暑假前往伦敦研究期间，拨冗代我搜集当地所藏珍贵医学史料，以及"中研院"赖芊卉小姐不厌其烦帮忙解决计算机工具的各种问题，都是我能完成本书写作的可贵助力，谨在此敬致谢忱。

从2009年我撰写第一篇医学史杂文，至今已经十年。其间由于自己另有研究面向，又非医学史专业背景，以致所得鲜少，加以各篇并非接连撰成，写法笔调有别，实在难登大雅之堂。如今竟敢以本书十记出版，无非敝帚自珍、野人献曝之类，还请专家学者指教为幸。

苏精
2018年12月于台北斯福斋

1

英国东印度公司与西医来华

绪　言*

明末清初来华的天主教传教士,已将西医传入中国,并在澳门设立西医医院。①但一般认为他们传入的是近代以前的传统医学②,直到十九世纪初年牛痘疫苗接种技术的传入,才是近代西方医学来华的开始,同时也在中国社会产生重要的影响力。③

牛痘疫苗的传入与接种和英国东印度公司(East India Company)有直接密切的关系。该公司虽是商业机构,在存续的两百余年间,却也从事了一些文化、科学或慈善活动。以该公司的广州商馆(Canton Factory)为例,进行过学习中国语文、采购中文图书、印刷出版书刊、采集中国植物,以及引介西方医学等事。这些活动都在澳门与广州两地进行,并对中英两国社会产生大小不等的影响,因而在近代中外文化交流史上有其意义。

本文以十九世纪初东印度公司在华进行的近代西方医学活动为内容,先讨论广州商馆的医生这一群体,再依序探究他们在华引介牛痘、筹建船员医院与诊治华人眼疾三项活动。历来涉及这三项事功的

---

* 本篇原载于珠海市委宣传部、澳门基金会、中山大学近代中国研究中心编,《珠海、澳门与近代中西文化交流——"首届珠澳文化论坛"论文集》(北京:社会科学文献出版社,2010),页44—76。修订后收入本书。

① 关于天主教传教士传入西医的研究,参见董少新,《形神之间——早期西洋医学入华史稿》(上海:上海古籍出版社,2008)一书各章。

② 范行准,《明季西洋传入之医学》,引自何小莲,《西医东渐与文化调适》(上海:上海古籍出版社,2006),页38。

③ 张大庆,《医学史十五讲》(北京:北京大学出版社,2007),页139,153;董少新,《形神之间——早期西洋医学入华史稿》,页7。

论著，从二十世纪初期陈垣的《牛痘入中国考略》①、王吉民与伍连德的英文本《中国医史》(*History of Chinese Medicine*)②，累计至今数量极多③，却没有人利用过东印度公司的档案进行研究，最多只是如王吉民与伍连德两人自马士(Hosea B. Morse)的《东印度公司对华贸易编年史》(*The Chronicles of the East India Company Trading to China 1635–1834*)一书中取材。④马士的资料虽来自东印度公司的档案，但重点在于商贸，涉及医药的篇幅相当有限，而且其书内容只是摘录，不能不舍弃许多有价值的史料，也就无法比较清楚完整地呈现该公司传播西方医学来华的面貌。为弥补上述缺憾，本文即以东印度公司广州商馆档案为主要的史料来源，辅以《广州记事报》(*The Canton Register*)与《中国丛报》(*The Chinese Repository*)等报导论述，尝试勾勒该公司、广州商馆及其医生引介近代西医来华的态度、经过与结果等。

一、东印度公司来华医生

东印度公司有三类医生：船医、商馆医生与印度等殖民地才有的军医，后者与中国无关，不在本文论述之内。从一开始，公司在

---

① 陈垣著，陈智超编，《陈垣早年文集》(台北："中央研究院" 中国文哲研究所，1992)，页217—224。

② K. Chimin Wong and Wu Lien-Teh, *History of Chinese Medicine*. Shanghai: National Quarantine Service, 1936, 2nd edition. New York: AMS Press, 1973, reprint.

③ 近年的相关论著如：张嘉凤，《十九世纪初牛痘的在地化——以〈英吉利国新出种痘奇书〉、〈西洋种痘论〉与〈引痘略〉为讨论中心》，《"中央研究院" 历史语言研究所集刊》78: 4(2007.12)，页755—812；董少新，《牛痘入华：一项由多国多人共同完成的技术交流》，《文化杂志》65(2007冬)，页67—78；Angela Ki Che Leung, 'The Business of Vaccination in Nineteenth-Century Canton.' *Late Imperial China*, 29: 1 (June 2008), pp. 7–39.

④ Hosea Ballou Morse, *The Chronicles of the East India Company Trading to China 1635–1834*. Cambridge: Harvard University Press, 1926.

每一艘贸易船上都派驻有船医及其助手，照料船长以及水手的健康问题。王、伍两人的《中国医史》根据马士书中所载，推断船医最早来华的时间是在1685年。[1] 其实早在将近半世纪以前的1637年，魏德尔（John Weddell）率领船队来华寻求建立贸易关系时，其船上即驻有医生，并曾在中英双方发生冲突时医治一名受伤半死的被俘华人。[2] 此后公司来华的每艘贸易船也都有船医与助手各一名，有时候还发挥关键性的作用。例如1740年一艘"温契斯特号"（Winchester）来华前，公司训令不得转往巴达维亚（Batavia），但该船行至苏门答腊与爪哇岛之间的巽他海峡（Strait of Sunda），竟有二十六名水手相继得败血症，船首斜桅也产生问题。经船医威尔森（John Wilson）与助手杨格（Andrew Young）以书面说明情况的严重性，由押船的四名货监（supra cargoes）讨论后决定权宜变通，下令船长转往巴达维亚先解决问题，再继续来华航程。[3]

到十八世纪中叶为止，船医的资格和任用都缺乏制度性，有如一位作者说的："许多不同国籍的船医，经由各种奇怪的途径进入公司服务。"[4] 从十八世纪后期开始，严格规定必须拥有"皇家外科医生协会"（Royal College of Surgeons）颁发的医生证书，再通过东印度公司的考试，以医生助手身份上船服务一个航次后才能担任船医。[5] 如果船只来华前或抵达后船医病故或出缺，则由船长报

① Wong and Wu, *History of Chinese Medicine*, p. 302.

② EIC/G/12/16, pp. 44–65, 'Extract of a Letter from Captain Thomas Weddell dated on Board Ship Dragon off Cananore, 29 January 1638.'

③ EIC/G/12/48, pp. 2–4, '15 June 1840.'

④ Malcolm C. C. Seton, *The India Office* (London: G. P. Putnam's Sons, 1926), p. 213.

⑤ EIC/G/12/290, 'Terms and Conditions for Hiring, for One Voyage to and from China, Ships of the Burthen of 950 Tons and upwards built for the Company's Service [...] .' no. 13. Charles Hardy, *A Register of Ships Employed in the Service of the Honorable the United East India Company, from the Year 1760 to 1810* (London: Black, Parry and Kingsbury, 1811), Appendix, p. 118, 'Regulations, Respecting the Qualifications of Surgeons and Surgeon's Mates.'

请广州商馆派人递补，通常就是从当时在华的其他公司贸易船上的医生助手中遴选补用[1]；罕见的一次例外是商馆与船长对于递补人选发生歧见，双方争议僵持不下，商馆表示不再理会此事，而船长竟然将船上病患送上岸后，即在没有随船医生的情况下启航离华。[2]

历年来华的船医人数合计虽多，却只在贸易季期间在华，第二年以后也未必再来，而且他们的工作无关贸易，只是偶尔在船员和华人发生冲突而伤及后者时予以救助而已，此外与华人无涉。相形之下，很晚才出现而人数也少得多的商馆医生，尽管其分内职责也与华人无关，却因常驻中国而和华人有较多接触的机会，因而在引介西医来华上产生了积极的作用。

1770年代初，东印度公司对华贸易制度有一项重要的变革，即来华人员从每年轮调改为常任派驻方式。从此，广州商馆具有常态性的组织，在固定配置的员额中包含商馆医生。除了负责商馆上下人员的健康问题，公司又规定商馆人员若要回英，须由商馆医生开具诊断书证明确有必要方可，因此在现存的商馆档案中可见到许多此种诊断书的抄本。

笔者从为数庞杂的广州商馆档案中爬搜后发现，从最早有商馆医生资料的1775年起，至1834年东印度公司广州商馆被英国驻华商务监督取代为止的59年间，商馆医生与助理医生共计13人[3]：

---

[1] 此种实例参见EIC/G/12/82, pp. 928–929, '25 November 1786'; G/12/103, pp. 133, 162–164, '22 & 29 November 1792.'

[2] EIC/G/12/131, pp. 20–42, '9–18 August 1800.'

[3] 商馆医生有时称为首席医生(first surgeon)，助理医生有时称为第二医生(second surgeon)。在一份《1801年东印度新手册》〔Robert Hudson, *The New East India Calendar for 1801* (London: Printed for J. Deerett, 1801)〕的广州商馆名录中，医生栏内有J. Campbell，但笔者在商馆档案及相关名录中，均未能找到其人资料，暂不计入。

英国东印度公司广州商馆医生名录

	姓 名	任职起迄	备 注
1	哈同（Thomas Hutton）	1775—1776	
2	布伦斐（Charles Bromfield）	1776—1777	
3	雷斯利（Abraham Leslie）	1777—1778	以助理医生名义代理
4	狄沃（James Dewar）	1779—1782	
5	摩根（John Morgan）	1782—1783	
6	约翰·邓肯（John Duncan）	1783—1788	
7	亚力山大·邓肯（Alexander Duncan）	1788—1796	
8	柯理契顿（James Crichton）	1793—1806	1793—1796 为助理医生
9	麦金农（Charles MacKinnon）	1799—1805	助理医生
10	皮尔逊（Alexander Pearson）	1805—1832	1805—1806 为助理医生
11	李文斯顿（John Livingstone）	1808—1826	助理医生
12	郭雷枢（Thomas Richardson Colledge）	1826—1834	1826—1832 为助理医生，1832—1834 为商馆医生，1834 后为驻华商务监督医生
13	柯克斯（Richard Henry Cox）	1832—1834	助理医生

在1793年以前广州商馆只有医生一人，从这年起增加一名助理医生。公司任命助理医生时，都注明是预备未来接任商馆医生，但其中的麦金农、李文斯顿两人，以及兼任性质的柯克斯①，直到离

---

① 广州商馆呈报雇用柯克斯的信函中，说明他是当时在广州开业的医生，将只在每年贸易季广州商馆人员在当地期间担任助理医生职务，因此薪水也只是正式助理医生一半的500英镑（EIC/G/12/282, no page, '15 December 1832: Letter to the Honorable Court of the Directors, para. 5'）。但董事会对柯克斯不太满意，因为他原来是获准经中国到印度，不料却在中国定居并和美国人合伙开业，后来董事会因为他只支领半薪而予同意（EIC/R/10/62, '6 March 1833;' '15 May 1833'）。

职为止仍未能升任商馆医生。

商馆医生与助理医生的任命权，都操之于伦敦的公司董事会，而非广州本地的商馆，但确实由董事会主动任命并自英国出发来华的商馆医生只有四人（狄沃、麦金农、皮尔逊与李文斯顿）。这是因为当时中英间交通来往非常缓慢不便，商馆在医生出缺后呈报消息至伦敦，到继任的医生抵华，前后总要一年以上的时间，因此商馆基于实际需要往往先行就地补用，但都只是暂时代理性质，董事会同意或另派人并不确定，偶尔会出现尴尬的情况。例如1782年狄沃在职病故，商馆约请一名船医摩根留华改任商馆医生，不料呈报后遭到批驳，董事会另派约翰·邓肯来华，而摩根在船医与商馆医生两边落空之下只得快快离华。尴尬不已的商馆大班虽极力婉言向董事会说明，摩根从狄沃患病无法工作开始至病故后的两年期间，非常用心照料商馆人员的健康，建议董事会优给待遇，却无法挽回董事会的成命。①

不论是广州商馆就地补用或董事会主动派来，商馆医生的主要来源是有来华经验的船医，至少有八名船医因此补用为商馆医生；但也有两名商馆医生卸任后改任船医，此外一名原为孟加拉的助理医生，一名原为获得公司同意来华在广州开业的医生，一名情况不明。可能是商馆医生的生活比较安定，不必常冒风浪之险，因此船医有机会都愿意改任商馆医生。例如第一任商馆医生哈同辞职后，共有四名在华船医竞争其遗缺，经商馆的八名货监热烈讨论，布伦斐得到最多支持脱颖而出。但赞成与反对的货监各半：赞成者认为他接受过正规的医学教育，也持有伦敦性病医院（Lock Hospital）

---

① EIC/G/12/73, p. 143, '22 January 1783;' G/12/76, p. 180, '17 December 1782;' G/12/77, p. 153, '24 November 1783.'

核发的资格证书，并且在广州救助过被狂犬咬过的商馆仆人，事发当时哈同尚未辞职，人也不在广州，这显示布伦斐见义勇为之心；但反对者的理由是他来华前曾被董事会拒绝任命为孟加拉的医生，因此觉得还不如补用他们熟识多年的其他候选人。[①]此外，亚力山大·邓肯原是孟加拉殖民地政府的助理医生[②]，因健康因素来华休养期间，适逢其兄弟约翰·邓肯因病辞职返英，即由亚力山大代理。他为求真除，还动用伦敦的人事关系，请英国皇家学会（Royal Society）会长班克斯（Joseph Banks）向董事会关说。[③]

最初几名商馆医生在职时间很短，都不到两年，频频因病或死亡换人。第三位医生雷斯利从设置商馆医生开始便屡次争取这项职务未成，到1777年布伦斐辞职后、狄沃到任前，自请以助理医生的名义代理。狄沃来华后，公司董事会任命雷斯利继续担任助理医生，准备将来接替狄沃的职位，不料雷斯利却以薪水过低与工作不相称而谢绝。[④]从第六位的约翰·邓肯开始，商馆医生的任职情况才比较稳定，在他以后的六人任职都在8年以上，其中以皮尔逊的28年最为长久，其次李文斯顿也有18年。李文斯顿在1826年回英后，于1829年再度来华复职，不幸半途死于海上[⑤]，否则年资更长。

最值得注意却令人惊讶的是直到十八、十九世纪之交麦金农为止的九名商馆医生和助理医生，都可以在本职外又经营商业，兼为散商或作为印度商行在华的代理人。因此在商馆档案中呈现出一种相当奇特的现象，即他们时而以医生身份为商馆同僚出具诊

① EIC/G/12/59, pp. 183, 188, 189, '20, 21 & 24 November 1776.'
② EIC/G/12/88, p. 874, '14 January 1788.'
③ Warren R. Dawson, ed., *The Banks Letters* (London: The British Museum, 1958), pp. 280–283.
④ EIC/G/12/60, Canton Letter Book, nos. 34, 35, 52; G/12/66, p. 21, '14 October 1779;' p. 188, '15 January 1780.'
⑤ EIC/G/12/242, p. 171, '31 August 1829.'

断书或相关文件，时而改以散商或代理人身份和商馆进行商业性的往返交涉。例如雷斯利强悍地率众长期占据欠钱不还的华人行商陈科官（Coqua）的店面，一再拒绝广州商馆要他退让的劝导。[①]而约翰·邓肯代理的商行行东则在一封致印度大总督的信函中，清楚地说明运华108箱鸦片，每箱400银元，出售后得款将由"我的代理人、广州商馆医生邓肯"交给商馆，以抵销该商行对广州商馆的未付款项。[②]而麦金农也公开表示："我在公司的同意下，受雇于人，在广州进行庞大的商业交易，这对于我个人的利益至关重要。"[③]

　　东印度公司同意商馆医生兼做生意的原因，应该和医生在商馆的地位与待遇有关。他们不属于可以分红或从事定量个人贸易的货监或书记（writer）之类，而是和牧师、翻译、验茶员等同属商馆中的技术人员（technical staff）之一。他们的待遇都只是固定的薪水。前文已提及雷斯利以薪水过低拒绝担任助理医生一职，而约翰·邓肯也曾于1784年以书面陈请，表示商馆医生的年薪仅有300英镑，不足以应付生活开销，和公司在印度的同等医生职位也相去甚远，自己还得依赖做生意的佣金过活，要求商馆大班向董事会争取提高待遇，大班也同意照办。[④]

　　进入十九世纪以后，东印度公司董事会改变态度，决定让商馆

　　① EIC/G/12/66, p. 16, '9 October 1779.' 在此后数年的商馆档案中，还有大量的雷斯利和华商之间金钱纠纷的文件。关于这些金钱纠纷的简要描述，参见 Paul A. Van Dyke, *The Canton Trade: Life and Enterprise on the China Coast, 1700–1845* (Hong Kong: Hong Kong University Press, 2005), pp. 97–98.

　　② EIC/G/12/86, p. 53, '29 August 1787, Letter from William Bruce to the Right Honorable Charles Earl Cornwallis, Governor General in Council, dated Fort William, 16 April 1787.'

　　③ Charles Mackinnon, *Mr. Mackinnon's Memorial to the Honorable Court of Directors of the Hon. East-India Company* (London: Printed by Lewis and Roden, no date), p. 11.

　　④ EIC/G/12/79, p. 171, '12 January 1784.'

医生专注于医学本业, 不再兼做生意。改变的原因在于1803年麦金农和中国行商达成行倪秉发(Ponqua)及一些英商之间发生交易纠纷, 麦金农不满商馆大班多林文(James Drummond)的处理方式, 又与多林文及其他商馆人员有严重的冲突, 持续至1805年麦金农被调回英国为止。[1]在纠纷与冲突未解决前, 董事会已决定广州商馆医生不得再做生意, 以免重蹈麦金农的覆辙。于是在1804年任命皮尔逊为助理医生时, 将他的薪水从原来每年700英镑提高为1,000英镑, 许诺未来继任为商馆医生后, 将提高至1,200英镑, 但同时要求他签下限制极为严格的契约书, 不准从事私人贸易或担任代理人, 若违反规定将遭受严厉惩罚。[2]

皮尔逊来华八年后, 曾在1812年以书面形式抗议这项规定, 理由是所有他的前任都可以兼营商业, 却从他开始严格禁止; 何况公司对于同时派在印度各地的所有医生并没有同样的禁令, 何以竟独薄在华的医生。[3]广州商馆将皮尔逊的抗议函转陈给董事会, 并推崇他多年来确实善尽职责, 期望董事会能重视他的诉求。[4]不过, 董事会仍坚持原议而予以驳回。[5]皮尔逊以后的商馆医生与助理医生同样受到这项禁令的限制, 也曾为此提出陈情。助理医生李文斯顿于1816年12月连写了两封信给大班, 第一封信说他的年薪(1,000英镑)迫使他和家人必须过最俭朴的生活, 才能免于借钱度日, 又说自己连同先前担任船医在内, 已为公司服务27年, 也已达到难以

---

① 关于麦金农发生的纠纷与冲突, 在EIC/G/12/147和148两部分有连篇累牍的记载与函件; 他调回英国后也印行过一部为自己辩护的书 *Mr. Mackinnon's Memorial to the Honorable Court of Directors of the Hon. East-India Company*, 多达176页。

② EIC/G/12/150, p. 11, '3 March 1805;' G/12/181, p. 66, '17 December 1812.'

③ EIC/G/12/181, pp. 66–69, '17 December 1812.'

④ Ibid., p. 69.

⑤ EIC/G/12/193, pp. 14–16, '23 January 1815.'

另谋工作的年纪，希望公司能改善他的收入。^①第二封信说他从到职后，即遵照大班指示常驻澳门，商馆移往广州的贸易季期间，应贴补他在澳门自理伙食费用每天两银元，结果七年多来分文未付。李文斯顿要求扣除已由买办支付的一部分外，商馆应补偿积欠他的12,540银元伙食费。^②

当时的商馆大班觅加府（T. Metcalfe）很同情李文斯顿的处境，代他向董事会建议提高薪水，或者让商馆医生兼任公司代理人以增加收入，也答应结清12,000元伙食费。^③不料两者都遭到董事会拒绝，董事会宣称商馆医生的薪水已经相当宽裕，不必提高，也不同意医生兼做生意，还特地重申维持1804年以来的限制；至于积欠的伙食费，董事会不承认有其事，只愿迁回地同意从当年（1816）开始，为照料商馆人员家属，新增加医生常驻澳门费用每年2,000银元，至达到12,000元为止。^④换句话说，董事会不承认旧欠，只同意新增开支，而且开支的名义是照顾在澳商馆人员家庭，而非医生伙食补贴。

除了薪水不理想以外，商馆医生与助理医生至少还有一项待遇不如船医。船医每航次可获得一定配额的吨位（tonnage），采购中国商品随船运回英国出售得利。1807年时的配额是船医6吨、助手3吨^⑤，这是船医愿意上船工作的一项重要诱因。但是商馆医生却因不得营利的限制而没有吨位配额，因此1823年皮尔逊受已返英的广州商馆前大班之托，代法国汉学家雷慕沙（Jean-Pierre Abel Rémusat）与德国汉学家柯拉普柔（Julius H. Klaproth）^⑥购买一批中

---

① EIC/G/12/205, p. 74, '11 December 1816.'
② Ibid., p. 100, '19 December 1816.'
③ Ibid., pp. 75–77, '11 December 1816;' pp. 101–102, '19 December 1816.'
④ EIC/R/10/59, Company's Letter to China, 8 April 1818.
⑤ EIC/G/12/160, pp. 46–47, '1 December 1807.'
⑥ 亦有译作"柯恒儒"者。

文图书,还得向现任大班提出书面申请,说明来龙去脉及这批书所占空间后才得上船。①

迟至1820年,公司董事会才为在华医生订定了比照在印度的公司医生退休年金办法:服务满七年者可领上尉年金的半数,即91.5英镑;满十年者可领少校年金的半数,即136英镑多;满十八年者可获三年带薪休假与200英镑年金;助理医生服务满二十年而未升任商馆医生者,可领取150英镑退休年金。②这项办法的订定,距1834年广州商馆撤销相去只有十四年,也只有皮尔逊和李文斯顿两人依此退休。

十九世纪的商馆医生与助理医生不得从事商业活动,对于个人的金钱财富当然极为不利,受限的皮尔逊、李文斯顿和郭雷枢三人对此都有所抱怨,但他们的时间和心力也因而得以转向其他方面,这和促成他们关注华人的健康福祉,推广种牛痘、诊治华人眼疾等事业,有十分密切的关系。以广州商馆档案为主的相关史料都显示,十八世纪和十九世纪的商馆医生(含助理医生)之间最大的差别,在于前者除了本分的医生职责,亟亟关切的是自己兼营或代理的商业利润损益,此外顶多是屡次接受英国或印度方面的委托,代为采集运送植物种苗③,但这往往也成为他们结交权贵、谋求名利的工具④;至于十九世纪的医生,既无从营利,而照料商馆仅十几至二十余人的健康,再加上这些人的眷属也不到百人,两名医生可说是绰绰有余。在行有余力之下,商馆医生也易于扩展目光及于华人社会,尤其是和他

---

① EIC/G/12/229, pp. 146–147, '16 December 1823.'

② EIC/R/10/59, Court's General Letter, 12 April 1820.

③ 委托的个人或机构包含英国皇家学会会长班克斯、印度政府新建的加尔各答植物园(Botanical Garden in Calcutta),及孟买(Bombay)和马德拉斯(Madras)政府等。

④ 最明显的是邓肯兄弟两人,他们经常为班克斯搜集中国植物花卉运往伦敦,却也先后请班克斯向公司董事会说情,提高他们的薪水并任用为商馆医生,结果也都如愿。参见 W. R. Dawson, ed., *The Banks Letters*, pp. 282–284.

们自己专业相关的健康与疾病问题，在商馆和董事会的同意与赞助下，得以在引介近代西方医学来华方面有所贡献。

二、传入与接种牛痘

1798年英国医生詹纳（Edward Jenner）完成接种牛痘的发明公诸于世后，英国东印度公司在各地的职员及医生，在这项重要新发明的传播上承担了重大的责任。在他们的努力下，牛痘疫苗于1802年采取沿途换人接种以延续效力的方式，从伦敦出发，陆续经维也纳、君士坦丁堡、巴格达、巴士拉等地，辗转于1802年6月成功传入英国属地印度西岸的孟买省（Presidency of Bombay）；而东印度公司职员与医生继续接力传播，再将疫苗绕经东岸的马德拉斯省（Presidency of Madras），最终在1802年11月传抵孟加拉省（Presidency of Bengal）的首府加尔各答（Calcutta），这也是印度大总督的驻地。[①]

仅仅半年后，印度大总督韦尔斯利（Lord Wellesley）又宣布，要将这项造福人类的新发明传播至更东方的地区，包括英国各殖民地与中国等地。1803年6月8日，韦尔斯利和印度管理委员会两名成员共同署名，发函给广州商馆的大班多林文说明其意，但唯恐中国官府误解英方此举带有恶意，因此要求多林文考虑是否先和广州当局沟通，一旦确定中国官方愿意接受疫苗传入与接种，韦尔斯利即

[①] O. P. Jaggi, *Medicine in India: Modern Period* (Oxford: Oxford University Press, 2000), pp. 144–146.

下令所属医药委员会（Medical Board）设法将痘苗运至广州。[1]

多林文在1803年8月2日收到印度大总督来函后，觉得没有痘苗在手，不易和中方沟通这件似乎不够具体的事，决定延后再办。同一时间在印度却有人比韦尔斯利更积极地采取了行动。孟买省的总督乔纳森·邓肯（Jonathan Duncan）下令将牛痘疫苗运至中国，于是当地负责牛痘接种的医生嵇尔（George Keir）于同年8月4日采得一批痘苗后，分别使用不同方式包装以提高痘苗存活的机会，随即托交即将启航来华的公司船"孟买城堡号"（Bombay Castle）的医生布来登（James Brydon）妥为保管[2]；同时孟买省政府秘书葛兰特（James Grant）也致函多林文，附寄嵇尔关于牛痘传入印度的著作六册[3]，作为在华推动牛痘接种的参考。

1803年10月1日，"孟买城堡号"抵华。痘苗既已到达，多林文立即积极进行，分别找来各行商说明其事，并征求志愿尝试接种的人选，打算接种成功后再和官方接洽进一步的事宜。各行商对于这项新发明都感到兴趣，也了解可能为中国人带来莫大的好处，却反对自己的家人、店伙首先接种。好不容易才有东生行行商刘德章（Chunqua章官）之弟芝官（Cheequa），同意让女儿接受试验。多林文因此形容芝官"不像一般华人那样迷信而更有勇气"[4]，但由于其女儿身体不适，推迟几天到10月9日接种，结果到时又多了几名孩童一起接受试验。

这次历史性的华人接种牛痘的创举失败了。多林文等人于同年11月16日致函韦尔斯利报告其事。说明失败的原因在于印度到

---

[1]　EIC/G/12/144, p. 121–122, '2 August 1803.'

[2]　Ibid., pp. 217–219, '2 October 1803.'

[3]　葛兰特未提书名，应该就是 *An Account of the Introduction of the Cow Pox into India* (Bombay: Moraba Damotherjee, 1803)，有110页篇幅。

[4]　EIC/G/12/144, p. 225, '5 October 1803.'

中国距离遥远，航程旷日废时，导致痘苗失效；但参与其事的华人经详细说明后，已了解接种牛痘不致危害身体，因此都愿意协助推广。多林文建请韦尔斯利大总督下令改善运输方式，送来更多痘苗，以造福深受天花之害的中国。①

韦尔斯利对于华人的反应感到满意，交待印度政府的医药委员会考虑选派一批人上船后，让他们沿途逐一接种痘苗，直到传至中国。韦尔斯利相信，推动此事将有助于改善中英两国的交流，这样对于东印度公司和英国都是重要的正面利益。②

在接下来的1804年内，载运牛痘疫苗到中国的行动持续进行。既然印度到中国航程太远，于是改从马六甲海峡北端、距中国相对较近的英国属地槟榔屿出发，抵华后由广州商馆医生接种到华人身上，结果又不成功。此外，一些受托带痘苗来华的东印度公司船医，也尝试以不同的方法改善痘苗的包装，却依旧失败。③多林文等人于1804年12月15日致函韦尔斯利表示：

> 由于这些再三失败的经验，我们相信唯一可靠的运送方法，是沿途逐一在活人身上接种痘苗，而且我们认为若从槟榔屿或马六甲启程，实现其事将不致有太大困难。④

多林文呼吁韦尔斯利大总督下令实施此法。

就在从印度大总督以下大费周章，从1803年中起经过一年半功夫，还未能成功将牛痘疫苗传至中国之际，广州商馆却意外从其他的渠道获得了痘苗。1805年5月17日，澳门的葡萄牙人船只"希

---

① EIC/G/12/145, pp. 47–48, '16 November 1803.'
② EIC/G/12/147, pp. 25–26, '2 July 1804.'
③ Ibid., p. 207, '15 December 1804;' p. 240, '26 December 1804.'
④ Ibid., '15 December 1804.'

望号"(Esperanza)从菲律宾的马尼拉抵达澳门,船上的人在离开马尼拉前都接种了上个月才传入当地的痘苗,这是由西班牙医生巴米斯(Francisco X. Balmis)奉其国王之命带往西班牙各属地的。而巴米斯得以成功地越洋传播痘苗,用的正是上述英国人考虑过而尚未实施的沿途逐一在活人身上种痘的方法。[①]

当"希望号"抵达澳门时,英国东印度公司的人员已结束当年在广州的贸易季,正前往澳门避暑,也即时获悉葡萄牙人带来牛痘疫苗一事。他们觉得这和从英国的属地直接带来的意义相同,都符合将这项无价的新发明贡献给中国的人道目标。于是就在"希望号"抵达的当天,大班等人立即要求才到职不久的商馆助理医生皮尔逊设法保存痘苗并延展其效力,以便大班伺机说服中国当局广为传播。[②]这显示他们在历经引入痘苗的失败经验后,确已深刻体会到痘苗的时效性而必须迅赴事机。

1805年5月27日,也就是"希望号"带进痘苗的十天后,广州商馆的档案簿上记载着如下的一段文字,标题是"皮尔逊先生展开痘苗接种":

> 今天皮尔逊先生以痘苗开始接种。我们认为超越中国人反对引入这项宝贵发现的最有效方法——他们以各样理由反对所有的创新——应当是准备一份说明其发现、好处和接种方法的简短论述。于是由皮尔逊先生拟成一篇短文,说明各项最重要的事实,由斯当东爵士(Sir

---

[①] 关于巴米斯,参见Thomas B. Colvin, 'Arms Around the World: The Introduction of Smallpox Vaccine into the Philippines and Macao in 1805.' in *Review of Culture*, no. 18 (2006), pp. 71-88; Isabel Morais, 'Smallpox Vaccinations and the Portuguese in Macao.' ibid., pp. 113-124.

[②] EIC/G/12/150, p. 36, '17 May 1805.' 皮尔逊于1805年1月13日搭船抵达中国 (EIC/G/12/148, p. 73, '13 January 1813')。

George T. Staunton）在一名华人医生的协助下译为中文。同时，鉴于在中国的印刷费用非常低廉，我们计划印刷数百份广为流通。显而易见的是如果无知的中国人的愚蠢偏见有可能祛除的话，最可能而简单的方法就是印刷流通。正巧在澳门的会隆行行商郑崇谦（Gnewqua）也肯定此种看法，他还承诺协助翻译并附上其名，这将有利于流通本书，因为在中国印书最好是由公众性的人物印刷或赞助。①

马士编纂《东印度公司对华贸易编年史》时，可能觉得开始接种痘苗不具重要意义，因此他的书中并没有收录这件事。不过，这段文字虽然明确记载皮尔逊第一次接种的日期，却没有说明其接种对象与详情，而是讨论了向华人宣传接种牛痘的策略与手法，决定出版一部中文的小册在华人中流通，并特地找来一名专业的华人医生协助翻译，也请行商郑崇谦具名背书，提高华人读者接受这本小册的意愿。

1805年8月初，名为《英吉利国新出种痘奇书》的中文小册印成，将近1,500字的篇幅，内容包括天花疾病概述，牛痘疫苗发现过程与效果，痘苗传至西班牙、菲律宾与中国澳门经过，以及占最多篇幅的接种方法等。文末共同具名的四人为策划者广州商馆大班多林文（敬辑）、原著者跛臣（即皮尔逊）（敬订）、翻译者斯当东（翻译），与写字上板者郑崇谦（敬书），最后一行则为出版时间"嘉庆十年六月新刊"。广州商馆预定将印本送请行商首领潘有度（Puan Khequa）转呈两广总督与粤海关监督，不料负责将书交印的商馆华人买办邱熺（Ahe）却担心总督和监督追究未经许可擅自印刷的罪责。大班只

---

① EIC/G/12/150, p.37, '27 May 1805.'

嗟咭唎國新出 種痘奇書

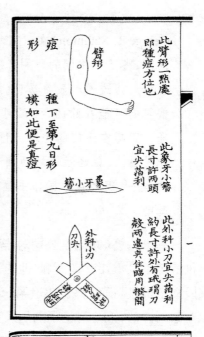

此臂形一點處
即種痘方位也

臂形

形　痘

種下至第九日形
橫如此便是真痘

此象牙小簪
長寸許兩頭
宜尖薄利

象小牙簪

此外科小刀宜尖薄利
約長寸許外有玳瑁刀
殼兩邊束住臨用撳開

刀头

外科小刀

嗟咭唎國公班衙命來廣統攝大班貿易事務哆啉哎敬輯
嗟咭唎國公班衙命來廣醫學臣啵呕咥敬訂
嗟咭唎國世襲男爵前乾隆五十八年隨本國使臣入京朝
觀現理公班衙事務嘶嚀嗹繕譯與外洋會隆行商人鄭崇謙敬書

嘉慶十年六月新刊

新訂種痘奇法詳悉

天花之症原西邊諸國本無前於一千一百餘
年由東邊地方傳染遍行西域諸國時遇天行。
國中無一寧戶。雖都鄙僻隅。多因慘遭其害。或
損兄弟。或損兒孫父子親眷悲切難聞若僥倖
命存或痘癍疾於耳目手足。難以枚舉即王侯
士庶家家戶戶。無不驚惶都以生靈為重。及至

图 1-1 《英吉利国新出种痘奇书》(1811)

好另外请人缮写抄本,连同一封甚长的禀帖同时送呈。[1]

　　禀帖中首先说明英国医生新发现的珍贵牛痘疫苗,流传至各国治疗天花的效果;其次表达印度大总督亟欲将痘苗传送来华的心意,以及过去两年一再尝试却接连失败的遗憾;接着又说,如今商馆因"偶然的机遇"掌握了痘苗,也已成功地为将近一百人实施接种,以期能在"英国人受惠已久"的中国宣传种痘,现由商馆医生撰成一书,经斯当东译成中文,期盼总督和监督阅后能予接受并推广至全国,商馆医生十分愿意教导华人传习接种技术,等等。[2]这份禀帖中只说"偶然的机遇"掌握痘苗,不提辗转得自西班牙与葡萄牙人,这当然是不欲他人掩盖自己的心态。这和澳门葡萄牙人法官发布命令,宣称痘苗因偶然的机缘被带到澳门的说法如出一辙。[3]禀帖也只说斯当东译成中文,省略了华人医生协助,以回避中国民人不得私自与外国人来往的限制;还委婉地表达是为了感谢中方长年保护英人利益与安全而思有所回报。这些说法再加上特地以抄本取代印本送呈的做法,都显示英方大班的用心与期待。不过英方的期待并没有落实,禀帖与小册送出广州商馆后就没了下文。据马士的说法,当时总督正对于行商与英国皇家海军船只"费敦号"(Phaeton)船长伍德(John Wood)擅闯禁止泊船水域事件大为恼火,以致禀帖与小册根本没有上呈给总督。[4]

　　虽然无缘获得大吏的青睐,皮尔逊仍继续接种,并以澳门当地最为穷苦的华人贫民为主要对象。在这年(1805)11月初商馆人

---

　　① EIC/G/12/150, pp. 75–76, '8 August 1805;' *The Canton Register*, 12 July 1828, p. 107, 'Vaccination in China.'

　　② EIC/G/12/150, pp. 76–77, '8 August 1805.'

　　③ 董少新,《牛痘入华:一项由多国多人共同完成的技术交流》,页68。

　　④ Morse, *The Chronicles of the East India Company Trading to China 1635–1834*, vol. 3, p. 17. 笔者未能在商馆档案中查得马士此说的出处。

员前往广州贸易前，已在澳门华人中赢得相当程度的信赖。①而商馆人员到达广州几天后，也在发给新任印度大总督康华利侯爵（Marquis Cornwallis）的公函中，报导接种痘苗的情形：

> 我们很满意地说，由于西班牙国王采取措施运送痘苗到马尼拉，再从那里引入中国，华人也超乎我们合理预期地非常愿意接受。对于一个总是反对任何新事物的民族而言，只要商馆医生的影响力持续扩大，我们乐观期待痘苗接种将会成功地进行下去，而且只要中国的医生受到吸引而开始接种，其利益无疑就会传遍此广大的帝国。②

皮尔逊在第一年内接种的华人数以千计③，远多于葡澳政府大力支持下的接种人数。④同时，皮尔逊开始教导数名华人种痘的技术，他们学成后即在广州和其他地区以此为业。皮尔逊说自己是完全免费为华人接种，但不反对他教导的华人借此名利双收。而广州商馆的买办邱熺学会此道后，自1806年起改行专门为人接种。他的判断能力和技术都是上乘，加以坚持不懈的工作，在华人中享有盛名，当地政府高级官员也称誉有加。⑤

---

① Alexander Pearson, 'Report Submitted to the Board of the National Vaccine Establishment, Respecting the Introduction of the Practice of Vaccine Inoculation into China, A. D. 1805: Its Progress since that period, and its actual state, dated Canton, February 18ᵗʰ 1816.' *The Chinese Repository*, 2: 1 (May 1833), pp. 36–39.

② EIC/G/12/150, pp. 137–141, '13 November 1805.'

③ Pearson, 'Report Submitted to the Board of the National Vaccine Establishment.' p. 37.

④ 董少新引据葡文资料，谓至1806年1月5日止，澳门有314人接种；从1806年2月初至1807年1月12日，又有各国377人接种（董少新，《牛痘入华：一项由多国多人共同完成的技术交流》，页70）。

⑤ Pearson, 'Report Submitted to the Board of the National Vaccine Establishment.' pp. 40–41. *The Canton Register*, 12 July 1828, p. 107, 'Vaccination in China.' 关于邱熺及其他向皮尔逊学习种痘的华人，参见张嘉凤《十九世纪初牛痘的在地化——以〈英吉利国新出种痘奇书〉、〈西洋种痘论〉与〈引痘略〉为讨论中心》与董少新《牛痘入华：一项由多国多人共同完成的技术交流》两文的详细内容。

皮尔逊的牛痘接种事业获得华人行商热心协助,有些行商捐款在他们议事的"公所"设立种洋痘局,每隔九日痘苗成熟时,为十五至四十人接种。凡有穷人家在习俗认为不宜的时节仍携子女来种者,给予津贴表示鼓励;种痘工作开始时由皮尔逊亲力亲为,后来则由学会其术的华人接手,但皮尔逊仍在现场监督指导。[①]

上述种种情形显示,牛痘疫苗引入中国后的最初十年间,华人颇能接受,但仍不免发生几次痘苗断绝的现象。其中两次幸而在距离广州、澳门遥远的乡下,意外发现已经传至当地的痘苗,得以回传到广州;还有两次则确实断绝,不得不再度设法运自外国。[②]广州商馆的档案里有其中一次的相关文献:1813年2月初,皮尔逊向广州商馆报告,他认为运来痘苗的最有效方法,是派一批人上船后沿途逐一种痘来华的模式。商馆接受他的意见,立即分别写信给印度大总督与马德拉斯省总督,希望他们能同意采取行动,广州商馆将支付所有必要的费用。[③]

印度方面收到信后,孟加拉的医药委员会认为不可能找到足够数量的孩童登船来华,建议不如由大总督下令不久前英国新得的殖民地爪哇与安波那(Amboyna)两地官员,就近安排以同样的模式将痘苗传至中国。[④]而马德拉斯的官员非常积极,照估计需要的人数加倍招募志愿者,关于其待遇、安家方式、沿途食宿饮水,以及陪伴的种痘师,等等,详细准备妥当,不日即可出发来华。[⑤]结果一艘葡萄牙人船只(St. Joa de Deos)在1813年5月12日从马尼拉抵达

① Pearson, 'Report Submitted to the Board of the National Vaccine Establishment.' p. 38.

② Ibid., p. 37.

③ EIC/G/12/184, p. 131, '4 February 1813.'

④ EIC/G/12/185, pp. 191–193, '4 September 1813.' 广州商馆档案中未见有爪哇与安汶两地送来痘苗的资料。

⑤ EIC/G/12/186, pp. 93–97, '22 October 1813.'

澳门，又带来皮尔逊殷殷期盼的痘苗，皮尔逊赶紧请广州商馆写信到印度中止原先的计划。①

从此以后，广州商馆的档案中虽然几度推崇皮尔逊在华推广痘苗的功绩，却再也没有出现关于痘苗问题或种痘实务的记载。从1805年痘苗在华成功接种，到1813年时已经过八年，虽然有过痘苗断绝的情形，也多少遇到有些华人的反对，但是在东印度公司广州商馆的支持和皮尔逊的热忱工作下，训练培养了一些华人种痘师，也获得部分行商的赞助，建立起专司其事的慈善机构。②尽管仍未获得官方挹注的资源或大吏个人的赞助③，但种痘事业在西医的技术、行商的资金以及华人种痘师的养成三项因素结合后，已经有了不错的开始与还算稳定的基础。东印度公司从1803年着手尝试引介痘苗来华，经过十年努力，可以说已完成引入初期的任务，接下来是痘苗与种痘事业进一步推广与深入的在地化发展阶段。华人从此取代英人扮演重要的角色，行商公所种洋痘局成立一段时间后，皮尔逊从亲自接种转交给华人接手，可视为极富于传承的象征。在这种情形下，广州商馆的档案中不再有关于牛痘的记载，是很自然合理的结果。

皮尔逊是牛痘疫苗来华初期最重要的推动人物，但他的生平并不为人熟知。他早年经学徒阶段成为合格医生后，投身东印度

---

① EIC/G/12/185, p. 37, '12 May 1813.'

② 行商公所种洋痘局成立的时间，据《广州府志》（瑞麟等修，史澄等纂，光绪五年刊本，台北成文出版公司影印本）所载，为1811年英人传入痘苗后，行商潘有度等人捐款所设（卷163、叶40），但未确指成立年代。王吉民与伍连德则说是成立于1815年，但这也许是本于皮尔逊在其1816年的 'Report Submitted to the Board of the National Vaccine Establishment' 报告中，提到行商已捐款设立种洋痘局的缘故。

③ 斯当东于1811年以《英吉利国新出种痘奇书》一册，当面送给新任两广总督松筠。斯当东说松筠对此十分欢迎（EIC/G/12/176, p. 129, '28 May 1811.'），但未见松筠有进一步的表示或行动。

公司担任船医，在1,200吨的贸易船"阿尼斯顿号"（Arniston）上服务。1795年第一次来华，此后在1797年、1799年及1801年又来过三次①，因此他对中国并不陌生。1804年5月，皮尔逊经公司董事会任命为广州商馆助理医生，并如前文所述年薪增加，但不得和以前的医生一样从事私人贸易。②1805年1月13日，皮尔逊搭乘"阿尼斯顿号"到达中国履新③，四个月后葡萄牙人将牛痘疫苗从菲律宾带到中国澳门，皮尔逊可说是因缘际会、正逢其时，得以开创影响华人健康的种痘事业。他到职后九个月内，原任的商馆医生与助理医生先后离去。他顺理成章在1806年2月升任商馆医生，从此一直在华，直到1832年才离华返英，连续工作长达27年。皮尔逊是第一位被禁止从事私人贸易的商馆医生，但他任职时间之久远超过所有前任，而且接种牛痘嘉惠华人健康性命的贡献之巨，更是所有以前的商馆医生无法相提并论的。

皮尔逊在照料商馆人员的健康以外，也关怀商馆以外的人，而且不只是医药问题。以1807年来华的第一位基督教传教士马礼逊（Robert Morrison）为例，来华第一年绝大多数时间局处于斗室内拼命学习中文，还决心编纂一部汉英与英汉字典。皮尔逊对马礼逊颇为关心，当1808年4月贸易季结束，商馆人员前往澳门避暑前，皮尔逊将自己一些编纂字典可用的参考书借给留在广州的马礼逊，并祝他心想事成。④皮尔逊到澳门后，不放心酷暑在广州十三行不良环境中学习、工作的马礼逊，除了主动从澳门寄给他一些药品备用，特

① Hardy, *A Register of Ships Employed in the Service of the Honorable the United East India Company*, pp. 168, 186, 200, 215.

② EIC/G/12/150, p. 11, '3 March 1805.'

③ EIC/G/12/148, p. 73, '13 January 1805.'

④ Eliza A. Morrison, *Memoirs of the Life and Labours of Robert Morrison* (London: Longman, 1839), vol. 1, pp. 206–207. LMS/CH/SC, 1.1.B., Robert Morrison to Joseph Hardcastle, Canton, 29 May 1808.

地为他向大班说项，并透露他编纂字典的空前之举，结果说动大班愿意在经费上助一臂之力，并邀请马礼逊到澳门避暑，还表示不会让他受到葡澳政府或天主教会的困扰。果然在马礼逊到澳门后，皮尔逊带着他拜会澳门总督等官员，也陪同寻觅交涉租屋等，帮助初到中国不久而身心都极为紧绷的马礼逊获得较好的生活条件。[①]等到1809年2月，马礼逊的中文已达相当程度，而广州商馆因为中文翻译斯当东休假回英，大班有意雇用马礼逊担任商馆翻译，即是经皮尔逊和马礼逊商量而成[②]，两人也从此在广州商馆共事二十余年。

皮尔逊颇有语言能力，至少曾经两度为商馆翻译文件。一次在1812年，商馆收到一位澳门天主教士译成西班牙文的嘉庆皇帝禁教上谕，商馆请皮尔逊译成英文后寄请公司董事会参考。[③]另一次在1821年，一名澳门的法国天主教士写信给商馆大班，说自己接到北京来函，谓英国的基督教传教士大量印刷中文图书散发，其内容极易被中国人误认为和秘密宗教白莲教有关，因此特别通知大班此事。[④]言下之意当然是要大班注意担任商馆翻译的马礼逊的所作所为，此信也由皮尔逊从法文译成英文。皮尔逊在华期间还向马礼逊学习中文，到1816年英国派来阿美士德（Lord Amherst）使节团时，皮尔逊还因"学习中文多年并有显著成果"及医药专业的双重理由，被商馆选派加入使节团随同前往天津、北京。[⑤]当时担任大班的是通晓中文的斯当东，有他的认可，皮尔逊的中文应该是具有相当

---

① Morrison, *Memoirs of the Life and Labours of Robert Morrison*, vol. 1, pp. 212, 226. LMS/CH/SC, 1.1.B., R. Morrison to J. Hardcastle, Canton, 29 May & 31 August 1808.

② LMS/CH/GE/PE, box 2, Copy of a letter from Alexander Pearson, Esq., of the Committee of Supercargoes at Canton to Mr. Morrison dated Canton February 19th 1809.

③ LMS/CH/SC, 1.2.B., R. Morrison to George Burder, Canton, 2 & 4 April 1812.

④ Ibid., 2.2.A., R. Morrison to Alex Hankey, Canton, 11 October 1821.

⑤ EIC/G/12/271, p. 72, '27 May 1816.'

的程度。

皮尔逊由于尽忠职守，热忱服务商馆内外西人，并为华人接种牛痘，几次获得大班等人赞誉。[①]1831年，商馆鉴于他的年纪日增，可能随时退休，于是主动事先为他争取较好的退休待遇，并特别强调他的努力与贡献：

> 我们相当肯定地说，我们相信东印度公司各部门人员中，再没有比他更为忠实而良善的职员。在其医药专业之外，他在这个国家的中外社会各阶层中建立的不朽而完满的声誉，超出我们所能品评之上。

> 他总是不论贫富随时提供免费的协助，而且他引介的牛痘接种目前已经推广至中国各地，他或许足可称为中国最大的恩人之一。如果皮尔逊先生借此作为私人事业的话，就如我们相信大多数人都会这么做，那么他早已坐拥财富了。[②]

广州商馆因此建议，提高皮尔逊的退休年金以示崇功报德。可是公司董事会没有同意[③]，而他也在1832年1月2日提出返英的请求[④]，获准后在同年12月18日乘船离开了中国。而澳门的葡人检察官佩雷拉（Antonia Pereira）等十四名葡人，也在广州的两种西人报纸上刊登英文与葡文的联名公开信，对皮尔逊多年来关照他们的健康表达去思[⑤]，这也可见他受人欢迎的程度。皮尔逊回到英国后将

---

① EIC/G/12/175, p. 50, '31 January 1811;' G/12/181, pp. 68–69, '17 December 1812;' G/12/193, p. 16, '23 January 1815;' G/12/238, p. 411, '14 January 1828.'

② EIC/G/12/281, no page, '10 January 1831.'

③ EIC/G/12/290, pp. 146–147, '11 April 1832.'

④ EIC/G/12/246, p. 596, '2 January 1832;' G/12/282, no page, '15 December 1832.'

⑤ *The Canton Register*, 10 January 1833, pp. 1–2. *Chinese Courier*, 12 January 1833, pp. 1–2.

近四年,于1836年10月25日卒于伦敦,年约七十岁。[①]

三、筹建船员医院

十九世纪初,英国东印度公司来华船只的吨数增大,船员也增多。按公司规定,每艘950至1,200吨的船,自船长至水手共102人,1,200吨以上者为115人。这些船只若绕道印度等地,则船员人数还要多一些。[②]这些船员经四五个月航程后,于每年八、九月间抵达中国,至翌年二、三月间贸易季结束后离去。在漫长的越洋途中与在华泊靠黄埔期间,难免会有各种病痛、受伤以及死亡的情形。

较早关注来华船员问题的人是传教士马礼逊。他在1822年估计,每年英国东印度公司总有15到20艘大型船只来华,此外还有20到40艘较小的美国船只,合计英美两国水手约有2,000到3,000人,他们都极需要医药与宗教两方面的协助。因此,马礼逊主张设立一所浮动医院(floating hospital)治疗船员的身体,同时设立一间浮动教堂(floating chapel)抚慰船员的心灵。[③]马礼逊自己曾两度前往黄埔上船公开讲道[④],并促成美国船员之友协会(American

---

① *The Gentleman's Magazine*, February 1837, p. 218. *The Canton Register*, 30 May 1837, p. 92.

② EIC/G/12/290, 'Terms and Conditions for Hiring, for One Voyage to and from China, Ships of the Burthen of 950 Tons and upwards built for the Company's Service [...].' p. 8, 'List of the Number of Officers and Seamen required to navigate each Ship.'

③ Robert Morrison, *A Parting Memorial* (London: W. Simpkin and R. Marshall, 1826), pp. 367–371, 'Proposal for Bettering the Morals and Condition of Sailors in China.'

④ 第一次是1822年9月22日(R. Morrison, *A Parting Memorial*, pp. 372–378, 'Tract, Addressed to Sailors.'),另一次是1833年12月2日(*Admonitions, Addressed to a Mixed Congregation from Various Nations–Being a Sermon Preached on Board the American Ship Morrison; at Whampoa, in China, December 2, 1833*. Macao: Albion Press, 1833.)。

Seamen's Friend Society）自1829年起派来一名牧师常驻黄埔，照料船员的宗教需要。[①]

1825年，在东印度公司董事会的指示下，广州商馆也关切起在华船员的健康问题。原来是这年9月来华的船只带来董事会训令，要求广州商馆依照公司负责考试船医的医官钱伯斯（William F. Chambers）的建议，来华的公司船只在九月底秋凉前都应停泊于虎门外的宽广水域，禁止进入珠江泊靠黄埔，以免溽暑天候引起的两岸稻田的瘴疠之气危害船员的身体。[②]

广州商馆虽然承认船员健康是存在多年的严重问题，却没有依照董事会训令要求已在黄埔的船只退出，因为一者带来训令的英国直航中国船只到得较迟，先来的公司船只都已泊靠黄埔卸货，再要退出会形成混乱；二者商馆人员依据实地经验，怀疑危害船员身体的不只是天候引起的稻田瘴疠之气这项因素，他们觉得华人销售给船员的劣酒、船上缺乏遮阳设备以致船员过度曝晒、不良的生活条件如饮水不洁，等等，都可能是导致每年有二十至三十名船员生病死亡的原因。[③]何况同时在黄埔毗邻靠泊的船只，有时一艘有许多伤患，另一艘却完全没事，显示所谓的瘴疠之气即使致病，也不会是唯一的因素。于是广州商馆决定进行调查。

商馆组织了一个由商馆秘书马治平（Charles Marjoribanks）、三名船长、两名船医和商馆助理医生李文斯顿等共八人组成的委员会，并从当时病患人数较多的四艘公司船中，选定情况最严重的"孟买号"（Bombay），于1825年10月27日登船深入调查。当时该

---

① 最早派来的是雅裨理（David Abeel），于1830年2月间和美部会（American Board of Commissioners for Foreign Missions）派来对华人传教的裨治文（Elijah C. Bridgman）一起抵达中国。

② EIC/G/12/233, p. 143, '10 September 1825.'

③ Ibid., pp. 145–149, '10 September 1825.'

船已有五人死亡,还有多达四十二名的病号,约当时全船人数五分之二,连船长自己都因病前往澳门疗养,不能陪同调查。[①]调查结果发现,1,200吨级的"孟买号"从英国出航后,直到穿越巽他海峡在安吉尔(Anjier)暂停后才陆续有人不适。问题就出在安吉尔当地补充的淡水污染不洁;其次是抵达中国后船员不能适应急遽变化的气候,使得情况快速恶化;而船上各处甲板缺乏遮阳设备也是原因之一。[②]

调查委员会提出几项改善建议,他们认为最有效的是设立医院船,以便病患和健康的船员都能蒙受其利。事实上广州商馆在调查前已考虑到此事,希望能购买一艘旧船改装成医院,停泊在黄埔旁边的长洲岛(Danes Island),由公司船队的船医们轮流值班,另派人管理行政,防止华人偷卖劣酒给病患。[③]经过调查后,广州商馆更进一步希望在岛上建盖房舍作为医院,商馆大班为此特地拜访行商首领伍秉鉴(Howqua),商量由行商盖屋后租给商馆作为医院,试图以房屋仍属行商财产为由,消弭中国官方反对设立医院的矛盾。[④]

伍秉鉴转达英人之意后,官方以严重违背律例予以批驳。[⑤]商馆大班未就此放弃,认为两广总督阮元一向愿意接受公平正义的诉求,因此仍抱希望,并于1825年10月25日写呈一份禀帖。其内容是先动之以情,说多年来东印度公司船员深受病痛之苦,甚至有时一船死亡达三十人之多,其原因常是由于在不适于欧洲人的水土气候中,船上活动范围极受限制,又不堪忍受装卸货物的嘈杂,而且和

---

①　EIC/G/12/233, p. 318, '26 October 1825.'

②　Ibid., pp. 318–322, '26 October 1825.'

③　Ibid., pp. 150–151, '10 September 1825.'

④　Ibid., p. 287, '18 October 1825.'

⑤　Ibid., p. 302, '23 October 1825.' 商馆档案未说明由哪位官员批驳,但应该不是下文提及的两广总督。

未患病者混居一处，对彼此都相当不利。其次又说之以理，尽管公司董事会要求船只自黄埔改为停泊于更下游的宽广水域，但商馆人员无意改变行之有年的贸易惯例，因此期望总督准许在长洲岛上拨地建造医院，房屋产权仍属行商，商馆愿意照付适当的租金，并任命合适的人员负责管理，商馆保证医院仅供治疗病患，他人不得阑入，总督可命人随时入院检查。最后称如果此议准行，每年有五十至一百名船员生命可保，英人将随时感怀总督之德。①

1825年11月6日，广州商馆收到两广总督和粤海关监督会衔的批复。其内容重点在强调一切依惯例旧制而行，不可轻言变更，外国贸易船只停泊黄埔已逾百年，难免有水手伤病，却从未有上岸暂住者；本年公司欲令船只泊于伶仃以待秋凉，但伶仃已在大洋，风浪可畏，蔬食日用不易取得，势难久待；英人又要行商于黄埔建屋，由其租用，其事更不可行，虽澳门奉皇帝之命租于外国人，其例不可援用于黄埔之地，况且黄埔并无常驻官员，一旦华人行偷盗之事，实难防止；但广州既已设夷馆，如有人患病，自可陈请移入其中暂住疗养，此为可行之事；至于秋凉以后，则不妨留在船上医治。总之，外国来华贸易须严格遵守定制，不许妄言改变。②

阮元的上述答复不脱中方因循旧制的坚持，英人对此虽然感到失望，但觉得阮元一向较为温和，因此不必再为此事横生枝节。在岸上建立医院的想法既然行不通，接下来只能考虑不必占用土地与房舍，似乎比较可行的水上医院船。广州商馆请董事会决定③，但此后直到1834年商馆撤销再也没有下文。

出人意外的是1825年未能实现的船员医院之议，十年之后竟然

① EIC/G/12/233, pp. 302-304, '24 October 1825.'
② Ibid., pp. 348-350, '6 November 1825.'
③ Ibid., p. 350, '6 November 1825.'

成为事实。1833年，英国改变对华贸易体制，代表政府的商务监督取代东印度公司大班。1834年7月，第一任商务监督律劳卑（Lord Napier）到职后，请属下提出建言。从广州商馆医生改任商务监督医生的郭雷枢，建议监督的两名医生之一应常驻黄埔。获得律劳卑首肯后，郭雷枢又于1834年8月8日以书面献策，主张在黄埔建立一所浮动医院，即由商务监督医生为当地的英国船员提供服务。[①]

由于郭雷枢是1826年才进入广州商馆担任助理医生，因此他很可能不知1825年之议，只是凭着自身的专业经验与信念提出这项建议。他认为英国对华商业既已开放，大量来华的非东印度公司船只如无法律规定即不会配置船医，加上原来停泊于伶仃而不进入珠江的散商船只，更无一配置船医，因此英国船员对于医疗的需要非常急切。当时刊登郭雷枢这项建议的《中国丛报》主编、美国传教士裨治文也补充说明，资料显示到1834年6月底止的一年中，西方各国来华船只共264艘（含英国101一艘、美国81艘），其中至少五分之三（158艘）进入虎门泊靠黄埔。平均每艘以40名船员计，则当年度在黄埔的船员不下6,320人。尽管伤病死亡者所在多有，但是除了属于英国东印度公司的24艘船，每艘配置医生及助手各一名外，所有各国船只合计不过二三名医生而已，可说是远不敷需要。[②]

医院船的计划虽是郭雷枢发起，主要的推动者却是驻华商务监督。律劳卑接受郭雷枢的建议后，决定以800银元和华人造船商订约，打造一艘小型的医院船，同时其助理医生安德森（Alexander

① A Philanthropist, *A Brief Account of an Ophthalmic Institution, during the years 1827, 28, 29, 30, 31 and 1832, at Macao* (Canton: 1834), p. 53, 'Letter to Lord Napier.' *The Canton Register*, 3: 8 (December 1834), p. 373, 'Hospitals for Seamen: A Plan for a Floating Hospital at Whampoa.'

② *The Canton Register*, 3: 8 (December 1834), p. 376, 'Hospitals for Seamen.'

Anderson）也准备前往黄埔常驻。①不料律劳卑到广州后很快就因要求与广东当局平等往来而大起争执，被迫回到澳门，不久病卒，打造医院船的计划暂时搁浅。但很快在1835年初又有了绝处逢生的机会，原来是有些英商不负责任，竟然将一些伤病船员弃之不顾即扬帆离去，造成商务监督善后处理的极大困扰。接任商务监督的罗宾逊（George B. Robinson）除了公开警告英商，再有此种恶行将绳之于法，并决定引用英国国会于1825年制定的《英国驻外领事薪金与驻地公共支出法案》（An Act to Regulate the Payment of Salaries to British Consuls at Foreign Ports and the Disbursements at Such Ports for Certain Public Purposes），在华设立医院船。这项法案规定：凡英国旅外侨民募款建造教堂或医院时，英国领事得以公款补助相当于侨民募款所得的金额，也就是英国政府得负担兴建教堂或医院所需的半数经费。②

罗宾逊主动商请马地臣（James Matheson）出面，邀集英商于1835年2月23日在广州开会，推举五人组成医院委员会，由查甸（William Jardine）担任主席，推动医院船具体事宜并拟订章程。③同年6月12日英商再度集会，委员会报告章程已拟妥，也经商务监督批准，并考虑从三艘适于改造成医院的船只中购买其一，只是价格都高出委员会预定的4,000银元，因此尚未下手。至于收到的捐款共四十二笔，累计9,028银元，除商务监督代表政府支付的4,510银

①　*The Canton Register*, 3: 8 (December 1834), p. 375.

②　Ibid., 17 February 1835, pp. 19–20; *The Chinese Repository*, 3: 8 (December 1834), pp. 472–478, 'British Authorities in China.' 这项法案的全文，参见*Reports from Committees, Session 19 February–10 September 1835*, vol. 6 (1835), pp. 132–137, 'Report from the Select Committee on Consular Establishment, Appendix 8, An Act to Regulate the Payment of Salaries to British Consuls at Foreign Ports and the Disbursements at Such Ports for Certain Public Purposes.'

③　*The Canton Register*, 17 February 1835, p. 19.

元外,捐款最多的是巴斯人（Parsee）裴斯通吉（Framjee Pestonjee）的1,000银元与怡和洋行（Jardine, Matheson and Co.）的2,000银元。①尽管医院船尚待购买改装,对英国船员的医疗服务却已展开行动。安德森常驻伶仃与金星门两地,曾一度同时照料多达七十二名病患;郭雷枢也于1835年5月至7月在澳门医治了一百二十人。此外,委员会约请当时在黄埔的一名年轻热忱的船医庄士顿（Christopher Johnstone）访问所有当地的英国船只,为需要的船员进行诊治。②

1836年10月间,一艘丹麦船"贝克士号"（Baker's）运米到华,由天宝行行商梁纶枢承保。"贝克士号"的白米交易完成后,于1837年中由上述医院委员会购下,装修成医院船,改名为"希望号"（Hope）,足可容纳至少一百名病患,停泊在黄埔为英国船员服务。③1837年11月,庄士顿不幸病死,委员会又从船医中雇用侯格特（Henry Holgate）,常驻"希望号"看诊。④

英人筹议多年的医院船好不容易终告实现,但"希望号"却只经营了很短一段时间,因为当时中国官府一切讲究"定制"与不可"违例",不可能任其存在,广东当局和英人之间展开过一阵曲折而不愉快的交涉。"贝克士号"在出售后,由行商代为呈报粤海关,借口船壳损坏必须修补,实则改装成医院,并且另由商务监督义律

① *The Canton Register*, 17 February 1835, 16 June 1835, p. 93; 23 June 1835, p. 98; 27 September 1836, pp. 160–162, 'British Seaman's Hospital Society: First Report of the Committee of the Seaman's Hospital in China.' *The Chinese Repository*, 5: 6 (October 1836), pp. 274–278, 'Hospital for Seamen: First Report of the British Seaman's Hospital Society in China; with the General Rules of the Institution.' 其中捐款名单只见于 *The Canton Register*。

② *The Canton Register*, 27 September 1836, p. 161. *The Chinese Repository*, 5: 6 (October 1836), p. 275.

③ *The Chinese Repository*, 6: 8 (December 1837), p. 400, 'Hospital Ship at Whampoa;' 7: 9 (January 1839), pp. 480–484, 'The British Seamen's Hospital in China.'

④ *The Canton Register*, 29 November 1836, pp. 95, 98.

（Charles Elliot）具名向两广总督邓廷桢申请成立医院船。^①几个月后，粤海关发现该船既未运货上船，也不准备离港，即请总督勒令该船离去。而总督也认为义律所请成立医院船并无必要，因为澳门已有医院设施，病患尽可送往澳门就诊，于是在接获粤海关文后，命该船限期五天启航。^②当时因行商禀称船已破旧，有意出售拆毁，总督也同意此举。不料英人又节外生枝，以买船经费有英国政府公款在内为由，声称该船系属英王财产，未获英王指示前无法加以处置。总督为之大怒，认为此说不过借辞拖延而已。"即使传为该国主之物，而国主向称恭顺，其能以一船之故，梗天朝之法令否？据禀妄诞已极。"^③

另一方面，泊靠在黄埔的"希望号"经营情况远不如预期。偌大的约900吨的船上经常只有不到五名的病患，而周围又布满鸦片船，此种情形不但遭到外国人批评^④，更难避免中国官府的怀疑。粤海关指控该船借口损坏，实际则涉及鸦片买卖，成为鸦片贩子转运的媒介，因此两广总督一再严令立即启航离埠或予以拆解。^⑤在中国官府的强大压力下，英人不得不放弃大费周章才建成的"希望

---

① 佐佐木正哉编，《鸦片战争前中英交涉文书》（台北：文海出版社，1984，影印本），页105—106。

② 同上注，页114—115。

③ 同上注，页133—134。中英双方关于"希望号"（中方则依Baker's音译为"北架船"或"北驾船"）的往返交涉经过，中文文献参见同上注，页105—106，111—112，114—115，129—135，143—146. 英文文献参见 *The Canton Register*, 2 January 1838, pp. 3-4, 'British Hospital Ship at Whampoa;' 'Letter from the Hong Merchants.' *The Chinese Repository*, 6: 8 (December 1837), p. 400, 'Hospital Ship at Whampoa;' 7: 1 (May 1838), p. 56, 'The Hospital Ship at Whampoa;' 7: 3 (July 1838), p. 151, 'The Approach of a British Admiral;' 7: 9 (January 1839), pp. 480-484, 'The British Seamen's Hospital in China.'

④ *The Canton Press*, 19 May 1838, p. 2, 'The British Sailor's Hospital at Whampoa;' 9 June 1838, p. 2, 'To the Editor of the Canton Press;' 'The Hospital Ship at Whampoa;' 16 June 1838, p. 2, 'To the Editor of the Canton Press;' 23 June 1838, p. 2.

⑤ 佐佐木正哉编，《鸦片战争前中英交涉文书》，页135, 145—146. *The Canton Register*, 10 April 1838, pp. 58—59, 'Hospital Ship;' 17 April 1838, p. 64, 'Hospital Ship;' 15 May 1838, p. 82.

号",经营了大约只有一年,便在1838年6月经捐款人开会决议,以8,000银元代价售予行商,随即落得拆解的下场。[①]

四、设立华人眼科医院

以英国船员为对象的医院船,历经十余年筹划,并由广州商馆大班与驻华商务监督先后主导,官方性质浓厚,也高调进行其事,却在开设不久后即告结束。相形之下,由商馆医生郭雷枢个人在澳门设立的医院,以贫苦华人为对象,广州商馆则扮演赞助者的角色,虽然较为低调,却进行顺利,还赢得了华人的欢迎与感谢。

在郭雷枢之前,担任广州商馆翻译的传教士马礼逊已设过诊所为华人治病。1820年贸易季结束,马礼逊随商馆人员到澳门后,以个人之力在当地开设一家诊所,也是免费为贫苦华人治病,还特地雇用一名中国医生。这间诊所相当受华人欢迎,马礼逊自己每天在诊所照料一两个小时,商馆助理医生李文斯顿也经常协助看诊并观摩中医的治疗方式。[②]只是马礼逊的时间与经费都不充裕,因此只在当年夏季办了几个月就结束了诊所。[③]

---

① *The Canton Register*, 26 June 1838, p. 102, 'Whampoa Hospital Ship. *The Canton Press*, 7 July 1838, p. 2.

② 《中国丛报》的主编说,经常到这间诊所协助并写文章报导的是皮尔逊〔*The Chinese Repository,* 10: 1 (January 1841), p. 22〕。这种说法是错误的,却被后人再三引用至今。其实是李文斯顿才对〔*The Indo-Chinese Gleaner*, no. 15 (January 1821), pp. 5–8, John Livingstone, 'Treatment of Certain Diseases by Chinese Doctors.'〕,马礼逊自己也只提到李文斯顿的协助,而无皮尔逊(LMS/CH/SC, 2.1.D., R. Morrison to G. Burder, Canton, 14 November 1820)。

③ LMS/CH/SC, 2.1.D., R. Morrison to G. Burder, Canton, 14 November 1820.

郭雷枢于1797年6月11日出生在英国北安普敦（Northampton）的基尔斯比（Kilsby）[1]，1809年就读拉格比文法学校（Rugby School）[2]，1812年进入莱斯特医院（Leicester Infirmary）成为学徒[3]，这也是十九世纪初年英格兰医生养成教育的通常途径。五年后郭雷枢前往伦敦向著名的医生库柏（Astley Cooper）学习，取得医生资格后，于1819年进入东印度公司担任船医，先后在"哈瑞斯将军号"（General Harris）与"罗宾逊号"（Abercrombie Robinson）服务共七年。1826年随"罗宾逊号"来华期间，正逢李文斯顿返英，广州商馆从船医中觅人递补，觉得郭雷枢精于医药专业，又与商馆人员熟识，因此主动邀请他从同一年11月1日起代理商馆助理医生，等待董事会同意后正式就职。[4]

郭雷枢个性温和，善于体恤他人。美国人罗哈蕊（Harriet Low）小姐1829年至澳门探亲并留住到1833年，她和郭雷枢熟识后，屡次在日记中提及他的为人行事，以下是其中很有代表性的一例。一天罗哈蕊听了马礼逊以"人生主要目的在于行善"为题的讲道词后，在日记中写道：

> 我认为此地有个人确实达成了这项人生目标，那就是郭雷枢先生。他持续地尽力行善，每个人都敬爱他。他对人无不慈爱而体贴，让所有遇到他的人觉得愉快。人人在痛苦

① Frances Mary Martin, *Thomas Richardson Colledge* (Cheltenham: Looker-On Printing Co., n.d.), p. 3.

② *Rugby School Register, from 1675 to 1867 inclusive* (London: Whittaker & Co., 1867), p. 62.

③ William Warder Cadbury and Mary Hoxie Jones, *At the Point of a Lancet: One Hundred Years of the Canton Hospital 1835–1935* (Shanghai: Kelly and Walsh, 1935), p. 14.

④ EIC/G12/236, pp. 143–144, '8 September 1826;' p. 233, '21 October 1826;' p. 238, '22 October 1826.'

中找他，他也尽可能解除他们的痛苦，治疗其病，安慰其心，以一个真正的基督徒的要求低调地善尽他的责任。我们称他为"阳光"（'the sunbeam'），因为只要他一接近，每样东西就笑开来。他最大的乐趣就是行善，而且其貌如心，他很坦然、大气、高尚而不虚伪、和蔼、爽朗，令人如沐春风。[①]

难得的是郭雷枢的善行推广到对华人的关怀与治病。他进入广州商馆不过几个月，已了解到中国社会缺乏完善的慈善医疗设施，而许多华人对疾病的知识不足，以致深受病痛之苦。1827年中，郭雷枢决定以自己的专业、金钱在业余时间投入于免费照顾澳门及附近地区贫苦华人的身体。经过多方观察后，决定集中致力于华人常见的眼科疾病。[②]

郭雷枢开始义诊的规模较小，但身受其益的华人很快地以口碑传播他的善举，求诊的病人快速增加，药品用量很大，因此，他在1828年1月中请求东印度公司同意他进口药品备用。广州商馆转报他的申请时，大力赞扬他的人道救助行动，并估计他医治过的华人已将近一千人，也获得华人的欢迎和信赖。商馆认为，他的作为足以和皮尔逊推行牛痘接种而广为华人感念相提并论。[③]

从1828年起，开始有在华外国人捐款协助郭雷枢，他得以在澳门租赁两栋小屋作为眼科医院，门诊以外还能接纳四十名远道

---

① Nan P. Hodges and Arthur W. Hummel, eds., *Lights and Shadows of a Macao Life: The Journal of Harriett Low, Travelling Spinster* (Woodinville, WA: The History Bank, 2002), pp. 488–489, '6 January 1833.' 罗哈蕊日记中类似的记载还有多处，例如："他是个'可人儿'（'darling'），我见过的最好的英国人，他的心地真正的好，我相信没人会说他的坏话。(p. 298)""他真是一个快活的人儿（'a pleasant creature'），态度如此坦率，以至你无法不喜欢他。他是个彻头彻尾的英国人，多少带些贵族气派，喜欢老派作风。(p. 498)"

② A Philanthropist, *A Brief Account of an Ophthalmic Institution*, pp. 11–12.

③ EIC/G/12/238, pp. 409–412, '14 January 1828.'

的病人住院。眼科医院历年共获得捐款6,890.5银元。[①]在捐款人中包括1830年捐的五名华人行商：东兴行谢有仁（Gowqua）、怡和行伍绍荣（Howqua）、天宝行梁纶枢（Kinqua）、广利行卢继光（Mowqua）及同孚行潘绍光（Punkequa），合计共捐1,400银元，其中以伍绍荣捐500银元最多。[②]广州商馆认为，行商捐款之举是广州与澳门两地的许多华人感念这所眼科医院所致。而商馆过去虽曾以东印度公司之名捐过一点款

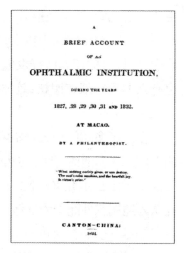

图1-2　澳门眼科医院报告封面
（1834）

项，但为表示支持郭雷枢的慈善事业不落华人之后，商馆决定代表公司也捐和伍绍荣一样多的500银元共襄盛举，同时还建议董事会考虑出钱为眼科医院在澳门租屋。[③]不过，董事会对租屋一事并没有回应。

　　伍绍荣在1831年和1832年又接连捐款，但数目不详，而广州商馆仅在1832年又捐了一次，数目同样不详。一个特别的捐款人群体是从印度来华经商的巴斯人，在1831年眼科医院的二十名捐款人中，他们占了十二人，何以这年有这么多巴斯人捐款仍待考。[④]

　　从1827年到1832年为止的五年中，共有大约四千名以眼疾为

　　①　A Philanthropist, *A Brief Account of an Ophthalmic Institution*, pp. 39−51.

　　②　EIC/G/12/244, p. 77−78, '19 June 1830;' EIC/G/12/281, no page, '27 December 1830: Letter to the Honorable Court of Directors, para. 4.' A Philanthropist, *A Brief Account of an Ophthalmic Institution*, p. 40.

　　③　EIC/G/12/244, p. 77−78, '19 June 1830.'

　　④　A Philanthropist, *A Brief Account of an Ophthalmic Institution*, p. 46. 眼科医院于1833年结束，仍有一名巴斯人捐100银元，嘱咐郭雷枢做相关用途（ibid., p. 50）。

主的患者就诊,但也包括其他病症。①郭雷枢不收费用,还供应眼镜给病人,许多病人则以中国传统的方式撰写谢帖感恩,内容除叙明治愈经过,有的还题诗抒发他们对这位"英吉利大国手"的谢忱②;也有人书写红纸感谢状,连同一些糕饼,敲锣打鼓送到他的住家后张贴在门墙之上。③

在五年多时间里,郭雷枢遇到一次病人死亡的意外。一名住院的老妇人在和他谈话时,突然倒地猝死。郭雷枢立刻锁上死者病房,并通知香山县丞此事;幸好县丞向来知道他为华人义诊的善举,因此认为纯属意外而未为难他。医院中其他病患也都愿意作证他对死者已善尽一切照料之责,还有两名近于康复的病人自愿陪同死者棺枢回乡,直到下葬后才返澳门。④在中英之间极为缺乏信赖的十九世纪前期,这件关乎人命的意外竟没有引起不良的反应,成为一连串中英纠纷事件的罕见例外,足以显示中国人民和官员都十分认同他的义行。

郭雷枢的四千名病患中,有一位叫何鲁(Ho Loo)的遭遇相当不幸,也引起英国社会的广泛注意,并成为医学史上著名的病例之一。何鲁是广东新安人,本与母亲相依为命,不幸的是他二十三四岁起下腹部长瘤并逐渐扩大,到1828年下半年找郭雷枢求助时,已有七年之久的肿瘤长达44英寸、重约40磅。⑤郭雷枢判断这个超大肿瘤有可能以手术切除,但他不能违反中国法律动刀,因此在何鲁

① A Philanthropist, *A Brief Account of an Ophthalmic Institution*, pp. 12–13.

② Ibid., pp. 29–38. 此本小册共收录十六封大都署名的谢帖英译内容。

③ 广州商馆的档案中留下这样一份感谢状的英译内容,写明日期为道光八年八月十三日,即1828年9月23日(EIC/G/12/240, pp. 349–350, '24 September 1828')。

④ A Philanthropist, *A Brief Account of an Ophthalmic Institution*, p. 16. EIC/G/12/281, no page, '27 December 1830: Letter to the Honorable Court of Directors of the United East India Company, para. 4.'

⑤ EIC/G/12/244, p. 517, '13 November 1830.'

表达意愿后，向商馆大班请求将何鲁送往英国由他的老师库柏医治。一方面大班觉得何鲁完全了解手术有很大的危险性，仍愿远渡重洋尝试，可见郭雷枢的医疗行为已让进步的英国医学烙印在华人心中；另一方面何鲁的特殊病例也引起了英国医学界的兴趣，因此不待董事会核准，就决定接受郭雷枢的人道请求，让何鲁免费搭乘东印度公司船只到伦敦，还由商馆负担他购买衣物等费用185银元。[1]

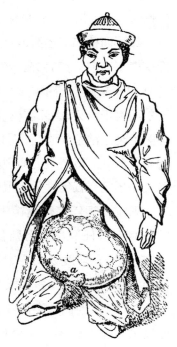

图1-3 《柳叶刀》(*The Lancet*)
1831年4月16日刊登何鲁像

许多英国人果然被这个前所未见的大肿瘤吸引。1831年3月何鲁进入伦敦的盖伊医院（Guy's Hospital），4月9日进行手术前，许多人登记要见习。原订的开刀房容纳不下，改到容纳多达680人的大手术教室，由纪伊（Charles A. Key）医生动刀，库柏和另一位医生在场协助。手术历经1小时又44分钟，当时尚未发明麻醉术，何鲁忍受的巨大痛苦可想而知，结果他因失血过多抢救不及而死在手术台上，切除的肿瘤虽有部分流失，仍然重达56磅。[2]何鲁死时年仅三十二岁，此后他母亲

---

① EIC/G/12/244, p. 517, '13 November 1830.'
② 纪伊医生撰写的这次手术经过，刊登在 *The Lancet*, 1830–1831: 1, pp. 86–89, 'Removal of a tumour fifty-six pounds in weight, extending from beneath the umbilicus to the anterior border of the anus.' 此文历经许多期刊转载或节录，例如 *The London Medical and Physical Journal*, new series, no. 59 (May 1831), pp. 414–418; *The Medico-Chirurgical Review*, no. 29 (April-July 1831), pp. 150–152; *The Chinese Repository*, 3: 2 (May 1835), pp. 489–496, 'The Chinese Peasant Ho Loo.'

依赖众人为此捐给郭雷枢保管的款项利息维生。

除了何鲁和前述倒地猝死的老妇两次意外，郭雷枢的眼科医院拥有广州商馆、行商和在华外国人的赞助，以及华人的信赖与感谢，从1827年起经营得很顺利，到1832年时却出现了问题。商馆医生皮尔逊离华返英，由郭雷枢继任，工作与责任加重，不能再如担任助理医生时经常留守澳门，而必须在贸易季随同商馆人员前往广州大约半年时间。既然无法两边兼顾，郭雷枢只好在这年10月到广州前关闭了已有五年之久的眼科医院。

郭雷枢担任广州商馆医生两年后，随着英国对华体制更迭而于1834年改任驻华商务监督医生。[1]由于他和皮尔逊、李文斯顿一样，都按东印度公司规定不得兼营商业，收入只靠薪水，自从改任商务监督医生后，薪水虽然提高了一些，却少了原有的三餐与租屋两项津贴，他估计实质收入减少约三分之一。[2]因此，过去在东印度公司服务的年资能否获得退休年金，直接关系到将来的生活条件。何况1833年他和美国女子（Caroline M. Shillaber）在澳门结婚生子后，家计的负担日重，于是写信向东印度公司请求退休年金，不料遭到拒绝。[3]他决定趁早另谋出路，于1838年5月辞职离

<hr />

① EIC/G/12/258, p. 3, '17 July 1834.'

② EIC/G/12/262, p. 2, '15 May 1838.'

③ EIC/G/12/259, pp. 1–3, '1 May 1835;' EIC/G/12/262, p. 15, '20 July 1838.' 后来郭雷枢还是获得了退休金每年400英镑，见 House of Commons Parliamentary Papers, 1847 (654), *Report from the Select Committee on Commercial Relations with China*, p. 441, Appendix No. 1, 'Consular Establishment in China;' ibid., 1849 (601), *Salaries, Pensions, &c. Return to an address of the Honourable the House of Commons, dated 7 March 1849*, p. 175, 'List of Persons receiving Salaries.'。郭雷枢申请退休金被拒多年后又能失而复得的原因，据他的讣闻及传文中提及，在他离华后，包含葡萄牙人的在华外国人集体为他陈情，希望英国政府崇功报德发给他退休年金，结果惊动首相巴麦尊（Lord Palmerston）出面而促成其事〔*Proceedings of the Royal Society of Edinburgh*, vol. 10 (November 1878 to July 1880), p. 339, 'Dr. Thomas Richardson Colledge.' *The Medical Times and Gazette*, 15 November 1879, p. 568, 'Obituary.' *Dictionary of National Biography* (London: Oxford University Press, 1917), vol. 4, p. 787, 'Thomas Richardson Colledge.'〕。

华。①回到英国的郭雷枢先在阿伯丁（Aberdeen）大学的国王学院（King's College）取得医学学位，并于1840年重获开业医生资格，随即定居在格洛斯特郡（Gloucester）的雀乐屯（Cheltenham），在当地持续行医至1878年为止。他在1879年10月28日过世，年八十二岁。②

在华十二年间，郭雷枢除了业余开设澳门眼科医院，和本文前节所述的建议设立医院船之外，还在1828年间主持或至少参与广州诊所（Canton Dispensary）的成立③，但成立后由美国医生布莱福（James H. Bradford）照料，而英国医生柯克斯也曾在1832年后协助。这家诊所模仿澳门眼科医院，也以华人为主要诊治对象，同样是免费义诊，但不收住院病人，而就诊的华人仍然川流不息，每天一早便有各种病症的患者在诊所前等候开门④，但1835年布莱福返美，广州诊所也结束了。郭雷枢于1835年首先提倡由各国派遣传教医生到中国⑤，并于1838年联合同志在广州创立"在华医药传教

① *The Canton Register*, 15 May 1838, p. 81.

② F. M. Martin, *Thomas Richardson Colledge*, p. 7. *Proceedings of the Royal Society of Edinburgh*, vol. 10, p. 339, 'Dr. Thomas Richardson Colledge.' *The Medical Times and Gazette*, 15 November 1879, p. 568, 'Obituary.' *China Medical Missionary Journal*, vol. 2, no. 2 (June 1888), pp. 40–46, J. C. Thomson, 'Thomas Richardson Colledge.'

③ 郭雷枢究竟主持或只是参与广州诊所的成立，尚有待厘清。《中国丛报》于1833年10月报导广州诊所消息时，只说澳门眼科医院成立的翌年（1828），广州的医生们效法其例而成立广州诊所，并未提到这些医生的姓名与成立经过〔*The Chinese Repository*, 2: 6 (October 1833), pp. 276–277, 'Canton Dispensary'〕；而1834年龙斯泰（Andrew Ljungstedt）化名"慈善家"（A Philanthropist）撰写出版的《澳门眼科医院纪略》（*A Brief Account of an Ophthalmic Institution*）一书，则说广州诊所是"郭雷枢在布莱福的协助下奠定基础"（p. 22）；但布莱福传记的作者欧伯侯泽（Ellis P. Oberholtzer）却说，当时由一些在华美国商人支付薪水的布莱福，被选定来开办及主持这家类似澳门眼科医院的广州诊所，欧氏并进一步认为眼科医院由郭雷枢创立，而广州诊所的成功则完全归之布莱福，见 E. P. Oberholtzer, *Philadelphia: A History of the City and Its People* (Philadelphia: S. J. Clarke Publishing Co., 1912), vol. 4, pp. 345–347, 'James H. Bradford.'。

④ A Philanthropist, *A Brief Account of an Ophthalmic Institution*, pp. 22–23.

⑤ *The Chinese Repository*, 4: 8 (December 1835), pp. 386–389, T. R. Colledge, 'Suggestions with regard to Employing Medical Practitioners as Missionaries to China.'

会”（The Medical Missionary Society in China）[1]，由他担任会长一职，即使他在不久后即离华，仍终身遥领会长一职。在华医药传教会的创立对于拓展此后西医来华的影响更为显著远大[2]，但因无关东印度公司或驻华商务监督，故不在本文的讨论范围之内。

结　语

在十九世纪初年，天主教传教士在华医学活动显得低沉停滞，基督教的传教医生也尚未能大举来华之际，英国东印度公司在中国却有积极而重要的医学活动。东印度公司的董事会在意的只是商业利益，对于传播西方医学来华并没有太大兴趣或主动作为，因此在广州商馆热切期盼送何鲁到伦敦手术，以便向华人展现英国进步的医学时，董事会的回应仅是有些勉强地“不反对”（have no object），他们对于皮尔逊和郭雷枢在本分以外的慈善工作也无动于衷，因此拒绝在退休年金上给予适当的回报。尽管如此，不能否认的是董事会在十九世纪初年决定禁止广州商馆医生兼营商业，不但让商馆医生从此专心于本业，更是促成他们进一步积极引介西医来华的一项关键因素。

相对于董事会的消极被动，公司派在印度与中国等地的各级

---

① *The Chinese Repository*, 7: 1 (May 1838), pp. 32–44, 'Medical Missionary Society: Regulations and Resolutions, Adopted at a Public Meeting Held at Canton on the 21st of February, 1838.'

② 关于“在华医药传教会”的研究，参见吴义雄，《开端与进ըն：华南近代基督教史论集》（台北：宇宙光出版社，2006），页31—54，《医务传道方法与“中国医务传道会”的早期活动》。

人员,虽说不到热衷的程度,至少是具有相当积极的意愿进行其事。从印度大总督以下致力于传播牛痘来华,而且还一再地尝试;在广州商馆方面,历任大班无一例外地总是赞助商馆医生的行动,或者为他们的行事与福利向董事会美言争取;至于十九世纪初年的商馆医生,皮尔逊和郭雷枢两人固然热忱地以自己的专业免费施用于华人,即使是本文较少着墨的李文斯顿,同样在业余时间关怀华人,参与皮尔逊的推广牛痘接种,有时一星期接种多达五百名华人。[①]不过,李文斯顿下了较多功夫在调查中国的医药疾病和自然博物,并撰文多篇向西方报导介绍[②],他在中西文化交流中从事的是另一个面向的工作。

东印度公司人员引介西医来华的积极态度与慈善作为,显示一般人对他们唯利是图的刻板印象并不完全妥当。不过,如果将他们的引介西医,解读为完全出于对华人的慈善之心,则不免是一厢情愿与过甚其词。他们的善意无可怀疑,但他们同时也是基于英国和东印度公司的国家与商业双重利益,期望借着展现西方近代医学的进步与成就,让中国人改变对他们的印象,从而改善双方的关系,得以比较顺利地进行商业活动。如前文所述,印度大总督韦尔斯利相

---

① *The New Monthly Magazine*, 14: 83 (1 December 1820), p. 677, 'Vaccination.' 此文摘录李文斯顿于1820年3月25日从澳门写给英国国会议员休姆(Joseph Hume)信函的内容。

② 李文斯顿出版的相关文章,至少有以下七篇: *The Indo-Chinese Gleaner*, no. 15 (January 1821), pp. 5−8, John Livingstone, 'Treatment of Certain Diseases by Chinese Doctors;' *Edinburgh Philosophical Journal*, vol. 1(1819), pp. 116−117, J. Livingstone, 'Account of an Improved Hygrometer;' vol. 5 (1821), pp. 132−137, 'Account of a Chinese Lusus Naturæ;' vol. 6(1822), pp. 156−161, J. Livingstone, 'Account of the Thermal Springs of Yom-Mack;' vol. 7(1822), pp. 216−218, J. Livingstone, 'Additional Observations on the Chinese Lusus Naturæ;' *The Philadelphia Journal of the Medical and Physical Sciences*, vol. 2 (1821), pp. 148−153, J. Livingstone, 'An Account of a Lusus Naturæ;' *Transactions of the Horticultural Society of London*, vol. 4 (1822), pp. 224−231, 'Account of the Method of Dwarfing Trees and Shrubs, as Practised by the Chinese.'

信，引介牛痘入华对于东印度公司和英国都有重要的正面利益；而广州商馆决定送何鲁到伦敦手术时，考虑的重点也是此举有助于提升东印度公司在中国的形象；至于郭雷枢则说得更为清楚，他免费为华人治病，既是为了行善而行善，也有感于此举可以提高他自己和东印度公司在华人中的声誉。①

在引介牛痘接种、筹设船员医院，及治疗疾病等三项医学活动中，牛痘接种和治疗疾病都以中国人为对象，而中国人也很快地接受与合作，并在一定程度上获得政府官员的同意或默许。至于不以华人为对象的船员医院，虽先后经商馆大班、商务监督与英商积极进行筹设，却难以获得中国政府的认同。这种情况显示，医学的国际传播绝不只是医学专业的问题而已，牵涉所及的还有传与受双方的政治、社会、商业，甚至心理等许多因素的彼此交互作用。到了基督教传教士接替东印度公司医生成为在华传播西医的重要动力时，又加上了宗教的因素。

---

①   EIC/G/12/259, pp. 1-3, '1 May 1835.'

2

医药与传教——伯驾与新加坡华人

绪　言*

　　医病施药一向是基督教的传教事工之一,十九世纪初年开始对华人传教后也不例外。第一位中国传教士马礼逊来华前,曾接受短期的医学训练,来华后也在澳门开设过诊所,雇用中国医生看诊。[①]后来在东南亚的伦敦会传教士如巴达维亚的麦都思、槟榔屿的台约尔等人,也曾借着医药辅助传教。[②]不过,这些都是短期或辅助的性质,而专注对华人进行医药传教是从美部会派遣的伯驾开始的。兼具医生与传教士资格的他在1834年到中国,翌年在广州十三行创办眼科医院(Ophthalmic Hospital at Canton),这是所有基督教在华医院的第一家。他又是1838年成立的在华医药传教会(Medical Missionary Society in China)主要发起人之一,可说是引介近代西方医学到中国的先驱之一。

　　但是,伯驾从抵达中国后至开办广州眼科医院以前,曾先到新加坡开办一家"华人眼科医院与药局"(Eye Infirmary and Dispensary for Chinese),为新加坡华人服务八个月之久。伯驾这段

　　＊　本篇原收在笔者,《基督教与新加坡华人1819—1846》(台北:"清华大学"出版社,2011),页131—145。修订后收入本书。

　　①　LMS/CH/SC, 1.1.A., Robert Morrison to George Burder, 14 Pitt Street, Fitzroy Square, London, 30 October 1805; ibid., 2.1.D., R. Morrison to G. Burder, Canton, 14 November 1820.

　　②　LMS/UG/BA, 2.A., Walter H. Medhurst to the Directors of the LMS, Batavia, 23 August 1823; ibid., 2.B., W. H. Medhurst to the Directors, Batavia, 1 September 1824; ibid., 2.C., W. H. Medhurst to the Directors, Batavia, 4 January 1825; LMS/UG/PN, 2.5.C., Thomas Beighton & Samuel Dyer to J. Arundel, Penang, 21 November 1827; ibid., 3.2.B., S. Dyer to William Orme, Penang, 7 August 1830.

经历迄今少有人讨论[①]，但其实非常重要，因为对于当时刚获得医生资格的伯驾而言，在新加坡悬壶以济华人的经验，是他在华进行医药传教之前难得的实习机会。[②]这不但有助于他在广州开办眼科医院，也是基督教对所有华人医药传教事业的开端，深具历史意义。本文即探讨伯驾在新加坡行医与传教的经历，以及当地华人对西方医术的反应。

一、伯驾到新加坡的缘由

伯驾是美部会派到中国的传教医生，何以在抵达中国后，又转而南下到新加坡？

1830年代初，基督教的中国传教情势有相当大的变化。以往二十余年传教士困处广州、澳门与海外东南亚，以等待中国开门的局面虽然依旧，但因为郭实猎一再突破中国海防登陆沿岸各处，又善于利用书刊宣传"中国已经打开"（China Opened）的说法，在包括美国在内的西方传教界掀起热烈浪漫的向往，认为传教活动应该可以扩及广州以北之地。

在1830年代前期就读神学院与医学院的伯驾，正身处这一阵前往中国传教的热潮中，他在1831年10月申请成为美部会传教士

① 关于伯驾的华文论著虽多，探讨他在新加坡的经历者仅见庄钦永，《伯驾医生在新加坡》，《南洋商报》1982年9月13日；西文论著参见George B. Stevens & W. Fisher Markwick, *The Life, Letters, and Journals of the Rev. and Hon. Peter Parker, M.D.* (Boston, 1895), pp. 106-117; Edward V. Gulick, *Peter Parker and the Opening of China* (Cambridge, Mass., 1973), pp. 36-40。

② 伯驾于1834年3月获得医生资格后，忙于准备6月来华事宜，只在纽约一家眼科医院实习一个星期而已（Gulick, *Peter Parker and the Opening of China*, p. 19）。

时，已表达前往中国的志愿并获得美部会同意。①而郭实猎于1833年在美出版的《中国沿海两次航行记》(*The Journal of Two Voyages along the Coast of China in 1831 & 1832*)②，与美部会的月刊《传教先锋》(*The Missionary Herald*)及裨治文编印的《中国丛报》上，经常刊登关于郭实猎在中国的行动消息与书信内容，这都是伯驾熟悉而向往的事。因此1834年1月他在准备来华期间，才会向美部会提出"到中国东部沿海传教"的要求，而对此有同样期待的美部会也告诉他随时可以进行尝试。③所以美部会在他出发来华前夕发给的"工作指示"中，对于他未来可能的驻地只提到天津、宁波等"中国境内便利之处"，而不提广州，当地虽已驻有裨治文等三名传教士，却被美部会认为是"边境之处"④。

1834年10月26日伯驾抵达广州后，和裨治文等弟兄商讨自己的去处，弟兄们劝他留在广州，学习官话与广东方言，行医并和华人相处。⑤但是，一个月后郭实猎从北方回到广州，伯驾和自己仰慕多年的这位不凡人物第一次见面，在日志中详记对郭实猎的积极行动留下异于常人的深刻印象。⑥郭实猎强烈主张伯驾如果想到沿海传教，应该立即前往新加坡做好准备。伯驾本已决定接受裨治文等人的劝说留在广州，郭实猎的意见让他又动摇犹豫起来，重新考虑前往新加坡或留在广州的利弊得失，并请教裨治文和大力协助他们的美国商人欧立芬(David W. C. Olyphant)等人后，觉得还是北上沿

① Stevens & Markwick, *The Life, Letters, and Journals of Peter Parker*, pp. 56, 57.

② Charles Gutzlaff, *The Journal of Two Voyages along the Coast of China in 1831 & 1832.* New York, 1833.

③ ABCFM/Unit 1/ABC 2.01, vol. 2, Rufus Anderson to Peter Parker, Missionary Rooms, Boston, 16 January 1834.

④ Stevens & Markwick, *The Life, Letters, and Journals of Peter Parker*, p. 83.

⑤ ABCFM/Unit 3/ABC 16.3.8., vol. 1, P. Parker to R. Anderson, Canton, 30 October 1834, 'Journal, 31 October & 27 November 1834.'

⑥ Ibid., 'Journal, 25 November 1834.'

海传教比较符合美部会和自己原来的期待。而到新加坡既可以自由学习中国语文，又能自由向当地华人传教，有利于准备未来在福建等地的事工；若留在广州，只能学习广东方言，又不能和中国人自由交往。欧立芬也认为，广州的传教环境若不能开放一些，即使再增加一名传教士也没太大意义，因此赞成伯驾放眼于沿海传教为宜。伯驾终于改变心意，接受郭实猎的建议，进行原来根本不在预定中的新加坡之行。[①]

美部会接到他前往新加坡进行准备的消息，也表示满意与赞同，认为若要证实郭实猎在中国沿海的成功，究竟纯系他个人特质因素所致，还是别人也可能达到同样的成就，甚至建立永久性的布道站，伯驾此举确有必要。[②]

二、伯驾的医药活动

1834年12月24日下午，伯驾抵达新加坡，面见先到五个月的美部会弟兄帝礼士（Ira Tracy）和本地的美国领事巴列斯特（Joseph Balestier）。翌晨参加圣公会牧师主持的圣诞礼拜，第三天由帝礼士和新加坡学院义塾校长穆尔（J. H. Moor）陪同，走访一些华人，目的在觅雇语文教师，并传播自己将在本地免费治病的消息。结果雇用了一名教闽南口语却不识中文的吴先生（Go Seen Seng），从12月

---

① ABCFM/Unit 3/ABC 16.3.8., vol. 1, P. Parker to R. Anderson, Canton, 30 October 1834, 'Journal, 27 November 1834.'

② ABCFM/Unit 1/ABC 2.01, vol. 3, R. Anderson to the Brethren of the China Mission, Boston, 28 May 1835; ibid., R. Anderson to P. Parker, no place, 10 July 1835.

27日起教学，而看诊则从1835年1月1日开始①，地点在新加坡河南岸华人区的"马礼逊之家"（The Morrison House）。这是1823年马礼逊访问新加坡期间购地建造的一栋两层楼房产，准备开办学校作为教室，或作为书局售卖基督教书刊之用，不过建好后并未实行，只委托穆尔代为管理。②帝礼士到新加坡后不久租下，却和位于河北岸的美部会布道站有一段距离。伯驾来后住在此地，开设眼科诊所与药局，还接受一些病患住院。此外，他也在此举行主日礼拜，设布道站供华人义学之用。伯驾描述，马礼逊之家位于牛车水市场之北一个街口的距离，包含约四分之三英亩的空地、厨房和马厩。伯驾说自己相当佩服马礼逊的智慧和前瞻，因马礼逊选购了这处邻近海边、有益健康而又位居众多华人之中的房地产。③

伯驾免费治病的消息传开以后，求诊的华人开始逐日增加，1月16日为止的人数，合计只有30至40人，到2月10日则已大幅增加至200余人，死亡者3人④；又过了三个多月，帝礼士于5月19日报导，平均一天诊治45人次，合计则已超过600人⑤；再到8月12日伯驾离开新加坡的一星期前，已为总共大约1,000名华人治疗过疾病，其中死亡者不到6人⑥；等到他在8月20日离开时，诊治过的病

---

① ABCFM/Unit 3/ABC 16.3.8., vol. 1, P. Parker to R. Anderson, Singapore, 27 March 1835, 'Journal, 24 December 1834 to 27 March 1835.'

② 现存的马礼逊各项档案资料中，未见他明确指出这栋房产的位置。但1836年7月14日穆尔在自己主编的《新加坡自由西报》（The Singapore Free Press）上刊登房屋招租广告，说明是一栋位于北京街与厦门街的转角并邻近直落亚逸的大屋，不久前由帝礼士租用作为药局及学校教室（The Singapore Free Press, 14 July 1836.）。这栋房屋显然就是"马礼逊之家"。承蒙新加坡庄钦永博士提供此项信息，谨致谢忱。

③ ABCFM/Unit 3/ABC 16.3.8., vol. 1, P. Parker to R. Anderson, Singapore, 19 February 1835.

④ Ibid., P. Parker to R. Anderson, Singapore, 27 March 1835, 'Journal, 16 January & 10 February 1835.'

⑤ ABCFM/Unit 3/ABC 16.2.1, vol. 1, Ira Tracy to R. Anderson, Singapore, 19 May, 1835.

⑥ ABCFM/Unit 3/ABC 16.3.8., vol. 1, P. Parker to R. Anderson, Canton, 12 September 1835, 'Journal, 12 August 1835.'

人合计已超过1,000人。①当时(1834)新加坡人口26,329人,其中华人10,767人,他们大部分居住于城区,1835年至1836年时城区华人有8,233人。②因此曾经伯驾诊治的病患,约占全部华人的十分之一或八分之一左右,若再加上这些病患的家人、亲友、邻居等,则受过或知道有伯驾治病的人数比例当更数倍于此。难怪伯驾到达新加坡才只一个月,他的闽南语教师就认为,伯驾的大名在新加坡华人族群中已是家喻户晓,他也经常成为人们谈话时的主题。③

伯驾能在短期内招徕大量病人上门的原因如下:

第一自然是他免费治病的缘故。当他初到新加坡向华人表示将如此做时,自己已经感到华人对此颇为高兴④;随后病人接踵而来,而且经常是日出前就已在医院门前等候就诊,他也忙得很难在中午十二时用餐,有时候连晚上大部分时间也用于照顾病人。⑤一开始伯驾不仅不取分文,连病人感谢的礼物也不收。一名病人由父母陪同送来两只鸡,他还请对方深切体认,他是出于对华人的真情友谊而不收任何酬劳;他同时在日志中说明,华人医生惯于接受病人礼物作为酬劳,他不愿意在华人的心目中,自己和华人医生的形象混为一谈,因而不愿收受礼物。⑥不过,后来可能是拗不过病人的心意,还是接受了各样的土产、食品、水果。例如和帝礼士在访问一艘潮州来的贸易船时,他因先已为船上一名病人诊治多日,受到船长与船工的热情接待,还不得不依对方要求收下橘子等物。⑦

————————

① *The Chinese Repository*, 4: 10 (February 1836), p. 461, 'Ophthalmic Hospital at Canton.'

② T. J. Newbold, *Political and Statistical Account of the British Settlements in the Straits of Malacca* (London, 1839), vol. 1, p. 283, 'Censuses of Singapore from 1824 to 1836;' p. 286.

③ ABCFM/Unit 3/ABC 16.3.8., vol. 1, P. Parker to R. Anderson, Singapore, 27 March 1835, 'Journal, 24 January 1835.'

④ Ibid., 'Journal, 26 January 1835.'

⑤ Ibid., 'Journal, 18 January 1835.'

⑥ Ibid., 'Journal, 16 January 1835.'

⑦ Ibid., 'Journal, 31 January 1835.'

第二是伯驾的医术。新加坡另有西人医生,却和华人没有什么关系,而伯驾专以华人为诊治对象,诊治的病症又不限于眼科,还包括刀枪伤害、口腔、皮肤、肿瘤、鸦片烟瘾等不一而足,等于是华人和近代西方医药之间较为广泛的初期接触。伯驾在日志中记载华人对于西方医学的初步反应,很少有人会拒绝内服药物,但他们却相当恐惧较为陌生的外科手术,连简单的抽血也视为非常严重的事。一名眼睛长翼状肉的病人,在伯驾为他动手术前两度吓得昏厥过去,有些病人则担忧拔牙后如何能够止血,至于害怕在眼前晃动的钳子和手术刀更是常见。①伯驾以医术一一克服病人的恐惧感。一名叫希武(Hee Boo)的华人,三年前在福建一场战争中遭到枪伤,子弹留在手臂,伤口还有脓肿,遍请华人医生都束手无策,伯驾在数分钟内即取出子弹。②伯驾为一名商人的牙槽突起进行手术时,还请几名华人在场观看他动刀的经过,让华人对他的医术大为惊服,反复惊叹没有华人医生能有如此高明的医术。③像这些经伯驾治愈或亲眼目睹他展现西方近代医术的华人,他们对于西医的新鲜经验便成为伯驾医术最好的口碑。

第三是伯驾的态度。他总是以"视病如亲"的态度对待就诊的华人。例如有艘潮州贸易船的一名船工染患严重的肺炎,伯驾将他接到家中就近照料,十天后不幸死亡,临终前夕伯驾陪在他身旁连续看顾达数小时,其间伯驾还不禁想起自己九年前过世的父亲;船工死后,伯驾更帮忙料理丧葬事宜,还提议由自己写信,请船长带回慰问死者在中国的妻子、儿女;船工临终之际,伯驾还有些担心船长等人会怪罪于他,结果对方满口称他为"功德之人"(meritorious

① ABCFM/Unit 3/ABC 16.3.8., vol. 1, P. Parker to R. Anderson, Singapore, 27 March 1835, 'Journal, 16 January 1835.'

② Ibid., 'Journal, 18 January 1835.'

③ Ibid., 'Journal, 24 January 1835.'

man），说即使是死者的父亲也不会比伯驾做得更好。①另一个例子是曾受雇于新加坡创建者莱佛士（Thomas S. Raffles）的一名华人画工，伯驾见到他时他已经浑身是病，有白内障，双肘肿瘤，两膝无法直立，两手也因风湿而难以伸展，已有三年不能行走，结果伯驾以马车载他到医院诊治，路旁就有华人称赞伯驾"至好心"。②第三个例子是有天晚上伯驾前往一名华人家中为其男孩治病，离开后他自己也因不适呕吐，累倒在帝礼士家中，稍后男孩家人慌张前来报信，说是男孩情况危急，家长已急得大哭，伯驾马上一跃而起，顾不得等候轿子，即尽速步行赶往一英里外的男孩家中探视。③以上三者并非仅有的例子，这些都能赢得华人对他的好感与信任。

前来求伯驾医治的华人遍及各个阶层。如有一位伯驾认为聪明可敬的和尚，双眼已丧失部分视力，左眼还长了翼状肉；伯驾决定立即为他手术，和尚也欣然接受。手术后伯驾问他痛否，和尚带有哲意地回答说，如果你切到自身会不痛吗？接着又说只是一点痛而已。伯驾送和尚一些书，包含《使徒行传》和米怜（William Milne）的《圣书节解》《进小门走窄路》等书，并说自己将乐于阅读和尚的书，但伯驾没有记载是否收到对方的赠书。④有一名穷困至极的华人住在长仅容身、宽则为长度一半的水边木板隔间中，潮水涨时几乎满至地板，由于长时间暴露于潮湿不洁的环境中，而且衣不蔽体，导致多处皮肤溃烂，并已发烧达四星期之久。伯驾不忍心见他断送生命，便带他回医院治疗，一个月后恢复至可以四下走动，还生平第一次参加了主日礼拜。⑤

① ABCFM/Unit 3/ABC 16.3.8., vol. 1, P. Parker to R. Anderson, Singapore, 27 March 1835, 'Journal, 31 January, 7, 10 & 11 February, 1835.'
② Ibid., 'Journal, 28 February 1835.' 伯驾的日志中写有这三个华文，字迹工整，应该是请华人以毛笔写上的。
③ Ibid., 'Journal, 24 January 1835.'
④ Ibid., 'Journal, 10 February 1835.'
⑤ Ibid., 'Journal, 27 February & 27 March 1835.'

1830年代新加坡水域的马来海盗烧杀掳掠,极为猖獗,美国浸信传教会的粦为仁(William Dean)与钟斯(J. T. Jones)都曾受到严重伤害。^①而伯驾从新加坡到马六甲途中,也遭遇过有惊无险的骚扰。^②他曾几度为受海盗之害的华人治疗,最严重的一次在1835年7月底,有五名华人同时受到枪伤,其中两人伤势严重到伯驾必须请西人医生会诊咨商。分别到第二、三天伯驾才找到两人体内的子弹,并开刀手术取出,不到十天病人已可下床走动,病人及其亲友也不停地感谢伯驾的救命之恩。^③这次海盗事件受害者较多,到医院探视伤者的亲友也超过五十人,可能因而传播较广。一位华人富商沧浪(Chong Long)听说此事后,特地前来拜访伯驾,问他是否就是传闻剖开受害人腹腔取出子弹,多方照护而又不收任何报酬的那位"英国"医生。^④

　　伯驾从1834年12月24日抵达新加坡,到1835年8月20日离开前往中国的八个月期间,除了4月底至6月初前往马六甲的一个半月外,都在为新加坡华人免费治病。

三、伯驾的传教活动

　　伯驾是合格的医生,也是按立过的传教士。对他和美部会而

---

　　① ABCFM/Unit 3/ABC 16.3.8., vol. 1, P. Parker to R. Anderson, Singapore, 27 March 1835, P. Parker to R. Anderson, Singapore, 19 April 1835.

　　② Ibid., P. Parker to R. Anderson, Singapore, 11 July 1835, 'Journal, 30 April 1835.'

　　③ Ibid., P. Parker to R. Anderson, Singapore, 11 August 1835, 'Journal, 26 to 28 July, 2 & 4 August 1835.'

　　④ Ibid., P. Parker to R. Anderson, Singapore, 12 September 1835, 'Journal, 12 August 1835.' 伯驾没有记下这名富商的姓,但应该就是蔡沧浪。

言，医药毕竟只是传播基督教福音的手段或工具，他的目的不仅是通过医药治疗华人的肉体，更在于拯救他们的灵魂，希望华人能接受基督教信仰，因此伯驾十分在意随时传播福音的机会。

对于新上门的病人，伯驾或帝礼士在问明他们识字后，都会给予一部传教小册，并要求他们仔细阅读。[①]例如被海盗枪伤的那位华人和不少亲友都识字，伯驾因此供应他们不少图书，也从置于桌上翻开的书认定他们确已读过。伯驾特地听了那位伤者在阅读后叙述内容大意，还问对方是否爱耶稣，对方答说如果不爱就不会读了。伯驾因而高兴地觉得，伤者及其亲友在一个多星期间已经受到了福音的影响。伯驾告诉伤者，如果因为被海盗枪伤而使得他认识福音，并进而使自己和亲友的灵魂都得到拯救，那将是他毕生蒙受的最大恩典；伯驾说对方对此表示认同。[②]这名伤者稍后也参加主日礼拜，但没有进一步的信仰。除了供应图书，伯驾通常会在病人向他说"感谢先生"之际，告诉对方应该说"感谢上帝"才是，并进一步说明自己是上帝差遣来治疗他们的，而他们能够治愈康复则是出于上帝的恩典。[③]

伯驾虽然忙于医务，却相当积极地举办华人主日礼拜。他初到新加坡时，只比他先到五个月的帝礼士对闽南语尚无把握，因此未曾举行华人主日礼拜，伯驾更是才初学闽南语，必须通过翻译才能和华人沟通，但他仍决定尽早在医院中举行礼拜。第一次于1835年2月8日下午举行，伯驾直到当天早晨才出其不意地通知帝礼士主持，帝礼士尽管觉得时间紧迫而感到惶恐，也只能努力而为。届

① ABCFM/Unit 3/ABC 16.2.1, vol. 1, I. Tracy to R. Anderson, Singapore, 19 May, 1835.

② ABCFM/Unit 3/ABC 16.3.8., vol. 1, P. Parker to R. Anderson, Singapore, 11 August 1835, 'Journal, 28 July, 2 & 4 August 1835.'

③ Ibid., 'Journal, 28 July & 2 August 1835.'

时帝礼士先以闽南语祈祷，接着由他的中文教师代为宣读经文，帝礼士再略作讲解，有些听众还插嘴发表己见，最后大家同念马礼逊所撰的祈祷文作为结束。尽管参加的华人不多，帝礼士也讲得结巴不顺，但伯驾当场想到自己从医治华人身体出发，有可能导致拯救他们灵魂的结果，不禁激动得热泪盈眶。①

这项医院中的主日礼拜第一次只有7名华人参加，多数是伯驾的病人②；稍后他将礼拜时间从下午改成上午七时，以适合早起求诊的华人参加，人数便陆续增多，到3月15日时已有50人左右。伯驾看到这么多华人穿着他们传统的服装，跪下崇拜上帝时，在他们几乎削光的头皮上，后脑勺的发辫一致垂至地面，形成一幅新奇的画面，令他心中十分感动。③此后参加礼拜的华人维持在50至60人，包括约20名义学学生、8至10名布道站雇用的印工与教师，以及大约30名病患等。④除了帝礼士以闽南语主持礼拜外，伯驾的英文讲道一直是由曾就读马六甲英华书院的何先生（Ho Seen Seng）为他翻译。到1835年8月16日他最后一次参加礼拜，才以闽南语当众祈祷⑤，这也是他生平唯一一次以此种方言公开祈祷，因为几天后他离开新加坡前往中国，即放弃闽南语而改学广东方言了。

① ABCFM/Unit 3/ABC 16.3.8., vol. 1, P. Parker to R. Anderson, Singapore, 11 August 1835, P. Parker to R. Anderson, Singapore, 27 March 1835, 'Journal, 8 February 1835;' ABCFM/Unit 3/ABC 16.2.1, vol. 1, I. Tracy to R. Anderson, Singapore, 19 May, 1835; ibid., I. Tracy to Daniel Wild, Singapore, 31 December 1835.

② ABCFM/Unit 3 ABC 16.3.8., vol. 1, 'Journal, 8 February 1835.'

③ Ibid., 'Journal, 15 March 1835.'

④ ABCFM/Unit 3/ABC 16.2.1., vol. 1, I. Tracy to R. Anderson, Singapore, 10 August 1935. 这些主日礼拜的情形，帝礼士在写给美部会秘书的信中另有报导，内容大同小异。参见 ibid., I. Tracy to R. Anderson, Singapore, 19 May 1835; ibid., I. Tracy to Daniel Wild, Singapore, 31 December 1835.

⑤ ABCFM/Unit 3/ABC 16.3.8., vol. 1, P. Parker to R. Anderson, Singapore, 12 September 1835, 'Journal, 16 August 1835.'

伯驾和帝礼士注意到有些参加礼拜的华人显得非常虔诚,因此在8月初邀请他们到医院给予特别辅导,共有18人前来,当场有5人请求受洗,伯驾和帝礼士准备接受对教义最有认识、观念也较为正确的阿喜(Ah He)和齐琥(Chae Hoo)两人。前者是伯驾的病人,其基督教知识来自阅读传教士分送的图书;后者并非病人,但曾受雇于伦敦会的汤林(Jacob Tomlin)①与美部会的雅裨理(David Abeel)两名传教士。伯驾和两人进行个别谈话考验②,但他自己随即在8月20日离开新加坡,稍后才由帝礼士在1835年10月11日为齐琥一人施洗,齐琥成为新加坡历史上第一位华人基督徒。③齐琥不是直接因为伯驾医疗的结果而接受信仰,但确是在伯驾营造的环境下,参加医院的礼拜而成为基督徒的。

四、后续医药活动

伯驾离开新加坡以后,美部会布道站并没有停止医药活动,因为早在伯驾到达本地两个月后,帝礼士已认为这是一项对本地华人健康有益的善工,所以他自己从1835年3月1日起开始学习医药知识并实地工作,准备伯驾离去后自己承担其事。④

---

① 亦有译作"汤雅各"者。

② ABCFM/Unit 3/ABC 16.3.8., vol. 1, P. Parker to R. Anderson, Singapore, 12 September 1835, P. Parker to R. Anderson, Singapore, 11 August 1835, 'Journal, 2, 4 & 5 August 1835.'

③ 关于齐琥,参见笔者,《基督教与新加坡华人1819—1846》,页244—247,《第一位华人基督徒》。

④ ABCFM/Unit 3/ABC 16.2.1, vol. 1, I. Tracy to D. Wild, Singapore, 31 December 1835; I. Tracy to R. Anderson, Singapore, 20 November 1835.

1835年8月下旬起，帝礼士每天清晨从布道站前往医院，为华人开药，平均每天超过30人次，有时多达50人次以上。但是，医药毕竟是一门专业，帝礼士承认自己知识不足，各种医药存量也不齐全，经常得煞费思量如何给病人药物为宜，以致每天上午八九点钟结束这部分工作，要开始印刷或学校事工时，他自己却已疲倦不堪了。①在伯驾离开后整整三个月内，帝礼士累计为450名华人看诊，包括成功地为8至10名鸦片烟瘾者戒除恶习，其中还有人吸食已达二十年之久。②帝礼士在1835年底最后一天报导，这一整年从伯驾开始总共医治1,300余人。他随即于1836年2月5日补充，病人数目进一步达到1,518人，包括约200名吸食鸦片者，还有许多的酒鬼。③

帝礼士觉得难以独自一人长期负担医药事工，因此寄望1836年初新到的传教士狄金森（James T. Dickinson）和阿姆斯（William Arms）可以分劳，两人虽受过医学训练，对医药事工的意愿却不大。三人以轮流值班的方式照料了三个月，结果这种轮班方式使得华人求诊的意愿随之降低；加以当时布道站正大举从事最主要的印刷出版事工，而且又刚开始办理寄宿学校，更乏人手兼顾医药方面，因此1836年6月底布道站的站务会议决议，自7月1日起关闭设在马礼逊之家已经一年半的医院与药局。④

---

① ABCFM/Unit 3/ABC 16.2.1, vol. 1, I. Tracy to D. Wild, Singapore, 31 December 1835, I. Tracy to R. Anderson, Singapore, 27 October 1835.

② ibid., I. Tracy to R. Anderson, Singapore, 20 November 1835.

③ Ibid., I. Tracy to D. Wild, Singapore, 31 December 1835.

④ ABCFM/Unit 3/ABC 16.2.5, vol. 1, Minutes, 28 June 1836; ABC 16.2.1, vol. 1, 'Second Annual Report of the Singapore Mission 1836.' 帝礼士报导说，此后他们仍施药给零星到布道站求诊的华人，每天只有两三人，都是贫困的穷人，布道站有时还施给白米或金钱。(ibid., I. Tracy to D. Wild, Singapore, 31 December 1835.)

结　语

伯驾新加坡之行的目的，是学习闽南语和适应华人社会，以等候时机北上福建传教。在学习闽南语方面，美部会当初表示赞成他前往新加坡的决定时，已经特别叮嘱他要在语言上多用功夫[①]；但实际上他却投入过多时间与精力于医疗工作，没有如一般传教士在最初一两年以学习语言为主，因而他在语言方面没有取得显著的成果。他以出其不意的手法"强迫"帝礼士开口以闽南语讲道，但是自己却无法同样做到，以至于主日礼拜时必须依赖翻译讲道，直到最后一次的主日礼拜，才以闽南语公开祈祷。甚至直到他离开新加坡一年多后的1837年，美部会秘书在写给新加坡布道站的公函中，仍要其他传教士以伯驾等人的语文能力不足为鉴："一名传教士没有任何理由可以在第一年中不专注于首要的语言学习，必须心无旁骛。"[②]

在适应新加坡华人社会方面，伯驾则是相当成功的。他愿意走出位于殖民区的布道站而住进华人区，生活于华人当中，这是十九世纪前期新加坡所有传教士中罕见的例外，提升了华人就诊的意愿；加上他以进步的医术和视病如亲的态度免费为周遭的华人治病，因此较易于融入华人社会。当他上船离开新加坡回中国时，有些他治疗过的病人特地陪伴他到船边送行表示感谢，其中一位还说

---

① ABCFM/Unit 1/ABC 2.01, vol. 3, R. Anderson to P. Parker, no place, 10 July 1835.

② ABCFM/Unit 1/ABC 2.1, vol. 3, R. Anderson to the Brethren of the Singapore Mission, Boston, 17 May 1837. 除伯驾外，此信中还提到三人：暹罗布道站的传教医生布瑞理（Dan B. Bradley）、广州的裨治文和新加坡的帝礼士。布瑞理和伯驾一样专注于医药而忽略学习语文，裨治文则是过于投入编印《中国丛报》（*The Chinese Repository*）的缘故，至于帝礼士是先在广州学官话，奉命转到新加坡后改学闽南话，因此安德森认为他算是情有可原。

要买些东西好让他在航程中食用。①伯驾的日志显示，他和华人间仅有的一次纠纷，是一名窃贼趁夜进入马礼逊之家，偷走义学塾师价值40西班牙银元的财物。嫌疑犯被捉进监牢后，其同伴竟找塾师麻烦引起斗殴，伯驾只好召来警察解决。②两天后，闽南人领袖"头人"（Tow Lan）蔡土基（Ch'wa To-Ke）拜访伯驾，为斗殴者请求原谅与和解；伯驾和帝礼士则借机申明自己来到新加坡的美意，以及所作所为的各项善工，诚为所有华人之友，因此绝不愿意见到华人有所敌意或破坏行为；对方承认华人中难免好坏都有，但保证此后不会再发生类似事情。伯驾与帝礼士又送对方图书，并邀其参加主日礼拜。一场风波就在他既明自己的立场态度，而又愿意息事宁人的处理方式下获得解决。③

或许令伯驾感到遗憾的是除了齐琥以外，没有华人因为他的医药活动受到直接或间接影响而成为基督徒。也许八个月时间太短，不足以使较多的华人受到感召，也有可能是那些感激他治病救命的华人，参与主日礼拜跪下虔诚崇拜时，他们心目中的救主耶稣，就等同于观音菩萨或妈祖以外又新增的一位西方神祇。

就医疗而言，伯驾的新加坡之行无疑很有收获。不计前往马六甲的那一个半月，他在六个半月期间为1,000名本地华人治病，加上他离开后帝礼士后续的500多人，已有超过十分之一的本地华人对近代西方医药有了新鲜而深刻的体验。而伯驾自己也等于完成了取得医生资格后应有的实习经验，诚如他自己所说，正是基于新加坡成功经验的鼓励，他在回到中国后两个月即于广州开设类似的眼

---

① ABCFM/Unit 3/ABC 16.3.8., vol. 1, P. Parker to R. Anderson, Singapore, 12 September 1835, 'Journal, 20 August 1835.'

② Ibid., 11 August 1835, 'Journal, 24 & 25 July 1835.'

③ Ibid., 'Journal, 27 July 1835.'

科医院。①

　　相对遗憾的是伯驾离开新加坡后的三年间,美部会陆续派到当地的传教士中,有多达五人具备医生资格或受过医学训练②,但他们不仅未能延续伯驾开创的医药事工,反而结束了华人相当能接受的这项活动。美部会的确无意在新加坡从事医药传教,帝礼士的弟弟医生史迪芬(Stephen Tracy)追随其兄投身美部会成为传教士后,在1837年初表达希望能派驻新加坡,美部会秘书安德森答复他,新加坡布道站已经定位为专办寄宿学校与印刷出版,将不派遣和这两者无关的人驻在当地。③事实上美部会派遣传教医生到各地布道站,首要任务是照顾传教弟兄的健康,行有余力才为当地人治病。但诚如安德森在答复史迪芬信中宣称,美部会绝无意负担既昂贵又费时的医院,因为"治疗肉体是偏离了拯救灵魂的主要目标"④。美部会对于回到广州的伯驾也是同样的态度,虽然支付他的薪水以及一般传教医生必要的器具和药品费用,但不负担他设立和维持医院的费用。⑤

　　①　*The Chinese Repository*, 4: 10 (February 1836), p. 461, 'Ophthalmic Hospital at Canton.'
　　②　这五人是狄金森、阿姆斯、贺普(Matthew B. Hope)、崔斐理(Joseph S. Travelli)以及波乃耶(Dyer Ball)。
　　③　ABCFM/Unit 3/ABC 16.2.6, vol. 2, R. Anderson to Stephen Tracy, Boston, 26 June, 1837.
　　④　Ibid.
　　⑤　ABCFM/Unit 1/ABC 2.1, vol. 2, R. Anderson to the Brethren of the China Mission, Boston, 28 May & 27 June 1838.

3

仁济医院的创办人雒颉

绪　言

雒颉（William Lockhart, 1811-1896）是上海仁济医院的创办人。[①]他在西医来华的历史上有几个很有意义的创举：第一，他是伦敦传教会（London Missionary Society）和英国最早来华的传教医生，在1839年初抵达中国，开启了此后超过一百年的英国在华医药传教事业；第二，他在鸦片战争后于1843年成为第一位抵达上海的基督教传教士，随即创立著名的仁济医院，这家医院一直是上海重要的医院，存续至今；第三，他在1861年时又成为率先进入北京的基督教传教士，随即创立北京施医院，后来演变成协和医院，也辗转存续至今。

由于这些历史性的创举及其影响力，雒颉是在华传教医学界和西医在华史上的重要人物，所以关于近代中国医学史的各种论著经常提到他。但是，专门以他为对象的学术性论著却相当罕见，甚至有研究者抱怨关于他的文献史料太少了，只有他自己撰写的《传教医生在中国》(*The Medical Missionary in China: A Narrative of Twenty Years' Experience*)等非常有限的文献可用。[②]

[①]　仁济医院创立初期称为"施医院"或"施医馆"，到1862年医院新建筑落成时改称"仁济医院"或"仁济医馆"。英文名称则先称为 Chinese Hospital，有时也称 Shantung Road Hospital，1928年起改称 Lester Chinese Hospital 等。本书为行文方便，一律称其为仁济医院。

[②]　Ronald B. Dietrick, *The Man the Church Forgot: And Other Early Medical Missionaries Who Made a Difference* (Maitland, Fl.: Xulon Press, 2007), p. 77. W. Lockhart, *The Medical Missionary in China: A Narrative of Twenty Years' Experience*. London: Hurst and Blackett, 1861.

其实，关于雒颉的史料并不少，而且手稿与印刷品两种形式都有。手稿中最重要的是保存在伦敦会档案中的雒颉文献，从1837年起到1896年止，延续六十年之久。其中单是他亲笔所写的书信就有六十余封，加上他和其他传教士联名所写、伦敦会秘书写给他，以及其他传教士信中提到他的各种内容，合计在一百封以上。此外，还有伦敦会的理事会有关他的一些决议事项，他早年报名参加伦敦会的文件与推荐信，他在华期间的个人支出账目等，都是珍贵而重要的文献。至于印刷形式的雒颉史料，最重要的是他在澳门、舟山、上海、北京等地办理医院的历年年报。这些年报大部分以单册形式出版问世，早期的则收在在华医药传教会（Medical Missionary Society in China）的年报内，或由杂志刊登转载，合起来正好完整无缺。其他印刷的史料还有当时在华的英文报刊如《中国丛报》（The Chinese Repository）、《北华捷报》（North China Herald）以及在英美的报刊，时常报导他的医疗活动，或刊登他的单篇作品，或评论他的书与言论等。1995年雒颉后人又将他的一些家庭信件打字本公诸于世。[1]以上这些手稿和印刷的史料合计，数量已经相当可观而且重要，足以作为研究这位重要的在华传教医生的史料。

既然不乏史料，何以又少见专以雒颉为对象的论著？这和他的手稿书法相当难以辨识有关。早年他的姐姐已不只一次说他的书法实在过于潦草难认[2]，后来伦敦会秘书也常要助手先誊清他的来信以便于辨识[3]，而近年他的后人特地费心将其家庭信件内容打字

---

[1]　*The Lockhart Correspondence: Transcripts of Letters to and from Dr. William Lockhart (1811–1896) and His Family.* n. p.: A. P. Hughes, 1995. SOAS Library: MS 380645.

[2]　Ibid., pp. 29–30, Eliza Lockhart to William Lockhart, Liverpool, 21 May 1833; ibid., pp. 36–37, E. Lockhart to W. Lockhart, Liverpool, 17 June 1833.

[3]　雒颉于1860年代从北京写回伦敦的信，笔迹潦草难认，伦敦会秘书经常要人先誊写一遍。

后公开,仍留下许多无法辨识的部分。①因此,要利用上述他留下的各种史料进行研究,最大的困难在于辨认解读他的手稿笔迹,这需要极大的耐心才能进行。

本文就以伦敦会的手稿档案与雒颉的医院年报为主要依据,再参考其他的相关史料,以年代先后为经、言论行事为纬,探讨他来华的原因与经过、在华初期五年的活动、在上海创立与经营仁济医院的情形,以及他第二次来华进入北京建立施医院的情况等,希望能比较深入而清楚地勾勒出这位西医来华史上重要人物的思想言行,以及他所代表的十九世纪中叶西医在华的角色与处境。

一、来华背景、原因与经过

1811年10月3日,雒颉出生于英国第二大港埠利物浦(Liverpool)的一个基督教家庭。他的祖父自苏格兰移居利物浦,经营纸张小生意,父亲则是利物浦海关的职员。雒颉五岁时丧母,十五岁时又失去兄长,他和父亲、姐姐三人相依为命。

雒颉是十九世纪初年英格兰社会与医学教育制度养成的外科医生的典型。当时的英国工业革命当道,科学知识大增,中产阶级的数量与经济能力大幅上升,社会对合格医生的需求增加,而医生的收入与社会地位也相对提升,许多新跻身为中产阶级的家长愿意付出昂贵代价让子女接受医学教育,以栽培下一代成为收入丰

---

① A. P. Hughes, *Dr. William Lockhart, 1811–1896: Medical Missionary to China*. n. p., 1995. Typescript.

厚又有专业形象的医生①，雒颉的父亲也是其中的一位家长。当时英国的医生有内科医生（physician）、外科医生（surgeon）与药剂师（apothecary）三个分流。内科医生都出身于牛津与剑桥两所大学，但雒颉一家在基督教信仰上是公理会信徒（Congregationalists），不在英国国教会（The Established Church）的体制内，不可能进入那两所大学。至于外科医生与药剂师两者，虽各有专业，但其实都在为人看病，只是两者的收费名义有诊费与药费之别而已，许多医生也同时拥有外科医生与药剂师两种资格。至于外科医生的教育，苏格兰固然在大学中设有医学院，但英格兰另有制度，不论外科医生或药剂师大都从学徒出身，再到医院按规定学习一段时间后，通过皇家外科医生协会（Royal College of Surgeons）或药剂师公会（Society of Apothecaries）的考试而取得开业资格。②

雒颉接受完基本的学校教育后，在十六岁（1827）时付学费成为利物浦一位药剂师（Mr. Parke）的学徒。经历六年的学徒生涯，再于1833年前往爱尔兰都柏林（Dublin），进入当地最好的教学医院

---

① S. W. F. Holloway, 'Medical Education in England, 1830–1858: A Sociological Analysis.' in *History*, 59: 167 (October 1964), pp. 299–324. 特别是 pp. 314–317。十九世纪前期英国著名的医生库柏（Astley Cooper）于1834年在国会医学教育特别委员会（Select Committee on Medical Education）作证时，表示一名外科医生在养成前的六或七年学徒期间花费合计约2,000英镑。库柏提醒有意让孩子学医的家长要郑重考虑这笔可观的费用〔*Report from the Select Committee on Medical Education, part. II, Royal College of Surgeons, London*, (1834), p. 97〕。

② 关于十九世纪前期英国（特别是英格兰）医学教育与证照制度的文献很多，笔者参考者有：Joan Lane, *The Making of the English Patient: A Guide to Sources for the Social History of Medicine* (Stroud: Sutton, 2000), pp. 1–30, 'Medical Apprenticeship and Training.' Irvine Loudon, 'Medical Education and Medical Reform.' in Vivian Nutton and Roy Porter, eds., *The History of Medical Education in Britain* (Amsterdam, Atlanta, Ga.; Editions Rodopi, 1995), pp. 229–249. Susan C. Lawrence, 'Private Enterprise and Public Interests: Medical Education and the Apothecaries' Act, 1780–1825.' in Roger French and Andrew Wear, eds., *British Medicine in an Age of Reform* (London: Routledge, 1991), pp. 45–73. R. Milnes Walker, *Medical Education in Britain* (London: The Nuffield Provincial Hospitals Trust, 1965), pp. 1–26, 'Medical Education before the Goodenough Report.'

米斯医院（Meath Hospital），接受医生斯图阁士（William Stokes）的理论与临床的教导。①在规定的半年课程结束后，雒颉于1833年10月，通过药剂师公会在伦敦举行的考试，取得开业药剂师（Licentiate of Society of Apothecaries, LSA）资格。②接着他留在伦敦继续准备外科医生考试，并于取得药剂师资格的同月稍后注册进入著名的盖伊医院（Guy's Hospital），向资深医生纪伊（Charles Aston Key）等人学习解剖、外科、妇产科及临床等③，半年后完成规定的课程，因为成绩优秀获得纪伊医生设置的外科奖金（Surgical Prize）荣誉，随即参加1834年4月底皇家外科医生协会的考试，通过后取得开业外科医生（Member of the Royal College of Surgeons, MRCS）资格。④也就是说，雒颉担任药剂师学徒六年后，在一年稍多的期间内接连通过两项专业考试，成为合格的外科医生兼药剂师，当时他才二十二岁半。

青年医生雒颉回乡后先在公立的利物浦医院（Liverpool Infirmary）服务一年，接着担任利物浦埃弗顿（Everton）地区开业医生韦恩莱特（William Wainwright）的助理医生，为期三年，到1838年加入伦敦会成为传教医生为止。

雒颉所以会成为传教医生，是十九世纪初年弥漫英国社会的海外传教风气的熏陶所致。从1790年代起，随着英国国力的日渐强盛以及对外殖民事业与贸易发达，英国基督教的各宗派也相继组织海外传教团体，派遣传教士向全球各地异教徒传播基督教福音。以成立于1795年的伦敦会为例，到1835年底为止的四十年间，

① *The Lockhart Correspondence*, pp. 10-11, W. Lockhart to his father, Dublin, 4 March 1833.
② Ibid., pp. 55-56, W. Lockhart to his father, London, 4 October 1833.
③ Ibid., pp. 60-61, W. Lockhart to his father, London, 22 October 1833.
④ Ibid., pp. 105-106, W. Lockhart to his father, London, 30 April 1834.

共派出了335名传教士[1]，包括到中国及东南亚各地向华人传教者14人。[2]此种规模可观的全球传教事业，需要大量的人力和经费才能支持，因此伦敦会及其他传教会分别在英国各地普遍建立分支机构与后援团体，也编印分发各种书刊全力宣传，并不断举办演讲、聚会、祷告等各种形式的活动，以吸引基督徒加入传教士阵容或踊跃捐款支持传教工作。由于这些组织、宣传与活动，海外传教成为十九世纪初年英国持续进行的一种社会运动。雒颉也受到此种社会氛围的强烈感染，他本是虔诚的基督徒，所属的公理会教派是伦敦会最主要的成分，而且所属教会的牧师凯利（John Kelly）就是伦敦会在利物浦的重要支持者，所以当伦敦会决定派遣传教医生并公开招募志愿者时，雒颉便挺身而出应征。

伦敦会是最早派遣传教士来华的传教会，有些初期来的传教士也进行了一些医疗活动[3]，但最先派出专业传教医生的却是美国的美部会（American Board of Commissioners for Foreign Missions）。该会的传教医生伯驾（Peter Parker）于1834年10月抵达广州，在第二年开设医院为华人治病。当时也在广州的伦敦会传教士麦都思（Walter H. Medhurst），目睹伯驾的病人门庭若市的盛况而留下深刻印象，并在1836年回英国述职后建议伦敦会派传教医生来华，认为

---

① John O. Whitehouse, *London Missionary Society Register of Missionaries, Deputations, etc., from 1796 to 1896* (London: London Missionary Society, 1896, 3rd ed.), p. 100.

② 这14人名单见Alexander Wylie, *Memorials of Protestant Missionaries to the Chinese* (Shanghai: American Presbyterian Mission Press, 1867), pp. 3–89所载，其中含助理传教士与印工各一人。

③ 例如第一位来华的传教士马礼逊（Robert Morrison），曾于1820年在澳门开设一家诊所，为华人治病数月（LMS/CH/SC, 2.1.D., Robert Morrison to George Burder, Canton, 14 November 1820）；在巴达维亚（Batavia，今雅加达）的麦都思（Walter H. Medhurst）和在槟榔屿的台约尔（Samuel Dyer）两名传教士，都曾积极对华人施药并指导用法（LMS/UG/BA, 2.B., Walter H. Medhurst to the Directors, Batavia, 1 September 1824; ibid., Penang, 3.2.B., Samuel Dyer to William Orme, Penang, 7 August 1830）。

"医学与宗教结合并用,可望成为打开中国人心胸及其国家的最有效工具"①。麦都思在参加同一年的伦敦会年会时发出同样的呼吁,又在自己巡回英国各地演讲时大声疾呼,要基督徒医生勇于到中国协助传教。在麦都思的努力下,伦敦会决定派遣传教医生来华,并在医学期刊上刊登广告招募有志医生。②

有一次麦都思的巡回演讲就在利物浦的雒颉所属教会举行,雒颉是在场的听众之一。他原已在传教和医学杂志上注意到麦都思的呼吁和伦敦会招募传教医生的广告,在聆听了麦都思的慷慨陈词后,下定决心为中国的医疗与传教事业奉献自己。③1837年12月13日雒颉写信给伦敦会秘书,表示受到伦敦会及麦都思呼吁有志医生前往中国传教的感召,他愿意放弃一切投身于此,并自我介绍当时二十六岁,具有医生资格和执业经验,自认健康良好,足以承受相当艰苦的任务,又表示他的父亲已同意让仅存的独子到中国为上帝服务,等等。④

雒颉于1838年2月26日在伦敦接受伦敦会考选委员会两次面谈后,委员会决定向理事会推荐,任命他为对华传教医生,在同一天稍后举行的理事会通过这项任命,决定雒颉应和即将离英返回驻地的麦都思一起东来。⑤

1838年7月31日,雒颉与麦都思一家人从多佛(Dover)搭乘船

---

① LMS/HO/IL, Extra, 2.4.C., W. H. Medhurst to J. Arundel, Hackney, 1 March 1837, enclosure, 'A Few Thoughts on Sending Out Pious Surgeons to China.' 麦都思于1838年出版的著作《中国:现状与展望》〔*China: Its State and Prospects* (London: John Snow, 1838)〕书中,也以不少篇幅讨论亟需医生协助传教工作(页534—544)。

② LMS/BM, 27 March, 10 & 24 April, 10 July, 1838.

③ LMS/CP, Answer to Printed Questions, no. 89, 'William Lockhart.'

④ LMS/CP/William Lockhart, W. Lockhart to John Arundell, Liverpool, 13 December 1837.

⑤ LMS/CM/CE, 26 February 1838; LMS/BM, 26 February 1838.

只"乔治四世"(George the Fourth)出发。经过三个多月的航程,在同年11月5日抵达麦都思的驻地巴达维亚。雒颉从当地发回给伦敦会秘书的第一封信,表示在航程中自己每天学习中文,并感谢麦都思的教导,得以获得一些进步,他发觉许多困难由于努力学习而消失,也相信自己必然可以完全学会中文,和中国人沟通无碍。[①]雒颉的自信并没有过分,当时已经是中国语文专家的麦都思在自己写给秘书的信中赞扬雒颉道:

> 我高贵可敬的同伴雒颉弟兄不停地努力研读中文,由于他的热忱和勤奋,他在航程中已经读完了孔子"四书"之一,开始读另一种,此外也通读了马礼逊的《中文会话》和其他书。他发觉直接学习中国经典和掌握最困难的文体有其好处,此后学习白话惯用语就显得容易了。有些弟兄来了两年仍不敢攻读困难的"四书",只限于专读传教小册和欧洲人在华出版的书,因此没能如同雒颉这样在航程中就获得如此大的进步。[②]

麦都思认为,以雒颉的学习态度和先文言后白话的学习方法,应该很快就可以在中国语文上有所成就,很有助于未来的工作。事实有如下文所述,雒颉来华后两三年就能英译中文医书并出版,足以印证他的自信和麦都思的赞扬与期许确是名符其实的。

雒颉在巴达维亚停留一个月后,又搭乘原船继续北上。由于船医在登船的第二天即染病卧床,即由雒颉在抵达中国前的四十九天航程中持续代理船医工作,经常一天得治疗多达二十五名病人。直

---

① LMS/CH/SC, 3.3.B., W. Lockhart to W. Ellis, Batavia, 17 November 1838.
② LMS/UG/BA, 4.D., W. H. Medhurst to W. Ellis, Batavia, 17 November 1838.

到1839年1月26日终于抵达香港 ①，结束了从英国出发以后几乎长达六个月的旅途。他迫不及待转乘小船前往澳门，展开在中国的全新生涯。

二、战争中的医疗工作

雒颉抵达中国的时机很不巧，正是鸦片战争的前夕。此后的五年间，他就在中英冲突的情势下生活，分别在澳门、广州、新加坡、巴达维亚、香港及舟山的定海等地辗转流徙，也在这些地方为华人治病，并在澳门和舟山两地开设医院，直到1844年在上海安定下来。

其实，雒颉一开始还算顺利，他抵达澳门后找到了英国驻华商务监督的首席翻译官马儒翰（John R. Morrison），也是伦敦会最早来华的传教士马礼逊的儿子。马儒翰告诉雒颉许多有用的重要讯息，两人于1839年2月初一起前往广州。②雒颉向位于广州的在华医药传教会申请成为该会医生。该会由在华外国商人与传教士等成立于1838年，不设置专属的医生，但在各地建立医院和购置医药器材，并任命原属各传教会的医生主持。该会不负担医生薪水，也不干涉医生和原属传教会的关系，也就是医生薪水由原属传教会负担，医生也继续维持和原属传教会的关系。这种做法让在华医药传教会任命的医生具有不相冲突的双重身份，而医生原属的传教会也

---

① LMS/CH/SC, 3.3.B., W. Lockhart to W. Ellis, Canton, 7 February 1839.
② Ibid.

免除设立医院与医药设备的负担，因此大受欢迎，来华的传教医生都乐于申请和接受该会任命。雒颉到广州时，在华医药传教会有广州和澳门两家医院，但只有伯驾一名医生，无法兼顾。因此，雒颉申请主持澳门医院，1839年2月28日获得在华医药传教会的理事会议的任命①，成为该会第二位医生。

雒颉在广州和伯驾同住了六周，专心学习语文。获得任命主持澳门医院后，他在3月中前往澳门准备开业，不料广州随即发生林则徐勒令英商缴烟及包围外商于十三行夷馆内的大事。直到5月下旬英商缴完鸦片并离开广州，危机稍解，雒颉的澳门医院才在7月1日开张为中国病人看诊。但从这天到8月15日的一个半月间，总共只有167名病人，他的时间主要仍用于学习语文。②接着情势又告紧张，英国驻华商务监督义律（Charles Elliot）于8月25日下令所有英人即刻上船，撤离澳门以策安全，雒颉也只能照办，关闭了澳门医院。③

鉴于局势不见缓和，既无法看诊，又不能安心学语文，雒颉决定将澳门医院暂时交给美国传教士、也是在华医药传教会副会长的裨治文（Elijah C. Bridgman）代管，自己在1839年9月13日离华，经新加坡前往巴达维亚，在麦都思处暂住了五个多月，由麦都思指点学语文，有时也协助麦都思的传教工作。雒颉觉得自己在这两方面都获益很多④，他在1840年5月1日离开巴达维亚，又经新加坡小住，于6月22日回到澳门。

鸦片战争爆发以后，战场向北扩展，澳门相对平静许多，雒颉也

---

① *The Hospital Reports of the Medical Missionary Society in China for the Year 1839*, p. 2.
② Ibid., p. 3.
③ LMS/CH/SC, 3.3.B., W. Lockhart to W. Ellis, Macao, 25 August 1839.
④ Ibid., 4.1.A., W. Lockhart to W. Ellis, Batavia, 24 April 1840.

在回到澳门一个多月后的1840年8月1日重开澳门医院,收治中国病人。但这时情势又有了新发展,一者伦敦会增派的第二名传教医生合信(Benjamin Hobson),已在雒颉离华期间于1839年底到达澳门,并于1840年7月1日获得在华医药传教会任命为该会医生,协助澳门医院的经营[1];再者英军于1840年7月初攻占舟山群岛后,马儒翰向在澳门的传教士建议前往舟山建立布道站,伦敦会和美部会共八名传教士为此于8月6日至8日三天接连开会讨论[2],虽然决议由两个传教会各派一人或多人尽早前往舟山建站,却只有刚重开澳门医院的雒颉一人挺身而出,决心前往舟山。他认为有别于广州和澳门两地早有西方医学为华人服务,舟山是个全新的地方,在当地建立医院可以更有效测试(test)在中国以医药辅助传教的策略会如何。除了能有效解除中国人的身体病痛之苦,也很可能会比一般的口说讲道更赢得中国人之心,他们会因此明白传教医生是为了他们的利益而来,也是真正的平安使者(messenger of peace)。[3]于是雒颉在8月13日辞职,由合信于同日递补主持澳门医院,9月1日雒颉从澳门搭船北上舟山。[4]

1840年9月13日雒颉抵达舟山,当地经过战火后显得一片荒凉。雒颉说走在街道上除了自己的脚步声,难得听到其他声音,后来才陆续有避难他乡的民众回到岛上。[5]当时舟山的英军病患非

---

[1]　LMS/CH/SC, 4.1.B., W. Lockhart, B. Hobson and W. C. Milne to the Directors of the LMS, Macao, 18 August 1840.

[2]　Ibid., enclosure, 'Proceedings with reference to a Mission on the Island of Chusan.'

[3]　Ibid., enclosure, 'Considerations regarding the Medical Mission.'

[4]　雒颉在一封发给秘书的信上说自己于9月2日离开澳门(ibid., 4.1.C., W. Lockhart to W. Ellis, Tinghae, 26 October 1840),但在他的舟山日志中则是9月1日离澳(ibid., 4.2.A., J. R. Morrison, W. Lockhart, B. Hobson & W. C. Milne to the Directors, Macao, 22 March 1841, 'III. Mission to Chusan.')。

[5]　Ibid., 4.1.C., W. Lockhart to W. Ellis, Tinghae, 26 October 1840.

常多,雒颉也几次前往探望,给予精神和宗教的劝慰,但并未介入医疗事务,他更关注的是作为传教医生对象的中国病人。雒颉先借用英军的民政长官住宅的一部分布置成诊间,从9月23日起为民众看病,一开始寥寥无几,将近半个月后病人明显增加。英军司令官指定另一栋宽大的房屋由他承租,作为医院和住处。应该是免费义诊施药的缘故,雒颉很受民众欢迎。他也找机会附送传教小册给识字的病人,又天天步行到各地村庄和民众谈话并送书,几乎走遍了全岛,也散发了6,000本传教小册,还四处张贴医院义诊的告示。结果原本只是定海街上或附近民众求诊,后来他的名声逐渐远播,除了本岛以外,有不少人从离岛而来,还有些从镇海、宁波远道来的病人。

直到英军撤离舟山前三天的1841年2月20日为止,雒颉在五个月中共医治了3,502名中国病人(不含回诊者)[1],其中以眼科各种疾病患者1,554人为最多,占所有病人数目的44.38%。雒颉仔细观察后认为,眼疾众多的现象并非因为中国人眼睛的形状或构造特殊,而是两个原因造成的结果:第一,民众在冬季任凭北风和东北季风长期吹袭眼睛,导致组织受损并严重发炎;第二,中国人有理发后顺带"洗眼"的习惯,由剃头师傅以象牙或竹片在顾客眼中刮除"脏物"的服务所致。[2]

雒颉对于在舟山的医学传教工作非常满意,他说战争当然让人觉得不快,但他全神贯注在自己的工作,也察觉中国病人对他的好

① LMS/CH/SC, 4.2.A., J. R. Morrison, W. Lockhart, B. Hobson & W. C. Milne to the Directors, Macao, 22 March 1841, 'III. Mission to Chusan.' *The First and Second Reports of the Medical Missionary Society in China*, pp. 21–33, W. Lockhart, 'Report of the Medical Missionary Society's Operations at Chusan in 1840–41.'
② *The Chinese Repository*, vol. 10, no. 8 (August 1841), pp. 453–465, W. Lockhart, 'Report of the Medical Missionary Society's Operations at Chusan in 1840–41.'

感,认为他是真心为了他们好而来到舟山。在抵达定海一个半月以后,雒颉写信告诉伦敦会秘书:"当我在两年稍多以前离开英国时,没有预料到会在这么短的时间里达到如此远的地步。"[1]他也一再表示要留在当地不回澳门了,当中英双方谈妥英军撤离并交还舟山之后,他还试图通过英军司令官要求中方让他留在当地行医而不成,只好在1841年2月23日登上英军"布伦德"(Blundell)运输船,在第二天随军离开了舟山,于3月11日抵达澳门。十天后雒颉在撰写的舟山之行报告中表示:

> 在中国民众间进行医疗工作让我感到满意,因为我能够借此吸引来大量的人,进而得到中国民众确实感谢外国医生照顾他们的证据,这显示在直到医院关闭前稳定增加的病人数量上。自从医院的目的较为人知以后,就有民众从远处前来,我在当地的最后六周中,有许多人从舟山南方20英里的一个岛上过来,有时一天达到四五十人,其中许多重症病患。当我收拾病历表时,发觉我在当地共治疗了3,502人。[2]

回到澳门后,雒颉于1841年5月13日结婚成家。妻子凯萨琳(Catharine Parkes)来自英国斯塔福德郡(Staffordshire)的沃尔索(Waltsall),比雒颉小十三岁,生于1824年,早年父母双亡。凯萨琳姐妹两人来华投奔在澳门的堂姐,即德籍传教士郭实猎(Karl F. A. Gützlaff)的妻子。凯萨琳来华时和雒颉是同一艘船"乔治四世"号的旅客,两人也在航程中相识,凯萨琳很快学会中文,能和华人流利

---

① LMS/CH/SC, 4.1.C., W. Lockhart to W. Ellis, Tinghae, 26 October 1840.

② Ibid., 4.2.A., J. R. Morrison, W. Lockhart, B. Hobson & W. C. Milne to the Directors, Macao, 22 March 1841, 'III. Mission to Chusan.'

交谈,雒颉深信妻子这项能力非常有助于自己未来的工作。①

　　雒颉结婚后,由于澳门医院已由合信主持,一时也没有机会再到舟山,而在澳门开业的西医安德森(Alexander Anderson)正要回英国一年,便受委托自1841年9月初起代理其医疗业务,酬劳300英镑。雒颉认为这样可以为伦敦会省下一年的薪水,因而接受了这份工作,此外他也经常协助合信澳门医院的工作。②这项代理职务于1842年9月1日期满,雒颉急于前往又被英军再度占领的舟山,很快便订妥船位,9月8日携眷从澳门到香港候船,却逢中英签订《南京条约》的消息传抵香港,英国当局下令船只不得出海,雒颉因而无法北上。到了禁令取消后,东北季风已经变得强劲,没有船只要前往舟山,结果雒颉一家竟在香港等候将近九个月之久。其间他还负责监造了在华医药传教会新建的香港医院工程,直到1843年5月30日才得以登船向舟山出发。③

　　雒颉出发前已经收到伦敦会要求所属对华传教士在香港集合开会的通知,讨论鸦片战争后在中国设布道站和人员资源的配置事宜。雒颉却以自己等候前往舟山已久,不愿因为这项会议而多耽搁为由,在留下自己对会议主题的书面意见后,仍按预定计划启程,在1843年6月13日抵达舟山。直到1844年1月中转往上海,这次他在舟山停留七个月,比前次还长了将近两个月,但这次医治的病人一共只有1,642人(含访问宁波期间医治约200人),还不到前次的一半数目。④原来是这段时间的外在情势已经大有改变,战败的中国开

　　① LMS/CH/SC, 4.1.C., W. Lockhart to A. Tidman, Macao, 10 June 1841.

　　② Ibid., W. Lockhart, B. Hobson & W. C. Milne to the Directors, Macao, 30 September 1841. 关于安德森,参见Lockhart, *The Medical Missionary in China*, pp. 143–144.

　　③ Ibid., 4.2.C., W. Lockhart to A. Tidman, Hong Kong, 27 October 1842; ibid., 4.3.A., W. Lockhart to A. Tidman, Hong Kong, 30 May 1843.

　　④ *Report of the Medical Missionary Society in China, from March, 1843 to June, 1844*, pp. 20–30, W. Lockhart, 'Report of the Medical Missionary Society's Hospital at Shanghai.'

放五口通商,雒颉也因此花费许多功夫和时间考察五口中离舟山较近的宁波与上海。他到舟山不久,便于1843年7月初会同另一位伦敦会传教士美魏茶(William C. Milne)前往宁波调查了一段时日;11月上旬又随同英国驻上海领事巴富尔(George Balfour)到上海考察,12月中下旬再和麦都思前往宁波与上海两地调查,接着便回到舟山准备搬迁到上海的事。因此,雒颉第二度在舟山期间,实际为华人医疗的时间不长,不但病人数目不到前次的一半,连他撰写的医疗报告也简短得多。①这些现象也显示,雒颉再到舟山不久即已了解,战后的新情势带来更大的空间和机会,舟山只是战争期间尝试和汲取经验的跳板,宁波或上海才是更适合他发挥医学长才的地方。

非常难得的是雒颉在华初期虽然迁移不定,医疗活动也不能大力施展,却用心研读中文和探讨中国医学,还出版了三种中医论著的英译和评论:

第一种是《中国人身解剖图说》(*Description of a Chinese Anatomical Plate*),1840年发表在《中国丛报》英文月刊,主题是中医书常见的脏腑图。雒颉将各部器官名称逐一译成英文并予以解说,他说翻译和解说这些内容并非觉得有助于西方医学知识的增进,而是认为要对中国人传播正确的医学知识之前,有必要先了解中国人的医学观念究竟如何。有意思的是雒颉文中的脏腑图不是取自中文医书,而是一部日文的青少年百科全书《训蒙图汇》,他表示此图虽然源自中文书,却刻印得比较上乘。②第二种是《达生

---

① *Report of the Medical Missionary Society in China, from March, 1843 to June, 1844*, pp. 20–30, W. Lockhart, 'Report of the Medical Missionary Society's Hospital at Shanghai.'

② *The Chinese Repository*, vol. 9, no. 4, (August 1840), pp. 194–200, W. Lockhart, 'Description of a Chinese Anatomical Plate, Illustrative of the Human Body, with Explanations of the Terms.' 早稻田大学图书馆藏有日文此书《头书增补训蒙图汇》10册、21卷,目录记为1789年京都九皋堂刊本,雒颉翻译解说的脏腑图在第4册、卷5、叶4。

篇》,1842年刊登于爱尔兰《都柏林医学报》(*The Dublin Journal of Medical Science*)。原书是清代通行的一部妇产科分娩及产后保健育婴指南。雒颉翻译了全书内容,原书的版本极多,他依据的是道光五年(1825)的刻本。[①]第三种是关于小儿接种人痘的译本,1843年刊登于《都柏林医学报》[②],他依据的原书待考。雒颉翻译这三种医书即使都需要其中文老师帮忙讲解,但当时他来华不久,第一种译作发表时距他抵达中国不过一年半而已,十分难得。

三、创立与经营仁济医院

(一)选择上海

《南京条约》开放五口通商,促使雒颉考虑自己的下一步该往何处去。1842年10月27日,他从香港写信给伦敦会秘书梯德曼(A. Tidman),报告自己北上舟山受阻的消息,并讨论在即将开放的五口中,广州、厦门和福州已有传教士进驻或即将进驻,宁波和上海则还没有。他承认自己对两地所知甚少,但预备和美魏茶一同前往考察后选择一地进驻,也希望能从此结束自己的"流浪"(wanderings)生涯,安定下来有系统地进行医疗工作。[③]

1843年1月、2月间,仍在香港候船到舟山的雒颉两度写信给秘书,很明显地倾向选择上海作为自己的驻地,而且还希望麦都思也

---

① *The Dublin Journal of Medical Science*, vol. 20, no. 60 (January 1842), pp. 333–369, W. Lockhart, 'A Treatise on Midwifery.'

② Ibid., vol. 23, no. 67 (March 1843), pp. 41–54, W. Lockhart, 'A Short Treatise on the Preservation of Infants by Inoculation.'

③ LMS/CH/SC, 4.2.C., W. Lockhart to A. Tidman, Hong Kong, 27 October 1842.

能到沪一起分工合作：

> 我相信……我将北上安顿于宁波或上海（很可能是
> 后者）。上海的地位非常重要，是广土众民之区的中心，附
> 近有数个重要的城镇，虽然据说上海有碍健康，但目前看
> 来是最适合我进驻的地方；同时，据了解本会将大幅度调
> 整中国传教事业，我希望麦都思先生可以前来中国进驻于
> 福州或上海，我想上海应该更适合他。[①]

> 我应该到上海去进行我的医疗活动，因为那里是我
> 可以很有用处的地方。……我乐于前往上海，同时如果本
> 会决定将麦都思先生调离巴达维亚，他应该到最适合他的
> 上海。[②]

1843年7月初，雒颉抵达舟山后，和美魏茶一同前往宁波进行
调查。尽管他主张伦敦会应当在宁波和上海都建立布道站，也希
望尽快派人进驻宁波，但认为"上海还是两者中比较重要的"[③]。其
实，当时雒颉未到过上海，而且还听说上海有碍健康，但他认定上海
重于宁波，自己应该也乐于前往上海。

不久以后，雒颉终于有机会到上海一探究竟了。1843年11月
初，首任英国驻上海领事巴富尔到职，途经舟山暂停。雒颉把握机
会，征得巴富尔同意后上船随行，11月8日船抵上海，第二天登陆，
成为最早到沪见证开埠的外国人之一。他在上海停留十二天，到同
月20日才乘原船回舟山，并在离去前撰写长信向伦敦会秘书报告

---

① LMS/CH/SC, 4.3.A., W. Lockhart to A. Tidman, Hong Kong, 13 January 1843. 雒
颉据说上海环境不适合健康的说法，出自何人何处有待考察。

② Ibid., W. Lockhart to A. Tidman, Hong Kong, 27 February 1843.

③ Ibid., W. Lockhart to A. Tidman, Chusan, 11 July 1843.

此行经过,除了叙述巴富尔交涉经过、租界地环境与当月17日开埠的情形,还描述自己调查上海形势的第一印象:

> 上海有兴旺而重要的贸易,据说每年有大约四千艘帆船到此,城内外人口约有三十万,主要官员是管辖松江、苏州两府的道台。所有的中国城市都相当污秽,上海也一样。此地有许多华美的店铺,许多住户是富有的家庭,居民似乎都很健康而温饱,商业区街道都相当繁忙。四周乡村全是平地,三十英里内没有山陵,运河与村庄交织密布,是相当肥美的一大片冲积土地,生产大量的小麦、棉花与各样蔬菜,我各方向都走了四五英里远的路,发觉乡下很美也高度开垦。我来以前认为此地有碍健康,但经我特别留意此点,却看不到有任何证据,居民都显得强壮健康。当然这有可能目前是冬季的缘故,但即使夏季疾病流行,我觉得现在也会显示有些证据才是,而且由于小麦和蔬菜是此地四周主要的产品,土地必然是干燥的,而非如定海和宁波两地到处是湿地,这让我期待我们若在此工作,在天父的祝福之下能长保健康的状态。①

雒颉带着良好的印象离开了上海,事情也很快有进一步的发展,一个月后他又偕同麦都思到了上海。1843年8月26日,所有伦敦会对华传教士(除了在舟山的雒颉以外)在香港集会,商讨在通商五口和香港的人手配置事宜,决议中认为上海和宁波都适合建站,但传教士人数有限,不宜太过分散,要求麦都思、美魏茶和雒颉

---

① LMS/CH/CC, 1.1.A., W. Lockhart to A. Tidman, Shanghai, 20 November 1843.

三人在舟山会商择一建站。①结果会后美魏茶因故返回英国，麦都思辗转于12月到达舟山和雒颉会合，两人先到宁波考察，再于12月24日抵达上海。②两天后共同决定在上海建立布道站，随即分头办事：雒颉回舟山携来家眷及麦都思留在当地的印刷工匠与器材，麦都思则继续在上海寻觅可容两户家庭的住屋。③雒颉回到舟山后，于1844年1月中关闭了当地的医院，同月20日从舟山登船，24日抵达上海。④

（二）草创初期

雒颉与麦都思共同创立伦敦会的上海布道站，并以讲道、医疗和印刷出版作为三项主要的工作。他们分别主持的仁济医院与墨海书馆，也分别成为近代上海和全中国的医学与印刷出版领域有显著影响力的机构。墨海书馆在1866年时关闭了⑤；而作为西方医学传入上海开端的仁济医院，几经演变仍然持续经营至今。本节先讨论仁济医院的创立与初期两年多（1844—1846）的经营，后文再讨论1846年建立医院院舍至1857年雒颉离华为止的情况。

---

① LMS/CH/SC, 4.3.B., Samuel Dyer to A. Tidman, Hong Kong, 26 August 1843.

② 雒、麦两人的文献都没有确指抵沪的日期，麦都思在写于12月26日的信中说是"数日前"(LMS/CH/CC, 1.1.A., W. H. Medhurst to A. Tidman, Shanghai, 26 December 1843)，雒颉则未记载日期；但美国传教士裨治文于1847年从上海发出的一封信中，报告当地各宗派布道站建立情况，表示麦都思于1843年12月24日抵沪，裨治文很可能问过麦都思此事才如此确定日期（ABCFM/Unit 3/ABC 16.3.8., vol. 3, Elijah C. Bridgman to R. Anderson, Shanghai, 9 September 1847.）。

③ LMS/CH/CC, 1.1.A., W. H. Medhurst to A. Tidman, Shanghai, 26 December 1843.

④ LMS/CH/SC, 4.4.A., W. Lockhart to A. Tidman, Tinghai, 18 January 1844. *The Lockhart Correspondence*, pp. 206–207, Catharine Lockhart to her father-in-law, Shanghai, 31 January 1844.

⑤ 关于墨海书馆的历史，参见苏精，《铸以代刻：十九世纪中文印刷变局》(北京：中华书局，2018)，页153—183，《初期的墨海书馆1843—1847》；页185—210，《伟烈亚力与墨海书馆》。

1. 创业东门之外

在雒颉回舟山搬家期间，麦都思在上海找房子的工作却不太顺利：租界内的房东见到外国人想租，都大幅度提高租金；租界外的民众则因不知官府对于租房给外国人的态度而不敢出租。最后麦都思只好由英国领事出面请县令出告示，准许外国人在城墙外任何地方租屋，才终于在东门外找到一户二层楼房，租金每年250元，却因需要大修暂时无法入住。所以当1844年1月24日雒颉一家三口和他的妻妹抵达上海后，只能和麦都思一同借住在一位英国商人怀德（James White）的家中，2月上旬整修完毕才搬进租屋，楼上居家，楼下作为医院和印刷所。①

1844年2月18日，上海第一家西医院仁济医院终于开张了。民众知道是免费看诊施药，便争先恐后地前来求诊。开张一个月后，雒颉写信告诉父亲：

> 我每天都忙于医疗工作，病人拥挤着到我这儿来，数量多到实在不可能看得完。我正在寻找一间较大的房子，以便容纳住院病人，我现在的房子只能摆六张病床，也总是由动白内障手术的人使用着。……有时我一天看三百名病人，几乎每天都超过两百人，街道上都是人，整天就想挤进来，他们日复一日来候诊，直到看了病为止。②

这封书信显示，仁济医院有个顺利而忙碌的开始。从2月开张到同年4月30日止，两个多月间雒颉共医治了3,764个病例。和在舟山一样，最多的是眼科各种疾病，达2,392人，占全部病例的

① LMS/CH/CC, 1.1.A., W. H. Medhurst to A. Tidman, Shanghai, 1 May 1844.
② *The Lockhart Correspondence*, p. 208, W. Lockhart to his father and sister, Shanghai March 18 1844.

63.5%。^①这些病人除了上海本地居民外,有许多从苏州、松江和附近的城市来的,还有从崇明岛来的。对比雒颉描述的人满为患、户限为穿的这种盛况,负责讲道传教的麦都思初期非常小心谨慎,礼拜日在家举行聚会时,还得紧闭大门以防不测,也不敢在街上招徕听众,唯恐刺激了战争失败的中国人会有不利外国人的态度和行为。^②相形之下,难怪雒颉会很满意地表示:"这些民众对外国医生所展现的信任真令人高兴。"^③"我非常高兴有这么好的氛围来进行我的工作。"^④

有些研究者认为,仁济医院成立之初只是诊所,后来才发展成医院,这种说法是没有根据的错误想象。上述雒颉的书信清楚地说明,仁济一开始就有住院病人,虽然只有六张病床,但确是医院而不只是诊所。在这封信的两个多月后,雒颉写给伦敦会秘书的另一封信上也说,自己建立的是一家医院和药房,需要动手术的病人就住院,他也成功地进行了一些白内障手术。^⑤在雒颉送给在华医药传教会的报告中,同样表示几乎所有这类手术病人都住院,只有两名妇人因为没有女性病房而例外,但她们术后的复原情况良好;大多数的病人手术后都恢复了视力,只有少数人因为眼睛的其他问题而影响了恢复的程度。做白内障手术的病人中还有一名从宝山来的体面老中医。^⑥

---

① *Report of the Medical Missionary Society in China, from March 1843 to June 1844*, pp. 20–30, 'Report of the Medical Missionary Society's Hospital at Shanghai.'

② LMS/CH/CC, 1.1.A., W. H. Medhurst to A. Tidman, Shanghai, 1 May 1844.

③ *Report of the Medical Missionary Society in China, from March 1843 to June 1844*, pp. 20–30, 'Report of the Medical Missionary Society's Hospital at Shanghai.'

④ *The Lockhart Correspondence*, p. 208, W. Lockhart to his father and sister, Shanghai March 18 1844.

⑤ LMS/CH/CC, 1.1.A., W. Lockhart to A. Tidman, Shanghai, 6 June 1844.

⑥ *Report of the Medical Missionary Society in China, from March 1843 to June 1844*, pp. 20–30, 'Report of the Medical Missionary Society's Hospital at Shanghai.'

2. 迁至小南门外

到1844年5月底止，东门外的仁济医院开业三个月又十天左右，也医治了4,600名病人。[1]但空间不足的问题越来越严重，而且麦都思的眷属短期内就会从香港到上海团聚，加上麦都思主持的墨海书馆即将开工印刷，因此雒颉不得不另觅适当的房舍，终于在小南门外南仓张家衖内租到一户宽大旧屋，整修后于1844年5月底迁入，分前后两进，后面作为住家，前面则是诊所及共有三十张病床的五间住院病房，中庭再加盖席棚遮阳避雨，作为门诊病人的候诊休息处。[2]比起原来东门外和麦都思共用空间的局促，雒颉在小南门外新租的住家和医院都宽敞得多。他认为新居的屋况良好、舒适，没有东门外闹区的逼仄拥挤，空气则较为清新，并且接近江边。[3]

虽然小南门外的新址不如东门外的热闹，但仁济医院义诊和雒颉医术的名声已经传开。他又以木刻印了一份"施医馆"的传单以广招徕，表明免费医疗各种内外科病症，门诊时间为每日下午，礼拜日则停诊，又载明医院地址在小南门外南仓张家衖内面南墙门[4]，因此求诊的病人络绎不绝，有些还来自南京、清江浦（淮安）等两三百公里外的地方。雒颉发觉远道来的病人往往是结伴同舟而行，他们在上海候诊和医疗期间就住在船上；因此雒颉乐观地预料，只要自己医疗活动的时间越久，病人来的地域范围也会越来越广。雒颉

---

① LMS/CH/CC, 1.1.A., W. Lockhart to A. Tidman, Shanghai, 6 June 1844.

② Ibid., W. H. Medhurst & W. Lockhart to A. Tidman, Shanghai, 15 October 1844.

③ *The Lockhart Correspondence*, pp. 236–237, W. Lockhart to his father and sister, Shanghai, 30 September 1844.

④ 雒颉于1845年刻印的《新种痘奇法》一书，附有这份传单。内容全文："施医馆：本馆施医赐药，毫不索谢，凡民间有内外科症，可于午后来馆求治，居馆先生施诊赐药，逢房虚昴星四日，即礼拜之期停治，不必来馆。馆设上海小南门外南仓张家衖内面南墙门便是。雒颉魏林印。"

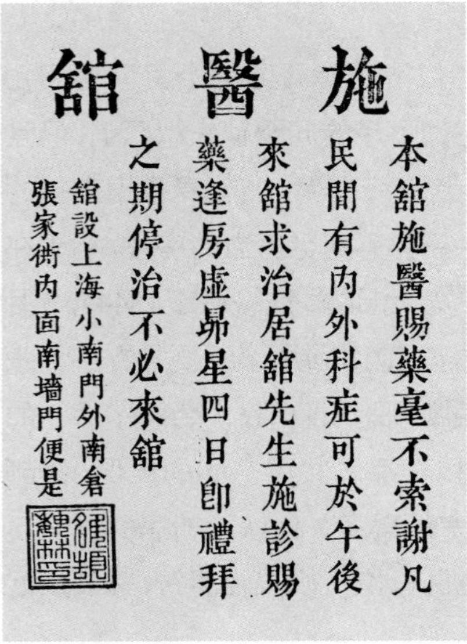

施醫舘

本舘施醫賜藥毫不索謝凡
民間有內外科症可於午後
來舘求治居舘先生施診賜
藥逢房虛昴星四日卽禮拜
之期停治不必求舘
舘設上海小南門外南倉
張家衖內面南墻門便是

图3-1　仁济医院在小南门外时期的传
　　　　单（1845—1846）

每天下午的门诊平均可医治100人左右，偶尔多到140至150人，其中男性70至80人，女性约20至30人，此外还有30名住院病人。[1]从1844年6月初至1846年7月初再度迁入北门外租界内新建院舍以前，仁济医院在小南门外经营两年一个月，雒颉共医治病人21,118名。[2]

非常值得注意的是仁济医院的病人虽多，雒颉为此也相当忙碌，但是到上海以后他关注的不只是上门求诊的病人，视野所及也不限于医院范围之内，他的活动还超出医疗工作之外，例如下文所述他注重环境、健康与疾病间的关系；引介并推动种牛痘，关切上海社会的慈善医疗事业；积极参与对上海周围地区的巡回传教，等等。

在注重环境、健康与疾病的关系方面，雒颉在舟山时期已经如此，到上海后更为密切注意。例如他论及上海的人口密度高，夏季炎热，街道狭窄，居住条件不佳，欠缺公共清洁设施，排水系统又

① 　LMS/CH/CC, 1.1.A., W. Lockhart to A. Tidman, Shanghai, 15 October 1844.
② 　*Report of the Medical Missionary Society in China, 1845*, pp, 18–27, W. Lockhart, 'Report of the Medical Missionary Society's Hospital at Shanghai, from 1st of May, 1844, to 30th of June, 1845.' *Report of the Medical Missionary Society in China for the Year 1847*, pp. 4–17, W. Lockhart, 'Report of the Chinese Hospital at Shanghai in the Year 1845–46.' 这21,118名包含1844年5月间仁济医院仍在东门外的病人数目在内。

相当不全,以致各种污秽垃圾堆积,却没有发生流行性的疾病。雒颉表示此种现象令人惊讶,但他仔细考察后,觉得很大的因素是上海四周的农地需要大量肥料,而城内外居民产生的许多可作为肥料的物质,也因此具有市场价值,运往乡村进行废物再利用,结果收集与运送这些物质不但形成有利可图的行业,也大量清除了可能危及上海居民健康的不良物质。[①]又如雒颉认为上海一带是平坦的冲积土,挖掘四英尺深即有充分的水,因此若地面为种稻而大量灌溉,极可能就因相当潮湿而导致居民容易罹患间歇热,但上海周围种植棉花、小麦及蔬菜等不需经常灌溉的作物,地面得已经常干燥,所以居民少见间歇热疾病。[②]在仁济医院的每年年报中,雒颉都先以相当多的篇幅考察气候、环境和上海居民健康与疾病的关系,例如温度、季风、雨量、霜雪、日照,甚至地震等,这成为他的年报内容明显的特色,而且不只初到上海时如此,以后也始终一样。

牛痘于1805年传入中国,四十年之后雒颉将牛痘传到了上海。1845年2月1日,他写信给伦敦会秘书,表示自己正致力于在上海种牛痘,相信对受到天花严重侵害的当地居民大有帮助。[③]雒颉的痘苗最初来自香港,接着又尝试从澳门和舟山运来,但都没能见效,直到1845年4月从澳门来的痘苗终于接种成功。驻防上海的清军郝大人率先要求为自己的儿女接种,然后其他官兵和邻人的三十名

---

① *Report of the Medical Missionary Society in China for the Year 1845*, pp. 18–27, W. Lockhart, 'Report of the Medical Missionary Society's Hospital at Shanghai, from 1st of May, 1844, to 30th of June, 1845.'

② *Report of the Medical Missionary Society in China for the Year 1847*, pp. 5–9, W. Lockhart, 'Report of the Chinese Hospital at Shanghai, in the Year 1845–46;' pp. 18–21, W. Lockhart, 'Report of the Medical Missionary Society's Hospital at Shanghai, from 1st of July, 1846, to 30th of June, 1847.'

③ LMS/CH/CC, 1.1.B., W. Lockhart to A. Tidman, Shanghai, 1 February 1845.

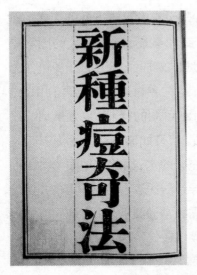

图3-2 雒颉刻印《新种痘奇法》
（1845—1846）

孩子在郝大人的家里接受种痘，雒颉又在仁济医院接种了二十名儿童。[1]为了扩大宣传接种牛痘的好处和方法，雒颉特地将1805年广州出版的皮尔逊（Alexander Pearson）撰、斯当东（George T. Staunton）译的《英吉利国新出种痘奇书》中文小册改写增补内容，书名也重订为《新种痘奇法》，自费雇用工匠以木刻印刷后大量分发，以期引起上海居民的注意。

雒颉到上海以前，听说中国社会中是没有什么慈善机构的，来了以后发觉并非如此，因此在仁济医院的年报中报导了他知道的四个上海慈善机构：恤贫助葬的同仁堂、收容弃养的孤儿院、拯溺施棺的救生局，以及义诊给药的施医公局。前三者在雒颉来以前就已存在，后者则是模仿他的义诊施药而设，可说是他在上海展现影响力的结果，因此他也最注意对施医公局的报导，详细报导其缘起、办法、捐款、开支和活动等。雒颉表示自己在1844年开设仁济医院后，引起一些上海绅商的瞩目，觉得外国人都来沪为中国人义诊施药，则中国人自己也当奋起而行，于是组成施医公局，聘请各科中医为穷苦居民诊治施药。[2]雒颉对于自己的作为能够激发中国人仿

---

[1] *Report of the Medical Missionary Society in China for the Year 1845*, W. Lockhart, 'Report of the Medical Missionary Society's Hospital at Shanghai, from 1st of May, 1844, to 30th of June, 1845.' p. 22.

[2] Ibid., p. 25; Lockhart, *The Medical Missionary in China*, p. 23.

效而相当高兴,在仁济医院年报中以多达六页篇幅报导施医公局的情形和开支明细等。①他还表示施医公局的成立不致妨碍了仁济医院,因为同样是行善,也显示中国人是认同外国人作为的,而且他说:"我医治的一些病例是中国医生无能为力的。"②

身为传教医生,雒颉自然会有传教的活动,但他非常反对一人身兼传教医生与神职传教士两种身份和工作,认为这样会彼此扞格而两头落空。他极力主张传教医生不该具有神职身份和责任,而应专心于医疗,只在有机会和力所能及时再协助传教。③也就是说,传教医生的任务是以医疗工作创造有利于传教的条件与环境,而非从事讲道等传教工作,若传教医生在医疗活动以外还有时间和体力,也以协助神职传教士为限。雒颉怀抱着上述的信念在医院内外进行传教活动:在医院内,他会主持每天早晨专为医院职工和住院病人举行的家庭礼拜,也会在医治病人后给予传教小册,让他们带回家中;但病人若有意进一步了解教义,雒颉并不会亲自说教,而是转请麦都思接手讲解教导;至于在医院中每周三天为所有门诊和住院病人举行的礼拜和讲道,就全由麦都思负责主持。若是医院外的传教活动,当麦都思在街道等公共场合讲道时,雒颉经常在旁分发书刊。他也积极偕同麦都思在上海周围地区进行巡回传教工作,并时常在书信中描述这类活动的情形,例如:

> 冬天里我们每周一次到四周的城乡传教,一开始我们
> 徒步来回,可以远至离上海十至十二英里的地方。由于领

---

① *Report of the Medical Missionary Society in China for the Year 1847*, pp. 4–15, W. Lockhart, 'Report of the Chinese Hospital at Shanghai in the Year 1845–46.' 一部分报导也见于Lockhart, *The Medical Missionary in China*, pp. 28–29.

② *The Lockhart Correspondence*, pp. 233–235, W. Lockhart to his father and sister, Shanghai, 2 September 1844.

③ Lockhart, *The Medical Missionary in China*, Preface, vi; pp. 117–120.

事规定必须当日来回的缘故,这种行程非常疲累。在掌握了上海周围地理环境和路径后,我们购买了一艘船,沿着纵横交错的河道前行,经常可以在二十四小时内来回至二十英里远的地方。其间我们会访问几个有城墙的市镇和许多乡村,分发数以千计的传教小册,民众也都热烈地接受。①

虽然这样的巡回传教一周仅有一天,但在布道站建立后一年稍长的时间内,上海附近较大的城镇如宝山、嘉定、青浦、松江、黄渡等地,以及位于上海到这些城镇沿途的无数村落,雒颉和麦都思两人都已经走遍了。②

(三)奠基麦家圈

雒颉和麦都思建立上海布道站初期,宁可向中国人租房而没有购地(永久租用)自行建屋,原因一是他们舍宁波而就上海,必须获得伦敦会的理事会批准才算数;其次,他们要观察上海开埠后的情势,中外之间能否彼此相安还是个未知数。③结果前者经理事会于1844年7月间通过照准,后者则雒、麦两人在1844年10月间联名向理事会报告,上海开埠后的情势稳定,商贸快速发展,与其他口岸交通方便,而且长江流域腹地广大,前景可比得上广州,而优于其他通商口岸。④

---

① LMS/CH/CC, 1.1.B., W. H. Medhurst and W. Lockhart to the Directors, Shanghai, 31 March 1845.

② 这样的巡回传教在1848年3月8日发生意外,雒颉、麦都思和慕维廉(William Muirhead)三人到青浦县城传教分书,当地漕船水手争抢书刊,雒颉以手杖维持秩序,双方发生口角,三人遭到殴打受伤,引起中英双方政府交涉,是为"青浦教案"〔参见LMS/CH/CC, 1.2.A, W. C. Milne to the Directors, Shanghai, 11 April 1848; 文庆等纂,《筹办夷务始末 道光朝》(台北:文海出版社,1970影印本),卷99、叶5-15等〕。

③ LMS/CH/CC, 1.1.A., W. H. Medhurst to A. Tidman, Shanghai, 1 May 1844.

④ Ibid., W. H. Medhurst and W. Lockhart to A. Tidman, Shanghai, 15 October 1844.

到上海一年以后,由于外国商人已经纷纷着手购地建屋,雒、麦两人觉得伦敦会也应有同样的长久之计才便于发展,于是麦都思要求以出售自己原驻地巴达维亚布道站房地的所得款,用于兴建上海布道站,估计两者金额约略相当,不必伦敦会再多花钱,结果理事会同意照办。①雒颉的情况则有不同,他一向的原则是除薪水外尽量不动支伦敦会的经费,例如两次到舟山活动的旅费,本可向伦敦会报销,但他都自行负担,若要在上海购地建医院费用更大,他更无意增加母会的负担;他来华后加入的在华医药传教会曾给他许多补助费,但该会在鸦片战争后有所变化,先是会员分散在通商五口和香港,接着于1845年分裂成在广州与在香港的两个团体,雒颉加入在香港的一方,但该会欠缺经费而难以补助他在上海购地建造医院。②雒颉最后决定自行设法解决难题,他在1845年10月14日写信给伦敦会秘书说:

> 我决意尽快为我的病人建造一家医院和诊所,但将不动用到本会的经费。我还不知道如何能获得资金,但相信我可以在本年内达成我的目标。如果真能实现我的计划,我就会具有比现在好得多的设施接待我的病人。③

雒颉写这封信时距年底只有两个半月,却敢于在不知钱从何处来的情况下决定年底前完成的目标,可说是信心和勇气十足,而事

① LMS/CH/CC, 1.1.B., W. H. Medhurst and W. Lockhart to the Directors, Shanghai, 31 March 1845. LMS/BM, 8 September 1845.

② 在华医药传教会的会员因为究竟在广州还是在香港开会而僵持不下,又因伯驾在美募得的款项应该由他控制或由会员共同管理而争执,结果分裂为二,但都沿用原有的名称。美国籍会员大都加入广州一方,英国籍会员则加入香港一方,但后者于分裂后约三年即停止活动。雒颉关于在华医药传教会分裂的讨论,参见Lockhart, *The Medical Missionary in China*, pp. 144—146.

③ LMS/CH/CC, 1.1.B., W. Lockhart to A. Tidman, Shanghai, 14 October 1845.

实的发展也显示他的信心和勇气还真是应验了。就在这年结束的前几天，由麦都思执笔、雒颉共同署名的一封信中，宣布了他们已经购买北门外半英里处两块毗邻土地的消息，并说雒颉是向一位朋友借到钱买下的。①

值得注意的是其他外国人买地都竞相以租界东边靠近黄浦江的外滩为目标，只有雒、麦两人背道而驰，买下的地接近租界西边，距离最近的其他外国人土地超过五百英尺之遥，这是身为传教士的两人刻意要接近中国人的缘故。但上海道台在审核他们的买卖地契时，却疑虑他们为何要远离外国人而接近华人，后来才以他们建造的房屋多少要像中国人的式样为条件核发了地契。②麦都思所购土地有13亩3厘1毫大小，在其西边的雒颉则是11亩（第二年又添加6分）③，两块土地合计24亩多，四周围以篱笆，此后中国人以麦都思的缘故而习称这地方为"麦家圈"。

麦都思在土地上陆续建造伦敦会布道站房屋，而雒颉的土地则在1846年分成6.1亩和5.5亩的两半，前者兴建仁济医院，后者由雒颉再度借钱建造住宅，然后以自己偶尔为上海的外国人看病的收入陆续清还。到1849年9月时已经还了大部分，雒颉又表示完全解决债务后，即将房地都捐赠给伦敦会。④1850年7月间他果然实践诺言，捐出了自己举债共费5,300银元成本的房地。⑤雒颉宁可自行设法解决房地问题，不惜个人举债于先，等到还清后又捐赠给母会。

---

① LMS/CH/CC, 1.1.B., W. H. Medhurst and W. Lockhart to A. Tidman, Shanghai, 27 December 1845. 信中没有指明雒颉这位朋友的姓名，应该是上海的英国商人，雒颉才能在这么短的时间内借到钱。

② Ibid., 1.1.C., W. H. Medhurst and W. Lockhart to A. Tidman, Shanghai, 10 April 1846.

③ 蔡育天编，《上海道契》（上海：上海古籍出版社，2005），卷1，页35—37，英册道契第21号第61分地；卷1，页37—39，英册道契第22号第62分地。

④ LMS/CH/CC, 1.2.C., W. Lockhart to A. Tidman, Shanghai, 13 September 1849.

⑤ Ibid., 1.3.A., William C. Milne to A. Tidman, Shanghai, 12 July 1850. 这封信附有雒颉捐赠房地，只保留自己使用权的声明副本。

此种急公好义的慷慨襟怀，即使不是传教士中唯一，也必然是极为罕见难得的特例。经过十年到1861年，中国门户大开，伦敦会为谋长驱直入内地，利用当时因太平天国运动上海房地产高涨的机会，出售雒颉所赠房地以支应该会新建的汉口、天津等布道站经费，这是受到雒颉之惠的缘故。

在兴建仁济医院方面，因为是公共用途的建筑，雒颉不再独自出力，而采取诉诸上海外国居民众志成城的方式进行。1846年2月间，他邀请三名上海的英国商人达拉斯（A. Grant Dallas）、比尔（T. C. Beale）和萧查理（Charles Shaw）①，加上自己一起组成在华医药传教会的上海委员会，共同具名发出一封给上海全体外国人的通函：

> 谨代表医药传教会呼吁捐款在本地为中国人利益建造一家医院致上海外国居民书：
>
> 医药传教会自1844年开始在本地工作，至1845年底止，已有多达一万九千名病人接受医治。大部分是来往不定的门诊病人，其余是住院病人，他们的疾病需要经常性的医治，或是意外伤害，或是需要住院治疗的远道病人。
>
> 但是目前医院的设施极为不便，并不适合作为医院与诊所之用，因此我们都认为应该兴建较为宽敞并在各方面适于病人的医院。
>
> 医药传教会上海委员会的会员决议，向所有外国居民呼吁捐款以建筑医院，在上海县城北门外的一块土地已经购得，我们建议就在此地兴建这家医院。
>
> 为实现这项计划，我们认为需要三千至三千五百元，

---

① 达拉斯属怡和洋行（Jardine, Matheson & Co.），比尔属宝顺洋行（Dent, Beale & Co.），萧查理则属李百里洋行（Thomas, Ripley & Co.）。

其中一小部分已从英国获得,我们也相信可以从同一来源获得更多,但我们必须仰赖本地的外国居民供应资金的大部分,因此我们请求各位慈善慷慨地考虑这项目的。

医院建成后将属于上海英国居民组成的保产委员会(Trust)所有,但租给医药传教会的驻在医生使用。

医药传教会上海委员会:达拉斯、比尔、萧查理(司库)、雒颉(秘书)

代表人:雒颉(秘书)　1846年2月21日于上海①

这封通函是仁济医院史上第一次请求公众捐款的纪录,其中有两点非常重要的内容:第一是函中再三提及医药传教会而无伦敦会,雒颉也未显示自己是伦敦会传教医生的身份,这表明仁济医院是众人都可参与的慈善医院,并非伦敦会的教会医院,有利于争取较多公众的支持;第二是函中又表明,医院将是上海英人组成的委员会所属财产,而非医药传教会或伦敦会的财产,这有助于提升上海英人捐款和参与管理的意愿。雒颉认为相对于原来远在广州、澳门或香港的在华医药传教会,由上海本地英人组成的团体就近处理仁济医院的事务,对医院较好,也更能确保医院的长期利益。②

雒颉举办这次捐款活动时,上海开埠才逾两年,英国居民人数仍然很有限,据半年后(1846年8月)的统计不过八十七人而已③,结果有三十七人捐款响应,合计获得2,381.47银元,其中有七家洋行,还有英国驻上海、宁波两地的领事,而驻福州领事则是代转一笔捐款,

---

① *Statement Regarding the Building of the Chinese Hospital at Shanghae* (Shanghai: 1848), pp. 1–2.

② Lockhart, *The Medical Missionary in China*, p. 237.

③ *The Chinese Repository*, 14: 8 (August 1847), p. 412, 'List of Foreign Residents at Shanghai and Amoy, August, 1846.' 此项统计不含眷属在内。

雒颉和麦都思在英国的两个后援团体也分别捐款和捐赠物品义卖所得。[①]但上述捐款仍然不足，又以8%的利率向华记洋行（Turner & Co.）借款1,000元，才补足了医院的土地、建筑、设备等全部费用。[②]

1846年7月，仁济医院落成启用[③]，有可容纳候诊病人及礼拜讲道之用的大厅，还有诊疗室和容纳三十名住院病人的六间病房。雒颉自己对仁济医院的建筑非常满意，认为很宽敞，完全合乎医院的需求。[④]

仁济医院落成时，距离前述雒颉表示资金并无着落的1845年10月不过才九个月而已，尽管还有欠债待还，但医院和住宅都已完成了，他的信心之强与效率之高相当惊人。仁济医院从此立基于麦家圈，虽然在雒颉离职以后医院的房地产权有过买卖，院舍几经翻修重建，坐落方位也有更换调整，但不变的是始终在麦家圈的范围之内。如今仁济医院更进一步开枝散叶，在上海分设东西南北四院，更全面地服务民众的健康福祉。

（四）仁济医院1846—1857

仁济医院既是上海第一家西医院，直到雒颉离职的1857年底，也是上海唯一的西医院，此后长期是上海重要的医院，其功能角色还超出医疗之外，成为上海社会中的一个重要机构。这种现象和雒颉自1846年7月起经营十一年半奠定的基础密切相关，以下分别讨论这段时期仁济医院的性质、功能角色、日常运作、重大干扰，以及

---

①　*The Chinese Repository*, pp. 3–4, Donations.

②　*Statement Regarding the Building of the Chinese Hospital at Shanghae*, p. 8. 这笔借款到1850年时还清。

③　Lockhart, *The Medical Missionary in China*, pp. 242–243.

④　LMS/CH/CC, 1.1.C., W. H. Medhurst and W. Lockhart to the Directors, Shanghai, 14 October 1846.

经营的结果等。

1. 性质

从1846年起，仁济医院是主要由上海英国人捐款建立、拥有和管理的为中国人提供免费医疗的慈善医院。但一般论著总要说仁济是伦敦会的医院或教会医院，这是以偏概全、反客为主的说法。仁济医院由雒颉创立和主持，确实和伦敦会与基督教的关系密切，但不能单凭这个因素就认定仁济是伦敦会的医院或教会医院。除了前文述及捐款通函时的分析外，从1846年起的仁济医院房屋、土地、经费的来源、产权和管理运作都和伦敦会或教会无关，如何能说仁济是这两者所属的医院？雒颉非常明白其中的分际，他在医院落成启用后所写的一封信中，清楚地告诉伦敦会的理事们：

> 已落成的新医院不是本会的财产，由于是以本地捐款偿付的，医院属于一个委员会所有，但是只要伦敦会派有传教医生在此，他将主持这个医院。①

这段话表明仁济医院的所有权掌握在代表上海捐款人的委员会手中，而伦敦会有的只是派医生主持医院的经营权。1846年12月3日举行的第一次捐款人年会中通过了仁济医院的章程（trust deed），第二条规定医院的财产由保产委员会保管，永远作为医院使用，为中国人提供免费医疗，并暂时租借（temporarily rent）给在华医药传教会的驻院医生使用。②条文内容并没有提到伦敦会或教会，雒颉是以在华医药传教会医生而非伦敦会医生的身份使用医院。但如前文所述，医药传教会一分为二，雒颉加入的香港一支到

---

① LMS/CH/CC, 1.1.C., W. H. Medhurst and W. Lockhart to the Directors, Shanghai, 14 October 1846.

② *Statement Regarding the Building of the Chinese Hospital at Shanghae*, pp. 4–7.

1849年时已经停止活动，他也不再具有医药传教会医生的身份，就改以伦敦会的传教医生身份继续使用仁济医院。

同时，仁济医院建立起管理制度，取代以往在东门外和小南门外凡事由雒颉个人作主的现象，更足以显示仁济并非伦敦会或教会所属的医院。

（1）在组织上，最高权力机构是捐款人年会，捐款人可以提案，也有选举保产委员、董事、司库（Treasurer）和财务稽查（Auditor）的权力；其次是保产委员会（Trustee），再其次是董事会（Committee），最后才是院长（Medical Officer）。捐款人年会、保产委员会及董事会决定政策，院长是政策和实际医疗活动的执行人。仁济医院每年年报的开头都刊登如同组织系统表的职员录，首先是保产委员会及委员名单，其次是董事会及董事名单，最后才是院长雒颉。

（2）雒颉撰写的医院年度报告要呈报捐款人年会讨论，通过后以董事会而非院长的名义发表。他撰写的部分虽然在年报中占最多篇幅，却不是唯一的内容，还有年会记录以及由司库编报并经过稽查的财务报告等。

（3）公众的捐款由医院的董事会而非院长收受，再由院长依工作需求向董事会的司库申领和结报，结报的账目由董事会的稽查审核后连同医院账目一起公布征信，而司库和稽查都是上海英国商人，并非传教士。

（4）掌握所有权的保产委员会可以将医院"暂时"租借给医药传教会或伦敦会的医生经营，当然也有权租借给其他的医生。由于雒颉是仁济的创办人，又是保产委员和董事，大家对他非常尊重与支持，在他任内不可能发生租借给他人的事。但是雒颉离职后不到十年（1866），保产委员会便因不满伦敦会而改为租借给上海的一般西医经营仁济。1904年时，保产委员会又因不满一般西医而回头再租借给伦敦会承办。这两次改变充分体现仁济医院的所有者和租借者之间的主客关系，而伦敦会在数十年间经历获得、失去、再获得仁济医院租借权利的现象，也显示了仁济医院虽然一直有浓厚的基督教气氛，日常也由伦敦会的传教士在院内举行传教活动，但绝不是伦敦会或教会所属的医院。

2. 功能

仁济医院有三种功能：医疗、救济和传教。医疗当然是最主要的功能，一方面免费医治中国人疾病，同时展示西方优越的医学技术。雒颉认为，相对于中国医学的不振，仁济医院成为许多中国人寻求治好疾病的地方，何况还是免费的医疗，而身为外国医生的他也因此被视为恩人与朋友。① 仁济医院的医疗功能在1853年至1855年小刀会和清兵作战期间更为凸显，这段时期有很多作战受伤的外科病人。雒颉说有一幕场景总是让中国人难以置信，就是经常有大量流血而奄奄一息的士兵被抬进医院，经过雒颉和助手施行扎紧动脉、清理伤口上药、缠上绷带，再给予兴奋剂等一连串处理后，出血很快停止，而伤者也回过神来，这让在场目睹急救过程的中国人无不流露出钦佩和欣喜之情，因为他们清楚中国医生无法处理这类急救，只能任由伤者死亡。②

仁济的第二种功能是救济，对象是贫苦的中国人，其方式有常态性与临时性两种。常态性的救济以生活困难的住院病人为对象，不仅医疗免费，雒颉每日在巡视病房时还发放食物津贴给他们。③临时性的救济主要是在荒年或战乱期间对上海穷人施粥赈米的行

---

① Lockhart, *The Medical Missionary in China*, p. 4.

② Ibid., p. 296.

③ *The Sixth Annual Report of the Chinese Hospital at Shanghae, from January 1ˢᵗ to December 31ˢᵗ, 1852*, p. 5. Lockhart, *The Medial Missionary in China*, p. 254.

98

动。最初是1849年和1850年之际上海一带发生饥荒，有些善人煮粥以廉价供应穷人，上海的外国人合捐400元购买粥券，交由雒颉在仁济医院发券给穷苦病人，每天发放两千多张粥券。[1]1852年初施粥行动更进一步，就在仁济医院庭院中建立厨房煮粥，直接施舍给穷人，在九周内共施舍三万四千碗粥，同年11月再度举办，并持续到1853年春天。所有费用并非出自仁济，而是上海的外国人为此特别捐款交由雒颉办理。[2]1853年小刀会占据县城后，雒颉又以特别捐款买米等必需品，屡次携入城中赈济困在城中的基督徒、穷人及残疾人等。[3]仁济最特殊的一次救济行动，是1855年1月初竟然成了难民营一样的庇护所。原来是清兵为建立炮台与营房而烧毁医院附近的村庄，多达五十户村民避入仁济医院暂住，合计将近两百人，由上海的外国人供应食物，仁济也同意收留到他们自行找到其他的去处为止。[4]

仁济的第三种功能是传教。治病本是手段，向中国人传教才是目标，仁济医院宽敞的候诊大厅成了最方便的传教空间。每天早上医院开门前，先在候诊大厅举行家庭礼拜，在麦家圈工作的全体中国人都要参加，包括传教士的中文老师和助手、墨海书馆的印工与装订工，以及各传教士家中的仆人等，约三十人。每天中午则由传教士在候诊大厅讲道，听众约一百人或更多，礼拜天晚上再讲道一

---

① *The Fourth Annual Report of the Chinese Hospital at Shanghae, from January 1ˢᵗ to December 31ˢᵗ, 1850*, pp. 13–14.

② *The Sixth Annual Report of the Chinese Hospital at Shanghae, from January 1ˢᵗ to December 31ˢᵗ, 1852*, p. 7.

③ LMS/CH/CC., 1.4.C., Joseph Edkins to A. Tidman, Shanghai, 14 April 1854; ibid., W. H. Medhurst to A. Tidman, Shanghai, 27 June and 11 October 1854. *The Seventh Annual Report of the Chinese Hospital at Shanghae, from January 1ˢᵗ to December 31ˢᵗ, 1853*, p. 9.

④ *The Ninth Annual Report of the Chinese Hospital at Shanghae, from January 1ˢᵗ to December 31ˢᵗ, 1855*, p. 3.

场,这些讲道活动都由麦都思等传教士轮流担任。[①]他们或助手也会到住院病房和病人谈福音,分发书刊给病人,并请他们带回家,希望借由病人将福音及传教书刊传播到更广的地区。不过,在仁济医院的年报或布道站的半年报中,虽然都记载了这些传教活动,却不曾提到过有病人直接因为这些活动而信教的事例,只是反复地说这些活动或书刊让中国人得以接触基督教,也在他们心中播下了福音的种子,等等。

3. 经费来源

仁济医院的目的在于为中国人提供免费医疗,其经费来源则依赖公众的捐款。除1846年建立院舍的捐款,此后每年都有人解囊支持医院。仁济每年的年报也刊载捐款人名单与金额,从1847年至1857年雒颉在职的十一年间,仁济医院获得捐款最少的是1849年的434元,其他各年都在600元以上,最多的是1854年的954元。上海开埠初期的外国人实在不多,1840年代的捐款人每年不到三十名,进入1850年代后捐款人增加,都在三十名至六十几名之间。

历年的捐款名单显示,捐款人可依国别分为英国人和其他国人两大类。英国人捐款者包括在上海的个人与洋行,以及在英国与其他地方两者。其中英国驻上海领事阿礼国(Rutherford Alcock)相当支持仁济,除了下文所述在其他方面帮助仁济以外,阿礼国在1846年底到职后,从1847年起一直担任捐款人年会的主席,每年都捐助25元,直到1854年卸任时捐了最后一笔。在上海各洋行中,宝顺洋行(Dent, Beale & Co.)非常积极,每年除了以洋行名义捐款,其合伙人比尔(T. C. Beale)和高级职员韦伯(Edward Webb)又以个人名义连续解囊。比尔从1846年起连任保产委员、董事和稽查,

---

① LMS/CH/CC, 1.1.D., W. C. Milne to A. Tidman, Shanghai, 11 October 1847.

直到1857年底过世,韦伯随即被推举递补为保产委员和董事。还有和记洋行(Blenkin, Rawson & Co.)、李百里洋行(Thomas Ripley & Co.)、公平洋行(Sykes, Schwabe & Co.)、琼记洋行(Augustine Heard & Co.)等也经常捐助。

在英国与其他地方的捐款人,通常是和雒颉个人有些渊源而赞助仁济医院。如前文述及雒颉一家于1844年1月刚到上海时暂住其家的英商怀德,从1846年至1850年连年捐款,回英国后在1851年又捐100元,1857年已是国会议员的怀德再度捐91元,这两次捐款的数目都远远多于其他人。又如1843年雒颉在舟山期间相识的一名英军上尉薛德威(Laurence Shadwell),离华后仍和雒颉保持联系,1846年参与捐建仁济医院,此后持续捐款,他的官阶也逐渐晋升,到1857年捐款时已是上校。再如雒颉来华前所属的利物浦新月教会(Crescent Chapel),也是仁济医院重要的捐款者,1846年捐376.47元,是兴建仁济医院的第一笔也是最大一笔捐款,以后到1855年间又五度捐款。

仁济医院虽然由英国人建立与管理,捐款者也以英国人为主,却也有其他国家的人解囊支持,其中至少有美国人、印度人和中国人。捐款的美国人包含个人和洋行,前者如美国驻华公使伯驾、驻上海领事金能亨(Edward Cunningham)、传教士裨治文(Elijah C. Bridgman)等;洋行例如旗昌洋行(Russell & Co.)和同珍洋行(Bull, Nye & Co.)两家,都从1850年起持续捐助。同样从1850年起,印度人洋行和个人也经常出现在捐款名单上。

十九世纪后期,许多上海的外国人常批评仁济医院专为中国人而设,但中国人总是吝于捐助仁济医院。其实早在仁济建立初期就有些中国人热心捐款,最早的是1848年一位称为"二如"的人捐款5元,此后他连年捐到1852年,每年都是10元。1849年起捐款的中国人陆续增加,宝顺洋行的徐荣、旗昌洋行的唐炳佑与黄恒山等三名买办相当积极,经常呼朋引伴捐款。到1853年,中国人的捐款达到高峰,有二十二人共捐了185元,超过这年仁济收到捐款总数(885元)的五分之一。1855年的捐款名单上有位很特殊的"赵大人",原来是上海道台赵德辙捐了100元。根据数年后雒颉的回忆,这位上海一带的最高级官员因为生病请雒颉治疗了一段时间,痊愈后非常感谢他[①],这大手笔的捐款就是如此来的。但是不知何故,从1856年起,中国人的捐款消失了,或许和这年第二次鸦片战争的开始有关。

4. 医疗活动

作为上海第一家西医院,仁济的日常医疗活动模式有相当的历史意义,雒颉在1852年的年报中对此有所描述:

> 早晨七点半,敲钟集合住院病人及员工于大厅读经与祈祷。九点,准备住院病人需用的所有物品。十一点半,敲钟长达半小时,表示医疗工作开始,先集合门诊病人,由麦都思等传教士在大厅举行礼拜;结束后分发竹制号牌给候诊者,先诊治女性病人,每次十人,依号牌顺序逐一诊治给药,接着是男性病人;凡需特别诊治者排在最后,需复诊者发给纸牌注明复诊的日期。
>
> 每周一、三、四、六在医院诊治,每天约50、100或150人;每周二、五在城内伦敦会教堂的诊所门诊,对象为不便出城到仁济医院的病人,诊所的医疗程序和医院相同。
>
> 仁济医院每天的门诊结束后,雒颉再度巡察住院病人,并发放金钱给穷苦无法自给衣食者。雒颉再巡察医院

---

① Lockhart, *The Medical Missionary in China*, pp. 275–276.

一圈,准备明日的药品及各项事务细节。晚间再度巡察病床。至于意外伤害与急病,则随时受理诊治。①

上文中提到的城内诊所开设于1849年,位于城隍庙后面的伦敦会教堂中,目的在吸引无暇出城的店铺商人或行动不便的病人。预计要持续办理下去,但1853年小刀会占领县城后,诊所不得不关闭,雒颉只能偶尔进城医治一二病人。1855年小刀会撤离后,诊所也没有重开,直到1860年韩雅各(James Henderson)接掌仁济才恢复城内诊所。②

从1846年7月仁济医院落成启用开始,到1857年底雒颉离华返英的十一年半间,仁济医院历年年报所载的病人数量如下:

年　　份	病 人 数	年　　份	病 人 数
1846.7—1847.6	15,217	1853	11,028
1847.7—1848.12	14,386	1854	12,181
1849	9,020	1855	12,237
1850	9,352	1856	11,495
1851	11,290	1857	11,165
1852	10,143	合　计	127,424

平均每年将近11,100人。其中第一年医院才落成,病人觉得候诊大厅较为舒适而人数特别多;第二年则是由于计算的时间长达一年半,所以人数也多;至于第三年明显减少,是由于雒颉自己

---

① *The Sixth Annual Report of the Chinese Hospital at Shanghae, from January 1st to December 31st, 1852*, pp. 4–5. 在雒颉的 *The Medical Missionary in China* 书中,也抄录了这段内容(页253—254),稍有不同,例如将每次叫入诊察室的人数自十人改为两人,在用字遣词上也有所改动。
② *Report of the Chinese Hospital at Shanghae, from January 1st to December 31st, 1849*, pp. 6–7; ibid., 1853, pp. 1–2; ibid., 1860, p. 5.

患了疟疾停诊约半个月的缘故，他在一次发烧后外出，回家即昏厥不省人事，还得请其他医生前来救治。①如果加上先前在东门外的3,764人及小南门外的21,118人，合计是152,306人。这十五万余人就是雒颉在上海十四年间（1844年初到1857年底）医治的中国病人总数了。

　　仁济医院的年报和雒颉在舟山、上海东门外与小南门外时期的做法一样，都有各种疾病的统计数字，年年如此。这是上海有疾病统计的开始，比后来1870年代海关医生的类似统计早了约三十年。在统计数字以外，雒颉也会选择一些病例在年报中加以描述。这些病例显示到仁济看病的人绝大多数是社会底层的人，如陆上与水上的各类劳工、小贩、士兵、乞丐等，但也有些中上阶层的人请雒颉治病，政府官员有如前文提过的上海道台赵德辙，不过他是请雒颉进入道台衙门为他看诊，并非亲自前往仁济医院。此外，仁济1857年的年报提到有两名翰林到仁济求诊的事，两人分别来自杭州与湖北，都是身体部分中风，也都是因为担任乡试考官，阅卷工作过于繁重，不堪负荷而致病，等不及阅完考卷便赶到仁济就医，两人表示另有其他考官和考生也有类似的问题，还有人因而留下终身的后遗症。雒颉认为中国的科举考试只重强记经典知识，而非考生的创造性能力，既不利于考生的智力与体力，连阅卷官都会不堪负荷而病倒。②

　　讨论雒颉的医疗活动不能不提小刀会占领县城的事件。从1853年9月初到1855年2月中，小刀会占领上海县城前后将近一年半，清军则在外围城，这次事件对上海居民的生活和仁济医院的医疗造成极大的干扰和威胁。被封锁在城内的人无法到仁济看病，城内

---

① LMS/CH/CC, 1.2.C., W. Lockhart to A. Tidman, Shanghai, 13 September 1849.

② *The Eleventh Annual Report of the Chinese Hospital at Shanghae, from January 1*st *to December 31*st*, 1857,* pp. 7–8.

的诊所也被迫关闭,但占领期间仁济的病人数量并未减少,甚至还有增加,这主要是由于战争中受伤的民众和双方兵士大量增加的缘故。雒颉经常报导这类伤患的医治及各种手术的情形,他表示仁济都要变成军医院了。[①]1853年至1855年的仁济年报中也充斥着军民伤患病例的描述,最有意思的是他在1854年年报的最后一段话:

> 目前在病房中住有被小刀会杀伤的政府军士兵,也有被政府军杀伤的小刀会徒众,还有被政府军与小刀会双方杀伤的无辜民众。但是,这些人在病房中都相安无事,不但接受自己人的照料,而且经常乐于互相帮助。[②]

雒颉这段话显示,仁济不但成为敌对双方(加上民众即为三方)共用的医院,而且原来杀戮战场上你死我活的敌人,进入仁济医院后竟然成了互相扶持的病友。

由于仁济医院位于城外,所以经常受到来自城内小刀会徒众的炮火,时时有炮弹从仁济医院上空呼啸而过,甚至对准医院而来。1854年1月12日,小刀会从城墙上发射三发六磅重的炮弹,落在医院门旁爆炸,雒颉随即入城抗议,对方表示医院内有清兵病人所以发炮,并对雒颉要请英国领事阿礼国介入的说法表示不在乎。雒颉不得已只好诉诸领事,阿礼国联合在上海的英国海军指挥官派遣一队水兵送信给小刀会首领,警告若再有类似事件,英军将轰破上海北门。[③]此后虽然不再有故意以仁济为目标的射击,却仍经常意

① LMS/CH/CC, 1.4.C., W. Lockhart to A. Tidman, Shanghai, 1 February 1854.

② *The Eighth Annual Report of the Chinese Hospital at Shanghae, from January 1ˢᵗ to December 31ˢᵗ, 1854,* p. 8. Lockhart, *The Medical Missionary in China*, p. 269.

③ LMS/CH/CC, 1.4.C., W. Lockhart to A. Tidman, Shanghae, 1 February 1854. *The Seventh Annual Report of the Chinese Hospital at Shanghai, from January 1ˢᵗ to December 31ˢᵗ, 1853*, p. 10. Lockhart, *The Medical Missionary in China*, pp. 305–307.

105

外飞来炮弹，雒颉晚上就寝时得先在床畔布置障碍物以策安全。[1]
事实上，炮弹与枪弹确曾多次落入他住屋旁的仁济医院。1855年1月23日，一发城墙上发射的炮弹穿透医院屋顶，落入大厅后爆炸开来，炸坏梁柱、座椅和地板等物，到处充满烟雾，数分钟前还有一名女性伤患躺卧在爆炸处，幸好刚在爆炸前移入病房，而当时在院中的约五十人也都无恙。雒颉还特地收集了这发炮弹的碎片和引信，后来转送给伦敦的地质博物馆（Geological Museum）保存。[2]

在各项医疗活动中，雒颉无法满意的是种牛痘。他从在小南门外时期就努力引进痘苗为上海孩童接种，并刻印《新种痘奇法》一书传播，但成果并不显著。主要是痘苗效用不稳定，供应也不正常的缘故，因此，上海居民宁可沿用传统的人痘防疫。1847年9月间，从广州送来的痘苗好不容易生效，雒颉赶紧为人种痘，并想尽办法使痘苗的供应延续不绝，但每年接种人数仍只有数十人而已，到1851年时才达到131人，1853年有180人。[3]1855年冬天，一名苏州的中医主动到上海请求雒颉教导牛痘接种技术，学会后回苏州，于1856年春季接种了800多名孩童，远比雒颉在上海的推动更见成果，后因夏季天热而痘苗失效，该中医又到上海向雒颉索得新鲜痘苗后回苏州施用。[4]雒颉主持仁济的最后两年（1856, 1857），上海接种牛痘的人数总算超过了300人，分别有378和306人。[5]雒颉引

———————

   [1] Lockhart, *The Medical Missionary in China*, p. 297.

   [2] LMS/CH/CC, 2.1.A., W. H. Medhurst to A. Tidman, Shanghai, 31 January 1855. *The Ninth Annual Report of the Chinese Hospital at Shanghae, from January 1st to December 31st, 1855*, p. 3. Lockhart, *The Medical Missionary in China*, p. 357.

   [3] *The Fifth Annual Report of the Chinese Hospital at Shanghae, from January 1st to December 31st, 1851*, p. 15; ibid., *1853*, p. 15.

   [4] *The Tenth Annual Report of the Chinese Hospital at Shanghae, from January 1st to December 31st, 1856*, pp. 7–8.

   [5] Ibid., p. 10.; ibid., *1857*, p. 11.

进牛痘到上海的用心，还得等到他离开上海十二年后的1869年起才大见成效。这年他培养出的上海第一位中国人西医黄春甫，在道台应宝时支持下开设牛痘局，此后到1897年将近三十年间，为大约十五万名上海的孩童接种牛痘。①

四、回英与再度东来

雒颉主持仁济医院十四年后，在1857年底告别上海回英。当时他还不满四十七岁，正当盛年之际，健康也不成问题，但是他的妻子早在1852年初，因健康不佳而偕同三名子女回英，雒颉单独留在上海工作，期待妻子健康恢复后来华团聚。两年后眼看不可能，雒颉于1854年2月、3月间连写两封信给伦敦会秘书，表示自己本无意回英，但妻子既不能前来，自己至少必须回英一趟，然后尽可能再度来华，希望伦敦会在当年底前派来继任的医生。他还表示，仁济医院基础已经稳固，伦敦会拥有经营权，而全部经费都出于上海本地，如果伦敦会不能派人继任，有可能被其他传教会取而代之，则对伦敦会大为不利，而且伦敦会上海传教士及家属的健康也将无人照料。②

伦敦会秘书在回信中则表示，"即使"派人继任，也不保证能在年底前找到合适的人选。③由于秘书没有肯定雒颉一职的必要性，

---

① 关于黄春甫，参见本书《上海第一位中国人西医黄春甫》一文。
② LMS/CH/CC, 1.4.C., W. Lockhart to A. Tidman, Shanghai, 1 February 1854; ibid., 13 March 1854.
③ LMS/CH/OL, A. Tidman to W. H. Medhurst, London, 24 April 1854.

和他共事多年的麦都思写信给秘书打抱不平，认为不能要求雒颉做得更好了，多年来雒颉一方面将大量的中国人带到基督教福音的影响之下；同时又照顾上海伦敦会传教士及其家属的健康，若没有雒颉在的话，伦敦会每年要为生病的传教士与家属支付大笔的医药费；更不必提雒颉将自己举债所买的土地和兴建的房屋都捐给了伦敦会。麦都思还特别提醒秘书，伦敦会从来不曾对雒颉的这项捐献表示感谢，此外雒颉又在1853年捐献150英镑在麦家圈兴建了一所英语教堂。[1]秘书赶紧又回信给麦都思，表示自己和理事们对于雒颉的崇高人格、专业技能与无私奉献，只有最高的敬重，而无忽视之意，但实在无法保证能如期找到继任人选。[2]于是雒颉还得坚守岗位，直到1856年第二次鸦片战争爆发，在广州的伦敦会医生合信不得不离开广州，伦敦会才决定由他到上海接掌仁济医院，雒颉也于1857年12月6日搭船离开了上海。

临行前，三十二家中国商行与二十四名中国人联名送他一份长卷，感谢他多年免费为中国人医疗造福的仁心仁术。[3]在上海期间，雒颉先已获得不少病人赠送的谢匾，他最早提到的是1849年一位杭州官员之子在仁济成功戒绝鸦片烟瘾后，将一方谢匾悬挂在医院大厅中[4]，此后也陆续有痊愈的病人致赠匾额，至少有"道宗基督""神医妙手""德泽万州""春暖江城"及"杏林春暖"等五方。

---

① LMS/CH/CC, 1.4.C., W. H. Medhurst to A. Tidman, Shanghae, 27 June 1854; ibid., 1.4.A., W. H. Medhurst to A. Tidman, Shanghae, 19 April 1853.

② LMS/CH/OL, A. Tidman to W. H. Medhurst, London, 2 September 1854.

③ 这份长卷的英译文内容，原是雒颉回英后于1860年10月2日写给伦敦会秘书信（LMS/CH/NC, 1.1.A., W. Lockhart to A. Tidman, Blackheath S.E., 2 October 1860）的附件，不知何故拆散改置于LMS/CH/CC, 2.1.D.之内。英译文也见于Lockhart, *The Medical Missionary in China*, pp. 283–288.

④ LMS/CH/CC, 1.2.C., W. Lockhart to A. Tidman, Shanghai, 13 September 1849. *Report of the Chinese Hospital at Shanghae, from January 1st to December 31st, 1849*, pp. 10–11. Lockhart, *The Medical Missionary in China*, pp. 384–385.

雒颉在信函及书中分别向秘书和英国一般读者翻译并描述了长卷和这些匾额的意涵、形式、制作和内容，可见他相当了解并乐于接受中国人这种铭谢医生的传统文化。①

1858年1月29日，雒颉回到阔别了二十年的英国。伦敦会理事会也决议，对他长期无私而卓著的贡献以及慷慨捐赠财产表达感谢，并祝愿他能在适当时候重返上海工作；又请他在为欢迎他而特别召开的理事会议中演讲中国传教事业。②雒颉回国后与家人住在伦敦东南郊的布莱克希斯（Blackheath），以两年多时间准备撰写他在中国工作经验的书《传教医生在中国：二十年经验谈》。此书于1861年2月初出版，伦敦会立即购买五十本。③本书也是雒颉最为人知的作品，他在书中强烈主张传教医生应是非神职的合格医生，而非兼具牧师与医生两种身份。他认为两者合一，只会两者都做不好。他强调的另一个观点是传教医生在中国的工作已有显著的成果，为大量的民众解除病痛之苦，获得他们的衷心感谢，也将他们带到基督教福音的影响之下。④

雒颉回英后也应邀演讲或参加关于中国的活动，例如1858年4月底在皇家地理学会（Royal Geographical Society）演讲"长江与黄河"（The Yang-Tse-Keang and the Hwang-Ho），并撰写成文发表在地理学会的会报上。⑤同一年12月间，雒颉应邀前往苏格兰，分别向爱丁堡医学传教会（Edinburgh Medical Missionary Society）的

---

① LMS/CH/NC, 1.1.A., W. Lockhart to A. Tidman, Blackheath S.E., 2 October 1860. 此事也见于Lockhart, *The Medical Missionary in China*, pp. 282–283，但无中文题词。

② LMS/BM, 8 February and 22 March 1858.

③ Ibid., 11 February 1861.

④ Lockhart, *The Medical Missionary in China*, preface, v–vi, pp. 5, 117–120, 275–276, 281–282.

⑤ *Journal of the Royal Geographical Society*, vol. 28 (1858), pp. 288–298, W. Lockhart, 'the Yang-Tse-Keang and the Hwang-Ho, or Yellow River.'

理事会和医学院的学生演讲在华医学传教事宜。[1]同年他应邀在《伦敦民族学会会报》(*Transactions of the Ethnographical Society of London*)的创刊号发表关于中国苗族的文章。[2]又如1860年3月英国各传教会联合举行海外传教工作检讨会，雒颉应邀在会中以"中国医药传教事业"(On Medical Missions in China)为题进行一场演讲，阐述医药在传教上的用处和价值，并以自己的种痘、眼科疾病和外科手术三项工作作为例证。他如下的说法还获得现场听众的喝采：

> 我有把握地说，在中国的医药传教事业已经成功地赢得进入中国人真心与良心(hearts and consciences)的门槛，这是其他传教方法还未能办到的。[3]

雒颉回英国的两三年间，整个中国的传教事业有很大的变化。第二次鸦片战争期间签订的《天津条约》使得中国门户大开，内地和沿海通商口岸增加，传教士得以进入内地，还能置产建立教堂、医院和学校等。同时，太平天国掺杂基督教教义的各种主张，也让西方人对中国基督教化的前景充满乐观的想象。在此种形势中，各传教会都在打算如何加强、扩大在华的传教力量。历史上最早派遣基督教传教士来华的伦敦会更是跃跃欲试，为此从1859年起在英国各地举办集会，发动民众捐款成立"中国基金"(China Fund)，又请雒颉等回国传教士到各神学院演讲，以鼓励学生担任来华传教

---

① *Fifteenth Report of the Edinburgh Medical Missionary Society, 1858* (Edinburgh: Printed at Thomas Constable, 1859), p. 12.

② *Transactions of the Ethnographical Society of London*, vol. 1 (1861), pp. 177–185, 'On the Miautsze or Aborigines of China.'

③ *Conference on Missions Held in 1860 at Liverpool: Including the Papers Read, the Deliberations, and the Conclusions Reached* (London: James Nisbet & Co., 1860), pp. 100–107, W. Lockhart, 'On Medical Missions in China.' 此处所引内容在页102。

士。在1861年1月14日的伦敦会理事会议中，决议要在当年内派遣二十名传教士来华①，而同年2月25日的理事会议更进一步决议：

> 向雒颉医生提出紧急请求，如果没有其他阻碍的话，
> 请他回到中国一段时期，协助建立理事会计划在中国展开
> 新的布道站。②

这项请求指的是雒颉一人再到中国，并未包含其妻或子女在内，而雒颉很快地在一个星期后便有了回音，表示接受回中国的邀请，并说在接着来临的夏天便可启程。理事会随即感谢他和妻子同意为中国传教做出重大的牺牲。③同年5月27日，理事会召开特别会议欢送雒颉，6月11日他束装就道，第二度离开英国启程来华，并于8月9日抵达上海。

雒颉再度来华的任务并非回到上海重掌仁济医院，而是协助建立伦敦会在中国各地的新布道站，包括新布道站建在何地为当、传教士人力应如何配置，以及布道站房舍的建筑经费如何筹措，等等。在他抵达上海时，伦敦会有广州、香港、厦门和上海四个建立多年的布道站，还有汉口和天津两个亟待建设的新布道站，以及酝酿中的芝罘布道站。因此，雒颉必须前往各地考察并与各传教士会商，尽管理事会并未正式授予他"代表"（deputation）的名号，但既然理事会就是为此而主动请求他重返中国的，所以他的意见无疑一言九鼎。他到上海前也已经涉足新加坡和中国香港两地的伦敦会房地产的出售和用途事宜，接下来还准备前往汉口、天津与芝罘三地。

就在上海停留的半个多月中，雒颉推动了关系到仁济医院日

---

① LMS/BM, 14 January 1861.
② Ibid., 25 February 1861.
③ Ibid., 11 March 1861.

后发展的一件大事,即出售麦家圈的伦敦会大部分土地12亩,得款银31,000余两。①这件事的目的在于为汉口与天津两布道站筹措建筑经费,却连带造成仁济医院的大转变。医院的保产委员会在知悉伦敦会的意图后,也将本来位于麦家圈最西边的医院房地出售给他人,得款银10,000两,随即以其中4,000两购进伦敦会出售土地内的2.176亩,再以5,000两在新址上建成医院房舍,余下的1,000两作为搬迁及设备之用。②仁济医院因为这次房地产的变动而重新坐落于更好也更方便的面临山东路的方位。此后六十年间,又经三次的收购行动,仁济医院终于拥有了伦敦会在1861年时全部的麦家圈土地,构成今日仁济医院西院的建筑格局。

雒颉不待处理完土地出售的事就离开了上海,也没照预定行程前往汉口,因为他收到一项更重大的紧急讯息:北京的英国驻华公使卜鲁斯(Frederick Bruce)最近在和一位先生谈话时,表示希望雒颉能到北京开办一家华人医院。③对雒颉来说,这是天大的好消息。第二次鸦片战争之后,英、法两国为避免发生意外,禁止外国平民进入北京,而英国公使竟然会有这样的表示,雒颉当然要把握这完全意想不到的机会尽快北上。他在向伦敦会秘书报告此事的信中,没有说明那位和卜鲁斯谈话并很快转告他消息的人是谁,其实也用不着说明,那人当然就是他的妻弟、英国使馆的参赞巴夏礼(Harry S.

---

① LMS/CH/NC, 1.1.A., W. Lockhart to A. Tidman, Shanghai, 13 August 1861; LMS/CH/CC, 2.3.D., J. Macgowan to A. Tidman, Shanghai, 2 September 1861. 雒颉提出出售土地的主张,并写信向理事会强力建议此举,同时在上海布道站会议中通过本案后,他就离沪北上天津与北京,实际的买卖作业则由他交代上海传教士慕维廉经手办理,至次年(1862)完成。

② LMS/CH/CC, 2.3.E., J. Henderson to A. Tidman, Shanghai, 20 December 1861. *The Sixteenth Annual Report of the Chinese Hospital at Shanghai from January 1ˢᵗ 1862 to Dec. 31ˢᵗ 1862*, p. 3.

③ LMS/CH/NC, 1.1.A., W. Lockhart to A. Tidman, Shanghai, 13 August 1861.

Parkes）。

1861年8月底，雒颉离开上海，先到芝罘劝说伦敦会在当地的传教士高休（Hugh Cowie）放弃在芝罘建立布道站的打算，再往天津会晤先到的传教士艾约瑟（Joseph Edkins），商量天津与北京建立联合布道站事宜后，于9月11日出发前往北京。

五、创立北京施医院

雒颉雇了五辆骡车，以两天半时间行了一百英里路，终于在1861年9月13日傍晚赶抵北京，投宿在翰林院旁的英国使馆中，暂时作为公使卜鲁斯的客人。雒颉将北京定为自己从英国再度来华旅程的最后终点，事实他就是历史上第一位进入北京的基督教传教士。

入京初期，雒颉的注意力集中在两方面：观察了解北京与觅屋筹设医院。和早年初到上海一样，雒颉在北京四处考察，了解当地的环境与人文。他说从高处往下看北京非常壮观，显现出气派辉煌的景象，但从高处下来后，诗情画意整个变了样，发觉自己置身于一个中国城市的沙尘与脏污之中，沙尘多到无孔不入，布满室内外空间与物件上，骑马扬起的尘土让人看不到地面。尽管如此，雒颉还是说自己喜欢北京，认为北京正适合他和他的工作，他很感兴趣的还有那些高大的城墙、城门、街道和宫殿等。身为最早入京的基督教传教士，雒颉特别注意天主教和东正教传教士的事物，仔细察看了耶稣会士观象台的各项仪器，大教堂的壁画，西城外的利玛窦、南怀仁、汤若望等人的墓地，北城外的俄罗斯人墓地，以及城内东北角的俄国东正教布道团。①

不过，雒颉更关心的当然是自己筹设医院和传教的情形。首要之举是租或购买合适的房子，此事由于卜鲁斯出手协助很快得以解决。作为英国使馆的梁公府隔壁有一幢住宅闲置，先由普鲁士使团入住一两天，后即放弃。雒颉觉得很适合作为医院而有意购下，也谈妥价钱为5,000墨西哥银元。但卜鲁斯认为势必会遭遇中国官方阻挠，不如由使馆购买再租给雒颉，这样不会有麻烦，事情就此决定。卜鲁斯以使馆名义买下此处房地，价格银3,700两。从雒颉的描述及附图可知此处房地非常宽大，有两个四合院，有二十个房间作为病房，每间依取暖火炕的大小分别容纳四至十二人，男性候诊室可容一百人，女性另有候诊室，以及雒颉和助手的住处，马厩、厨房等设施及空地。雒颉于1861年10月23日从借住的使馆迁入整修后的新居，北京"施医院"从此开张，这是基督教在中国首都传教的开始。②

（一）性质

北京施医院和上海仁济医院都由雒颉创立，但是两者却有相当不同的经营模式：性质有别，功能不尽一致，经费来源也不一样。而造成这些不同的主因是雒颉对经费的观点与北京、上海两地西人社群的差异。

医疗活动要花钱，雒颉的原则却是尽量不动用伦敦会的经费。如前文所述，他初到中国加入在华医药传教会，由该会负担他在澳

---

① LMS/CH/NC, 1.1.B., W. Lockhart to A. Tidman, Peking, 18 September 1861; ibid., 3 October 1861.

② Ibid., W. Lockhart to A. Tidman, Peking, 3 October 1861; ibid., 21–27 October 1861.

门、舟山等地医疗活动的经费。雒颉在上海期间,改由当地英国商人捐款建立、拥有和管理仁济医院。但是,作为政治中心的北京情形完全不同了。1861年刚被英法两国军队破门而入的北京,除了使馆的人员和雒颉,没有任何一位商人,可以预见不久的将来也不会有太多商人。雒颉理解无法再复制商业大城市上海的经验,这决定了北京施医院的性质就是属于伦敦会的传教医院,所以他在施医院开张后不久写信告诉伦敦会秘书,自己没有要如仁济那样成立本地的董事会,而是认定施医院为伦敦会所有。[①]开张将近一年后,雒颉再度告诉秘书:"我并没有安排将施医院置于任何本地的控制之下,施医院就是伦敦会在北京的医院。"[②]

施医院的性质确定了,雒颉自己的身份却引起一些争议。他这次进入北京并建立医院实在太顺利了,其他人没有类似的机会。[③]伦敦会在天津的艾约瑟试图追随雒颉之后到北京,却拖延到1862年3月才获得卜鲁斯同意,也只能来京短期访问而已。[④]又过了两个月,才有其他英国传教会的传教士入京并居留下来,即应聘担任同文馆英文教习的圣公传教会(Church Missionary Society)传教士包尔腾(John S. Burdon)。[⑤]雒颉能率先入京已是得天独厚,他的幸运却不仅止于此。公使卜鲁斯主动购买房地租给他建立医院,甚至在使馆一时没钱付房地费用时,自掏腰包先行垫付,一年后英国政府经费拨到使馆后再归还,卜鲁斯也没有向雒颉收取第一年的100

---

① LMS/CH/NC, W. Lockhart to A. Tidman, Peking, 23 November 1861.

② Ibid., 1.2.B., W. Lockhart to A. Tidman, Peking, 5 September 1862.

③ 在雒颉之前,一名荷兰裔的英国浸信会传教士古路吉(Hendrik Z. Kloekers)尝试进入北京而被逐,参见ibid., 1.1.A., W. Lockhart to A. Tidman, Shanghai, 13 August 1861; ibid., 1.1.B., W. Lockhart to A. Tidman, Peking, 3 October 1861.

④ Ibid., 1.1.B., W. Lockhart to A. Tidman, Peking, 23 November 1861; ibid., 6 December 1861; 1.2.A., W. Lockhart to A. Tidman, Peking, 26 March 1862.

⑤ Ibid., 1.2.A., W. Lockhart to A. Tidman, Peking, 14 May 1862; ibid., 28 May 1862.

英镑租金。①为了回报卜鲁斯的鼎力支持，雒颉从1861年11月起在英国使馆医生出缺时承担看病工作②，不久法、俄两国使馆医生都出缺，也请他帮忙③，到1862年7月，雒颉竟然同时肩负英、法、俄、葡与普鲁士等五国使馆医生的工作。他不需要上班，而是使馆有人生病时请他医治，但不论如何这表示雒颉在众多中国病人以外，又要照顾数十名外国使馆人员的健康。④以上这些如意外顺利入京、获得卜鲁斯鼎力相助，以及身膺五国使馆医生重任等，确实都是极不寻常的遭遇，不免就有人怀疑他的身份与工作，于是雒颉不得不向伦敦会秘书澄清：

> 我在此单纯就是个传教士，绝非是使馆的一员。我告诉过您，我是以医学专业照料使馆人员，但卜鲁斯先生在和我谈话以及在向别人谈到我时，总是称我是传教士。我无论如何都不是使馆官员，此间认得我的人也没把我视为使馆官员。我可以在医院中做我想做的事，并且做任何及所有我觉得适当的工作。⑤

雒颉和使馆的关系非常密切是事实，他兼顾照料英国使馆人员健康也有一年200英镑的酬劳⑥，其他使馆肯定也付了相当的代价，但不能因此就说雒颉是使馆医生，更不能因此否定了他的传教士身份。只是，不仅当时有人质疑雒颉，后世至今的研究者也惑于他在北京的身份，只有少数人认定雒颉就是传教士，大部分人说他是英

① LMS/CH/NC, 1.2.B., W. Lockhart to A. Tidman, Peking, 13 October 1862; ibid., 23 October 1862.
② Ibid., 1.1.B., W. Lockhart to A. Tidman, Peking, 23 November 1861.
③ Ibid., 1.2.A., W. Lockhart to A. Tidman, Peking, 26 March 1862.
④ Ibid., W. Lockhart to A. Tidman, Peking 18 July 1862.
⑤ Ibid., 1.2.B., W. Lockhart to A. Tidman, Peking, 23 August 1862.
⑥ Ibid., 1.2.A., W. Lockhart to A. Tidman, Peking, 28 May 1862.

国使馆的医生①,甚至还有人说他是英国军队的军医。

(二) 功能

在功能方面,施医院也和仁济医院一样,具有医疗、救济和传教三种功能。但北京施医院既然是伦敦会所属的医院,不同于由商人所有和管理的仁济医院,则三种功能的重要性与内涵是否也有差别变化呢? 事实上施医院仍以医疗为最主要的功能,有如雒颉公开宣称的:"施医院的首要目的是医治病人,帮助那些遭到病痛苦难的人;其次是宣讲生命之道,让人们精神焕然一新,从而引导他们到救主耶稣基督之前。"②也就是说,雒颉还是认为医病与传教有先后主从之分。

其次,施医院的救济功能不如仁济医院显著。施医院仍然如同仁济医院的做法,分发食物津贴给住院的穷困和乞丐病人,却没有在寒冬或饥荒时进行较大规模的施粥赈米。仁济医院的施赈行动是上海外商捐款发起而由雒颉执行落实的,但北京并无外商捐款供他进行同样的事。虽然雒颉说北京的乞丐人数远远多于上海,他还特别前往北京乞丐聚居的地方实地考察,也描述了北京官方和民间举办的冬季施粥活动,可是伦敦会既没有财力也不会举办施粥。此外,施医院更未如仁济医院在小刀会起义期间那样成为兵燹受灾民众的避难所。

施医院的传教功能很值得关注,因为雒颉是伦敦会在北京唯一的传教士,他又坚持传教医生和神学传教士各有所司,两者角色不可混淆,那么他是如何实践施医院的传教功能呢? 雒颉是从发送传

---

① 认为雒颉是使馆医生的错误说法,很可能始自王吉民与伍连德的英文本《中国医史》〔K. Chimin Wong and Wu Lien-Teh, *History of Chinese Medicine* (Shanghai: National Quarantine Service, 1936)〕一书(页383)。

② *The Second Report of the London Missionary Society's Chinese Hospital, at Peking, for Year 1863*, p. 13.

教书册开始,以非常保守而小心的态度进行传教活动。在施医院开张一个多月后的1861年12月初,雒颉第一次报导相关的活动:

> 我找到机会就送传教书,但我觉得目前这种事还不宜做得太多。我并没有隐藏我的目的,人们也知道我是干什么的,但是我希望我在人们心中的印象稳固了以后再大量分书。我常在机会出现时才送书,但绝不在街上,只在医院中送,诊间摆有《圣经》等书,有人开口要就送。①

1862年1月1日,雒颉又谈论传教的事,他表示还没向病人举行礼拜仪式,但已在候诊大厅各面墙上张贴伦敦会上海墨海书馆印刷的传教海报,也重述有机会就送书的话,接着又说:“我相信目前还不是进行直接传教工作的时机,但要展现施医院工作的基督教特质。”②施医院开张的第一年内,雒颉就这样以张贴海报和被动送书呈现施医院的基督教特质,进行无声的传教活动,他为此以木刻印刷了两种小册分送给病人:艾约瑟的《圣教问答》与麦都思的《耶稣教略》。雒颉还特地告诉伦敦会秘书,这两种小册是基督教在北京最早的出版品,封面上也都有施医院的字样。③

直到第一年将尽的1862年9月间,默默进行的传教终于变得有声了。原来是天津的艾约瑟送来一名中国神学生,每天就在候诊大厅和病人谈话并读《圣经》。雒颉说这就是施医院礼拜活动的开端了,但仍只是萌芽阶段,将看看情况如何再决定如何能公开些,“我们开头必须匍匐前进(creep),希望能逐渐进而步行”④。

---

① LMS/CH/NC, 1.1.B., W. Lockhart to A. Tidman, Peking, 6 December 1861.
② Ibid., 1.2.A., W. Lockhart to A. Tidman, Peking, 1 January 1862.
③ Ibid., W. Lockhart to A. Tidman, Peking, 12 April 1862.
④ Ibid., 1.2.B., W. Lockhart to A. Tidman, Peking, 24 September 1862.

匍匐前进的速度可能很慢，但对于在北京独自创立医院的雒颉而言，稳健可能是较好的策略，事实上也没有多久就有了收获。1863年1月中施医院举行第一次中国信徒的公开洗礼仪式，三名受洗的信徒全是经他医好的眼科病人，还有四名病人也请求受洗。[①]此后的一年中又陆续有三名病人入教[②]，这些都说明施医院具有显著的传教功能。

（三）经费

施医院既然是伦敦会的医院，理应由该会负担经费，只是雒颉一向不愿动用伦敦会的经费，而北京也确实没有多少可以募款的对象，如此施医院的经费将从何而来？

雒颉对此却显得胸有成竹，原来是过去他经营仁济医院的精神和成效有目共睹，因此获得上海时期的一些老朋友对施医院的新捐助。甚至早在他决定再度来华后，伦敦已经有人感佩他的牺牲奉献而赶在他出发前就捐款了，而当时雒颉根本还预料不到自己会在北京开办起施医院！例如曾任上海工部局董事的祥泰洋行（Birley, Worthington & Co.）行东 W·S·布朗（W. S. Brown）率先在伦敦认捐，第一年100英镑（600两银），供他购买药品与设备器具，第二年100镑作为未来医院的开办费，第三年100镑则是开办后的维持费。[③]又如雒颉早年在舟山相识，后来从英国连年捐助仁济的英军军官薛德威也捐款20两银。等到雒颉抵达北京后，又收到一笔来

---

① LMS/CH/NC, 1.3.A., Joseph Edkins to A. Tidman, Peking, 19 January 1863; ibid., W. Lockhart to A. Tidman, Peking, 20 January 1863.

② Ibid., 1.3.B., W. Lockhart to E. Prout, Peking, 15 December 1863; ibid., 1.3.C., W. Lockhart to A. Tidman, Peking, 5 January 1864.

③ Ibid., 1.2.A., W. Lockhart to the Directors of the LMS, Peking, 1 January 1862. 在施医院第一次年报中，布朗的捐款第一年和第三年确实各为100镑（600两银），但第二年则为300两银（50镑），何以如此的原因不详。

自上海的善款，即宝顺洋行的合伙人及担任仁济保产委员和董事多年的韦伯所捐的500两银，此后韦伯又一次乐捐同样的500两银。[①]就是以上这些上海仁济医院之友的捐款支持，北京施医院才得以顺利开办并维持下来。

此外，北京虽然没有商人，还是有人乐于共襄盛举赞助雒颉，其中一位是施医院开办时正在北京的英国海军提督何伯爵士（Sir James Hope），捐款250元（175两银）供雒颉整修向使馆租来的院舍、购买器具及雇请人员之用。[②]还有就是帮施医院已经很多忙的公使卜鲁斯，在1862年10月时捐给雒颉200两银。[③]

以上只是捐款数目较多的一些捐助人，有了仁济医院的老朋友和施医院的新朋友共同解囊相助，雒颉在1862年10月很有把握地告诉伦敦会秘书："伦敦会根本不必为施医院支付任何一点钱，目前每件事都付清了，而我还有足够的钱，至少还能支持未来一段日子。"[④]

（四）医疗活动

在施医院开张前，雒颉还借住在使馆期间，就已经有知道他身份和来意的中国病人偶尔来看病。等到施医院开张后，病人从一天只有两三人迅速增加，整整一个月后他说病人太多，每天平均有两百名，他不得不在下午四点就关门，自己外出骑马散心。[⑤]又两周

---

① LMS/CH/NC, 1.1.B., W. Lockhart to A. Tidman, Peking, 2 October 1861. *The First Report of the London Missionary Society's Hospital at Peking, from October 1st 1861, to December 31st 1862,* Appendix.

② LMS/CH/NC, 1.2.A., W. Lockhart to the Directors of the LMS, Peking, 1 January 1862.

③ Ibid., 1.2.B., W. Lockhart to A. Tidman, Peking, 23 October 1862. *The First Report of the London Missionary Society's Hospital at Peking, from October 1st 1861, to December 31st 1862,* Appendix.

④ LMS/CH/NC, 1.2.B., W. Lockhart to A. Tidman, Peking, 23 October 1862.

⑤ Ibid., 1.1.B., W. Lockhart to A. Tidman, Peking, 23 November 1861.

后,病人的数目更是直线上升:

> 我完全被病人给淹没了,他们每天拥挤着到我这儿
> 来,他们把我、我的助手和我的药品都消耗光了,我不得不
> 在礼拜天以外每周再关门一天……以远离工作,并给助手
> 一些休息。……今天上午我的院子里全是车辆和驴子,屋
> 外街道上车辆也大排长龙,同时河上也挤满了人。我看了
> 三百名女性和五百名男性,经过我的诊治,所有人都给了
> 药或动了小手术。①

类似的“盛况”持续下去,每天的病人都在五百至七百人之
间,到这年(1861)底为止共有6,815名病人。雒颉说若回诊的病人
也算的话,更远多于此数。②结果施医院的第一次年报(从1861年
10月到1862年底止)记载,十四个半月中共有病人22,144人。③等
于一年有18,300多人,更甚于上海仁济医院在1846年房舍落成后
第一年的病人15,200多人,难怪雒颉会说自己和助手都为之疲累
不堪。④不过,第二年的病人数量大幅度减少到10,251人(不含回
诊),原因正如雒颉自己再三表示的,第一年刚开幕不久,他成功地
施行中医无能为力的一些手术,有的还是长期困扰病人的陈年痼
疾,经过受惠病人和亲友的口碑载道,雒颉和施医院的声名很快遍
传北京内外,于是病人闻风而至,许多根本无法治愈或改善的人也

---

① LMS/CH/NC, W. Lockhart to A. Tidman, Peking, 6 December 1861.

② Ibid., 1.2.A., W. Lockhart to the Directors of the LMS, Peking, 1 January 1862, enclosure, 'Short Account of the LMS's Chinese Hospital Peking-From October 23rd to December 31, 1861.'

③ *The First Report of the London Missionary Society's Hospital at Peking, from October 1st 1861, to December 31st 1862*, p. 3.

④ LMS/CH/NC, 1.2.A., W. Lockhart to the Directors of the LMS, Peking, 1 January 1862.

来姑且一试，造成第一年病人的惊人数量，到第二年时这种病人便大量减少了。①

施医院的病人来自社会各阶层。有各级各类的官员，他们还送来妻子、母亲、孩子和亲戚。商人、店主、工人、农人和大量的乞丐，都到施医院来求诊，汉、满、蒙、回、藏族全有，加上朝鲜族人，有北京本地人，也有远自西部喀什噶尔来京的病人。在形形色色的各样病人中，雒颉提到特别引人注目的是官员，到施医院求诊的各级官员很多，1861年12月5日一天之内就有一名红顶黄马褂的宗室武将、一名带着母亲和一批男女友人来的蓝顶文官、一名白顶的刑部官员，以及许多金顶官员。雒颉在上海时从没有如此成群而来品级很高的官员，他觉得这是个好现象，有这么多穿着官服来的官员，增加了百姓对施医院和他的信任感。②他诊治过中风的户部尚书及其家人，刑部尚书也送儿子来治疗慢性头疼，还有宗室、各部官员、监察御史、翰林、宦官等。③

在施医院的病人中，眼科和胸腔科疾病者各占三分之一左右，另外的三分之一是其他各种内外科疾病。雒颉一直认为包括北京在内中国各地的眼科病患为数众多，而中医对眼疾很难使得上力，还常见其治疗方法加重了病情，所以这是传教医生大可发挥的领域。尤其经过手术后病人视力一旦从黑暗重见光明，其本人及亲友无不大为欣喜与感谢，由此产生的口碑相传，非常利于建立传教医生和西方医学在中国民众心目中的声望，同样也大有助于基督教的

① LMS/CH/NC, *The First Report of the London Missionary Society's Hospital at Peking, from October 1ˢᵗ 1861, to December 31ˢᵗ 1862, p.* 2; ibid., *1863*, p. 1.

② LMS/CH/NC, 1.1.B., W. Lockhart to A. Tidman, Peking, 6 December 1861.

③ *The First Report of the London Missionary Society's Hospital at Peking, from October 1ˢᵗ 1861, to December 31ˢᵗ 1862*, pp. 2–3.

传播。^①雒颉不是凭空如此推论，前文所述1863年1月有三名眼科病人受洗成为信徒，还有四名等待受洗，就是可以验证的事实。

1862年夏天，北京发生霍乱，导致相当多的患者死亡，雒颉在书信和施医院年报中对此有相当篇幅的记载。这次霍乱最初起于大沽，向天津与通州蔓延，接着肆虐到北京，从人口稠密的南城向施医院所在的北城传染，结果雒颉的厨夫及其子、门房、马夫、手术的助手及其子，还有住院的病人等都相继得病，经雒颉医治后幸而都能康复无恙。这次霍乱在七、八两个月中造成北京多达15,000人死亡，雒颉说几乎每天早上都见到有人倒在医院外的街道上，也经常接连看到有八或十具棺木运出城门，最多的一次甚至看到二十具，直到九月初霍乱才停止猖獗。^②这让雒颉回忆起二十五年前尚未来华时在英国经历过霍乱的景象，他不禁感叹：这疾病真是神秘的苦难，它从何处来，如何而来，又将往何处去，起因如何，没有人知道究竟是怎么回事。^③

走在北京街头，雒颉意外发觉随处可见天花在人们脸上留下的瘢痕，他判断这是北京相当流行的传染病，立即请广州博济医院的嘉约翰（John G. Kerr）医生寄来牛痘疫苗，在施医院随时为人接种。雒颉说很多北京居民接受种痘，而且还穿着盛装来接种，让医院的接种室就像花园一般缤纷热闹。雒颉教导本地人种痘技术和供应痘苗，一名为人接种人痘二十年的户部官员向他请教牛痘之法，他也乐于倾囊相授，另有许多本地医生送孩童到施医院接种后，不送来回诊，

① *The First Report of the London Missionary Society's Hospital at Peking, from October 1st 1861, to December 31st 1862*, pp. 14–16.

② LMS/CH/NC, 1.2.A., W. Lockhart to A. Tidman, Peking, 24 September 1862. *The First Report of the London Missionary Society's Hospital at Peking, from October 1st 1861, to December 31st 1862*, pp. 6–8.

③ LMS/CH/CN, 1.2.A., W. Lockhart to A. Tidman, Peking, 18 July 1862; ibid., 8 August 1862.

而自行取痘苗再为人接种牟利,还到处张贴广告招徕生意。①

北京的病人和上海的一样,也以致赠匾额表达对雒颉的感谢。施医院开张一年内他已经收到六方谢匾,都是动过手术后痊愈的病人送的:一位半失明的高级官员经雒颉医治恢复视力后,送来非常考究的一方谢匾,挂在施医院入口处的门楣上方,到医院来的每个人都看得到;一名上层社会的女性病人接受手术移除胸部肿瘤并康复后,和她的丈夫一起送来匾额感谢;还有两方匾额是由一些在施医院戒除吸鸦片恶习的人共同赠送的;最热闹的一次送匾行动发生在1862年10月21日,多达五十名康复的病人联名赠匾,一大群人带着匾额先在北京城里游行一圈,还雇了乐队沿途吹吹打打,又请人拿着旗帜随队助阵,最后将匾送到施医院张挂,雒颉也乐得接受这种能引起更多人瞩目的公开致谢方式。②

雒颉和中国病人间良好互动的现象,颇引起英国公使卜鲁斯的注意。他不只一次过来参访,第一次见到施医院满是求诊的病人时,非常高兴地表示:"施医院所做的种种,效果远大于其他试图开放北京的工作。"③在另一个场合,卜鲁斯又对雒颉说:"你正在做的事比使馆所做的更能让北京开放。"④

尽管受到中国人欢迎与英国公使的赞赏,雒颉却准备要回英国了。一者是他再度来华前和伦敦会谈定的就是以三年为期;再者他妻子的身体健康状况不好,他必须回国照顾。1862年9月,雒颉

---

① LMS/CH/CN, 1.2.A., W. Lockhart to A. Tidman, Peking, 14 May 1862; ibid., 28 May 1862. *The First Report of the London Missionary Society's Hospital at Peking, from October 1st 1861, to December 31st 1862*, p. 4.

② LMS/CH/NC, 1.2.A., W. Lockhart to A. Tidman, Peking, 28 May 1862; ibid., 1.2.B., W. Lockhart to A. Tidman, Peking, 23 October 1862. *The First Report of the London Missionary Society's Hospital at Peking, from October 1st 1861, to December 31st 1862*, p. 11.

③ LMS/CH/NC, 1.2.A., W. Lockhart to A. Tidman, Peking, 26 March 1862.

④ Ibid., W. Lockhart to A. Tidman, Peking, 28 May 1862.

写信要求伦敦会派来后继传教医生，他表示妻子的情况令他十分焦急，而且施医院已经稳定发展，因此热切希望回国。[1]当时正有刚刚获得医生资格的德贞（John Dudgeon）报名担任伦敦会传教医生，便由他前来北京接替雒颉的工作。1864年3月29日德贞抵达北京，雒颉引导他熟悉施医院和了解北京环境后，于4月5日离开住了两年半的北京[2]，南下上海后，先往西到汉口参访当地的伦敦会布道站，再于5月中旬东渡日本，后回到上海，于1864年6月初乘船离开了中国，当时他还不满五十三岁。[3]

六、返英后的生活

雒颉一回到英国，伦敦会在1864年8月29日特地召开理事会议欢迎他归国[4]，此后伦敦会有关中国事务的问题也持续咨询他的意见，并推选他为理事之一。他还于1869年当选为理事会主席，任期一年[5]，届满后仍长期担任理事直到1892年。雒颉还有另一项荣誉职务，即各界组成的"传教医生协会"（Medical Missionary Association）于1878年在伦敦成立，他因为在中国的杰出成就被公推为会长。[6]

除了以上两项职务，雒颉在家开业行医，并活跃于英国的社会

---

① LMS/CH/NC, 1.2.B., W. Lockhart to A. Tidman, Peking, 5 September 1862.

② Ibid., 1.3.C., John Dudgeon to A. Tidman, Peking, 15 April 1864; ibid., 1.3.D., W. Lockhart to A. Tidman, Shanghai, 23 April 1864.

③ Ibid., 1.3.D., W. Lockhart to A. Tidman, Shanghai, 4 June 1864.

④ LMS/BM, 29 August 1864.

⑤ Ibid., 24 May 1869.

⑥ *Medical Missions at Home and Abroad*, no. 1 (July 1878), inside front cover.

中,积极参与有关中国事务的讨论,包括进行演讲与撰述,或加入禁止鸦片贸易协会(Anglo-Oriental Society for the Suppression of the Opium Trade),担任执行委员之一,以及参与推动牛津大学设立汉学讲座的活动等。在演讲方面,他曾向医学界谈论过自己在华医学传教的经验与心得①,也在皇家地理学会演讲北京的历史地理与文化,并将演讲的内容撰写成长篇文章出版。②不过,雒颉最著名的是一篇反驳曾纪泽过于乐观看待中国局势的文章。曾纪泽于1886年卸任中国驻英公使后,在1887年初的伦敦《亚洲评论季刊》(*Asiatic Quarterly Review*)以英文发表《中国先睡后醒论》(China: The Sleep and the Awakening)一文,认为中国过去只是酣睡,如今已经醒来,有各项洋务的成就可以为证,并说未来中国将致力于消除不平等条约的桎梏。③曾纪泽此文受到欧美各界颇多注意和讨论,而雒颉正是率先批评曾纪泽观点的两人之一。因为《亚洲评论季刊》刊登曾纪泽文章时,邀请两名中国专家——雒颉和英国前驻华公使阿礼国发表意见,并将两人的文章和曾文都刊登在同一期。不脱外交官作风的阿礼国还有些含蓄地表示怀疑曾纪泽的观点;而雒颉则以他一贯简单直率的文句,并列举事证逐一反驳曾纪泽的说法,直指清政府上下所为只是表象或甚至是假象而不切实际,中国很难冀望在可预见的将来免于外国的干涉,等等。④后续评论曾纪泽的众多英

---

① *British Medical Journal*, 2 December 1865, pp. 593–594, 'Medical Missions, by William Lockhart.'

② *Proceedings of the Royal Geographical Society*, vol. 10, no. 4, (1865–1866), pp. 154–158, 'Notes on Peking and Its Neighbourhood.' *Journal of the Royal Geographical Society*, no. 36 (1866), pp. 128–156, W. Lockhart, 'Notes on Peking and Its Neighbourhood.'

③ *Asiatic Quarterly Review*, vol. 3 (January-April 1887), pp. 1–10, Marquis Tseng, 'China: The Sleep and the Awakening.'

④ Ibid., pp. 443–467, 'China and Its Foreign Relations.' 其中阿礼国的文章在页443—460,雒颉的在页460—467,两文没有各自的篇名。

文文章也往往一并论及阿礼国、雒颉两文的观点。

1892年，雒颉将自己的藏书全部赠予伦敦会，多达3,800册（西文2,800多册、中文900多册）。他从来华以后开始搜藏中文及关于中国的书册，很特别的是他很注重一些小册，例如各地传教医生所办医院的年报，都只有数页至二三十页的篇幅，一般人看后往往随手抛弃，雒颉却尽量保留下来，而且他回英以后仍继续搜罗，日积月累便成为独特的十九世纪西医在华史料的宝库；又如传教士所印的各种中文传教或西学图书，也大都是篇幅短小，不论中国人或传教士同样少有人保存，雒颉都刻意留下，日久以后也形成罕见的中国基督教初期的中文史料。伦敦会将雒颉的赠书和该会原有的藏书编印成目录于1899年出版，1973年又将雒颉赠书转存于伦敦大学亚非学院（School of Oriental and African Studies）的图书馆，让世人得以利用这些珍贵的史料。遗憾的是伦敦会先于1961年出售一批约700种中文书给澳大利亚国家图书馆，不知何故，其中竟有许多是出自雒颉的旧藏，单是有他亲笔题记与签名的书就在100种左右。①

雒颉从年轻时身体就一向健壮而活力充沛，1896年4月底觉得不适，两天后于29日在伦敦家中过世，享年八十五岁。伦敦会的理事会随即决议表示哀悼并称赞雒颉说："作为中国传教医生的先锋，他卓越的服务足以和在中国开创基督教传教事业的先贤相提并论。"②许多中外的西文报章杂志都报导了雒颉过世的消息，而著名的医学杂志《柳叶刀》（*The Lancet*）、伦敦会的《每月记事》（*The*

---

① Goodeve Mabbs, *Catalogue of Books Contained in the Lockhart Library and in the General Library of the LMS*. London: London Missionary Society, 1899.

② LMS/BM, 5 May 1896, 'Death of Dr. Lockhart.' *North China Herald*, 5 June 1896, p. 893, 'Dr. Lockhart.'

Chronicle of the London Missionary Society)、法国的《通报》(*T'oung Pao*)、中国的《字林西报》《北华捷报》以及《教务杂志》(*The Chinese Recorder and Missionary Journal*)等,还进一步刊登了一些纪念他的文章。[1]

结　语

雒颉是传教医生,其根本目的在于传教。他在中国生活二十二年,合计医治约二十万名病人,其中在北京的三万多名病人内有六名成为基督徒,但上海等地的病人远远多于北京,成为基督徒的人数在雒颉和其他传教士的书信中却无可考。十九世纪中期基督教在华各教派所有的中国教徒人数实在不多,1853年时才350人而已[2],因此只要有人愿意受洗,传教士都很重视,也几乎都会在书信中报导其事,所以这种病人成为教徒的人数无可考现象,至少可以解释为雒颉当时借医传教的效果并不好,只是他仍然充满信心地认为,已将基督教福音的种子撒播在中国。直到二度回英二十多年后的1890年,他依旧说从来没有后悔到中国,初来时的热忱也持续到

---

① *The Lancet*, vol. 147, no. 3793 (9 May 1896), pp. 1321–1322, 'Obituary-William Lockhart.' *The Chronicle of the LMS*, June 1896, pp. 139–140, James Legge, 'Obituary-Dr. William Lockhart.' *T'oung Pao*, no. 7 (1896), pp. 275–276, Henri Cordier, 'William Lockhart.' *North China Daily News*, 4 June 1866, 'Dr. Lockhart.' *North China Herald,* 5 June 1866, p. 893, 'Dr. Lockhart.' *The Chinese Recorder and Missionary Journal*, vol. 27, no. 12 (December 1896), pp. 592–594, 'In Memoriam-William Lockhart.' 最后的《教务杂志》一篇为转载自 *The Lancet* 的内容。
② *The Chinese Recorder and Missionary Journal*, vol. 23, no. 11, (November 1892), pp. 506–512, J. W. Davis, 'Protestant Missionary Work in China.'

最后离开的那一刻。他觉得自己能走的最好的一条路，就是为了基督而到中国。[①]

在十九世纪至二十世纪初近代西方医学来华的过程中，传教医生相对于海关医生、军队医生和个别开业的西医等，是人数最多而影响最显著的群体。雒颉则是这个群体中的重要人物，他是英国第一位，也是所有各国第二位来华的传教医生，率先在商业中心的上海与政治中心的北京分别建立仁济医院与施医院，让两地众多的中国人民得以接触与认识近代西方医学，并因而影响到其他地方的民众，他开创的这两家医院，也都发展成当地以至中国重要的医院。伦敦会随后在华中各地建立的多家医院也都称为仁济医院，仅此一端已可略见上海仁济医院的成功与重要性，而北京在二十世纪初年由伦敦会联合各教派开办的协和医学堂，校内的主建筑物即名为"雒公楼"，以纪念雒颉这位先驱。雒颉毫无疑问是西医来华的健将，他没能达到预期的传教目的，但作为传教工具或方法的医学却至今大受欢迎。

---

① *Chinese Medical Missionary Journal*, vol. 4, no. 4 (1890), frontispiece, Photograph of Dr. Lockhart and his letter of greeting to Conference, May 1890.

4

合信《全体新论》的出版与初期传播

绪　言

在十九、二十世纪来华的基督教传教医生中，合信（Benjamin Hobson）是非常注重传播医学知识的一位。他于1851年在广州出版的《全体新论》一书，在启迪近代中国人的医学知识上有重大的作用和意义。本文以合信当年留下的文献作为主要的史料来源，包括伦敦传教会档案中他在华期间亲笔撰写的一些书信报告，与目前在伦敦的卫尔康图书馆（Wellcome Library）所藏合信的相关文献，讨论他借印刷出版传播基督教教义与医学知识的理念，《全体新论》成书过程中的内容编辑、印刷技术与费用成本等问题，以及本书出版后到1858年他离华为止七年间的流通传播。

一、合信的生平

1816年1月2日，合信出生于英格兰中部北安普敦郡（Northamptonshire）的维尔福德（Welford）乡区。他的父亲是不属于英国国教会的独立教派（Independents）牧师，因此合信从小就有虔诚的基督教信仰。1829年合信从文法学校毕业，翌年进入伯明翰总医院（Birmingham General Hospital）担任练习生。五年后，合信于1835年就读伦敦大学学院（University College London）医科。他在学期间成绩优秀，先后有十门学科获得荣誉奖，得到医学士

（Bachelor of Medicine）学位。1838年4月，合信取得伦敦皇家外科医生协会（Royal College of Surgeons）的会员证书，成为可以开业行医的合格医生。

1830年代的英国社会弥漫着向海外异教徒传教的气氛。伦敦会来华传教士麦都思（Walter H. Medhurst）于1836年回英国休假两年期间，极力主张伦敦会应派遣传教医生到中国，又在巡回各地演讲时不断宣扬医药传教的理念。伦敦会接受了麦都思的建议，并在医学刊物上持续刊登招募医生的广告。合信受到这些影响而萌生前往海外传教的念头，写信向麦都思等人请教，并且在取得医生资格的两个多月后，于1838年7月初向伦敦会申请到中国担任传教医生，合信认为这是自己"身为基督徒的责任"[1]。

伦敦会于1838年8月13日的理事会上决议接受合信的申请，任命他为中国传教医生，驻地为广州。[2]1839年7月28日，他偕同新婚妻子搭船启程，于同年12月18日抵达澳门，展开他在中国的医药传教工作。

合信在中国的十九年间，以工作与居住的地点可分为四个时期：

（一）澳门时期（1839—1843）：合信初抵澳门时，中英两国关系正处于为鸦片问题而剑拔弩张的战争前夕，而外国人也早已自广州撤往澳门，合信事实上不可能前往广州。在合信之前，伦敦会已派有一位来华的传教医生雒颉（William Lockhart），先在1839年1月抵达澳门，并接受在华医药传教会（Medical Missionary Society in China）委任，主持该会在澳门的医院，至同年8月间局势紧张，雒颉

---

[1]　LMS/CP, Benjamin Hobson, B. Hobson to Foreign Secretary of London Missionary Society, Welford, 2 July 1838.

[2]　LMS/BM, 13 August 1838.

关闭医院撤离澳门。同年底合信到达澳门，在1840年8月重新开张了雒颉留下的医院，并一直主持到战争结束后的1843年3月、4月间才迁移到香港。

（二）香港时期（1843—1848）：鸦片战争后，伦敦会在成为英国殖民地的香港建立布道站，在华医药传教会也在当地新建一所医院，由于外国人一时无法进入反对外国人情绪高涨的广州，合信便留在香港负责在华医药传教会的医院。不料他的妻子于1845年间患病，他只好携家带眷回英，妻子却在即将抵英前病故。合信在英期间续娶，并为了在中国建立一所医学校而进行募款。1847年合信再度举家来华，于同年7月抵达，仍在香港执业。

（三）广州时期（1848—1856）：1848年2月间，合信终于进入了自己最初的预定驻地广州，于同年6月间在广州西关的金利埠租屋建立"惠爱医馆"。①在以梁发为首的一些中国助手协助下，进行讲道与医药并行的传教工作。合信在广州工作了将近九年，直到第二次鸦片战争爆发后，外国人撤离广州，他也不得不于1856年底放弃惠爱医馆，前往香港短期暂住，后转往上海。

（四）上海时期（1857—1858）：1857年2月11日合信抵达上海，直到同年底主持当地仁济医馆的雒颉离华后，由合信接掌仁济。但是他的身体不能适应上海的气候环境，其他医生出具诊断书要他回英休养。②合信几经考虑终于决定回英，在1858年12月18日离开了居住工作只有一年十个月的上海，也结束了在中国十九年的医学传教活动。③

---

① LMS/CH/SC, 5.1.A., B. Hobson to J. J. Freeman, Canton, 22 June 22, 1848.

② LMS/CH/CC, 2.2.A., B. Hobson to A. Tidman, 6 February 1858.

③ Ibid., 2.2.B., B. Hobson to A. Tidman, Shanghai, 20 September 1858; ibid., B. Hobson to A. Tidman, Hong Kong, 28 December 1858.

回到英国后，合信的生活并不顺遂，他本可支领伦敦会规定的半薪退休金，但他觉得公款应该用于直接传教比较有效，自己可以凭着开业门诊自食其力，因而放弃退休金。[1]不料悬壶后却发现同业竞争激烈，他即使两次迁移诊所地点，并从外科改行内科，收入仍不如预期，以致经济拮据，又因中风而难以行医，伦敦会几次给予金钱补助[2]，最终在1873年2月16日病故，年57岁。

二、编印《全体新论》的背景与构想

合信来华后的医学活动，包括直接从事医疗治病、培训中国医学人才，以及编印医学图书等三者。其中又以编印图书传播医学知识的成就和影响最受后人关注，而《全体新论》是他的第一种医学著作，因此其背景动机与构想值得探究。

印刷出版一向是基督教用以辅助传教的重要工具。十九世纪初来华的传教士也从一开始就重视印刷出版工作，最初主要进行《圣经》等传教书刊的传播，随后扩大到兼顾引介科学知识给中国人。不仅一般传教士重视印刷出版，传教医生也不例外。初期的传教医生如宁波的玛高温（Daniel J. MacGowan）与麦嘉缔（Divie B. McCartee）、广州的波乃耶（Dyer Ball）等人，都在合信之前已有相当活跃的印刷出版活动。他们都编印出版过传教性与非传教性两类书刊，不过这几位没有出版过中文医学图书。

---

① LMS/HO/IL, B. Hobson to A. Tidman, Clifton, 28 June 1860.
② LMS/BM, 13 February 1865; 30 July 1866; 11 November 1867; 24 February 1873.

合信在澳门和香港时期并没有编印过中文出版品，而是分发别人编印出版的现成书刊。进入广州以后，他开始了印刷出版的活动，并于1848年12月报导自己第一次印刷的成果。那是由梁发撰写的祈祷文单张，以木刻印刷1,000份，费用才75分钱。[①]此后他的印刷出版活动越来越频繁，甚至还从1850年起雇用了一名专业的陈姓印工，每月工资5元。[②]

印刷生产完成后接着是分发传播的工作，而如何让中国人愿意接受并阅读免费的基督教书刊，却是十九世纪中叶在华传教士共同面临的一个难题。合信和其他传教士在这方面累积了不少的经验与感受。例如他在1851年1月向伦敦会秘书梯德曼（Arthur Tidman）报导华人的态度：

> 我对昨天宾惠廉（William C. Burns，英国长老会传教士）的一番话大有感触。他说他站在布道站门口送书给过路的人，并邀请他们入内。贫苦穷人会欣然接受，但衣着像样的中国士绅和商人，会先向内望一眼，知道是在讲外国人的道理后，就拒绝入内，许多人还摇着头拒绝接下书册。[③]

合信认为，基督教成了一种标签，凡是与此相关的事，包括传教士编印的书在内，中国人都拒绝接受。

半年多以后的1851年8月，合信到广州即将三年半，估计至少已有七万人到过惠爱医馆，也分发了六万份书册，却没有什么效果。合信写信给梯德曼说：

①　LMS/CH/SC, 5.1.A., B. Hobson to A. Tidman, Canton, 24 December 1848.
②　Ibid., 5.1.C., B. Hobson to A. Tidman, Canton, 18 July 1850.
③　Ibid., 5.2.A., B. Hobson to A. Tidman, Canton, 28 January 1851.

在医院中,病人当然会礼貌地接受这些[传教]书,有时候或许也仔细地阅读了。但是,我们有证据显示,在街道上和店铺中,这些书经常被人撕碎,或当作废纸,更经常遭人拒绝接受。①

在1851年的惠爱医馆年报中,合信又表达了同样的感受:

再三的证据告诉我们,在本地街道和店铺中发送的传教小册和书,被人极无礼地对待。毫无疑问它们是由于讲求外国人的道理而遭到轻视,它们通常立即被人责骂,或者人们只看了一眼封面后就置于一旁。如果分书的人是华人,还经常会受到粗鲁言语的侮辱。②

这些难堪的挫折并非只是合信一人在广州一地面临的窘境,各地传教士都有同样的遭遇。已经是英国殖民地的香港也有类似的现象,1852年香港的传教士理雅各(James Legge)写信给梯德曼说:

我可以保险地说,从来就没有中国人为了《圣经》付过一块钱。他们会花一点钱购买其中夹杂着基督教文献的通书,以及像合信医生《全体新论》《天文略论》之类的通俗与科学性的书,但是他们从来不想要也不会买《圣经》和纯粹基督教的书。我这么露骨地说出这些真相(the truth),可能会让您及关切《圣经》在华流通的朋友们感到

---

① LMS/CH/SC, B. Hobson to A. Tidman, Canton, 20 August 1851.
② WL/5852, no. 43, *Brief Notice of the Hospital at Kum-le-fau in Canton, during the Year 1851*.

失望。①

这种现象能否改变呢？合信和有些传教士一样，认为应该讲究编印的策略，在向中国人宣达陌生的基督教教义时，也传播他们可能会感兴趣的基督教文明的产物，如文学、艺术、社会制度、科学、技术等，并以此连带引起他们对于基督教教义的注意。

合信认为科学知识就是中国人可能会感兴趣的内容，他在1849年编印《天文略论》一书时获得了实际的经验。《天文略论》编译自苏格兰牧师兼科学家狄克（Thomas Dick, 1774—1857）的《太阳系》（*The Solar System*）一书②，狄克原书由英国宗教小册会（Religious Tract Society）出版，内容结合神学与科学，将上帝创造天地的恩典寓于天文知识之中。合信在《天文略论》的序文中先说："此书所讲虽略，而所据极真。……乃经各国之天文士，用大千里镜窥测多年，善观精算，分较合符，非由臆说。"再进一步告诉读者："诸天惟上帝主宰……于此试思上帝如何力量，如何神通。"提醒读者必要敬奉上帝，倚赖耶稣，等等。合信的《天文略论》出版后，在两年内共印刷四千册，其中1851年印的一千册还附有石印的四幅天文图。合信自己认为本书"还算畅销"（somewhat popular），有七所布道站设立的学校采用为教科书之一，还有华人来要书，说是要转送给政府官员。③

编印出版《天文略论》的经验，让合信对以科学知识为内容的书改变中国人的想法有了信心，也准备再接再厉，编印更多这方

---

① LMS/CH/SC, 5.3.B., J. Legge to A. Tidman, Hong Kong, 28 October 1852. 理雅各特地在 the truth 底下划一道黑线以强调自己说的话。

② Ibid., 5.1.C., B. Hobson to A. Tidman, Canton, 18 July 1850.

③ WL/ 5852, no. 43, *Brief Notice of the Hospital at Kum-le-fau in Canton, during the Year 1851.*

面的书，他选择的第二种科学书是自己专长的医学。在1848年至1849年的惠爱医馆年报中，合信提及：

> 在我们尝试引介更好的医学知识与实践系统时，除了让医学生在医院中目睹与治理疾病以外，最好莫过于提供一些优良的基础读本，如解剖学、生理学、化学、药物学以及外科手术学，附带能说明并引人入胜的插图。①

其实，合信不但有编印医书以传播医学知识的念头，甚至较早时也初步动手进行了。他在1849年1月底写给梯德曼的信中，提及自己和过去的学徒亚本（Apoon）的互动："他每星期三个晚上来找我，我继续教导他，他也协助我准备一种能够解说自然神学的生理学基础读本。"②但是，亚本协助准备的应该只是零星片段的材料，并没有具体的成果。所以一年两个月后，合信在1850年3月报导自己每天（礼拜日除外）上午教学生医学时，仍然表达有意准备一些手册（manuals），以便向学生传达医学知识。③又经过了四个月，合信在1850年7月给梯德曼的信中再度写道：

> 入冬以后若时间许可，我期望准备一种生理学的入门书，附有许多插图，以阐明上帝造物主的力量、智慧、恩典与合一性。我觉得这样的书可能有利于［接近］特定阶层的人，他们是无法以平常的方式接近的。书中的插图将在此地准备和印刷。④

---

① *Report of the Hospital at Kum-le-fow, at Canton, for the Year 1848 and 1849*, p. 24.
② LMS/CH/SC, 5.1.B., B. Hobson to A. Tidman, Canton, 27 January 1849. 关于亚本，详见本书《学习西医的中国学徒》一文。
③ Ibid., 5.1.C., B. Hobson to A. Tidman, Canton, 28 March 1850.
④ Ibid., 18 July 1850.

这段话并不长，但构想中的《全体新论》已经相当具体，内容、插图、写法和预定的读者都有了。本书的内容将是生理学的入门读本，附有许多在广州印制的插图，并本于自然神学的观点进行编写，结合医学与神学的内容于一书，以期接触"特定阶层"的读者。合信所谓的"以阐明上帝造物主的力量、智慧、恩典与合一性"，是典型的自然神学的说法。[①]至于想借着本书接触特定阶层的人，合信虽然没有说明何谓特定阶层，但应该就是前文所述那些衣着像样的中国士绅和商人等读书识字之辈。合信认为《全体新论》这样的书应该可以吸引他们，改变他们对基督教书刊的印象。《全体新论》的构想已定，接下来就是具体进行了。

三、《全体新论》的出版

（一）内容与编辑

《全体新论》的编印和合信的医学教育工作密切相关，甚至可说是他医学教育的成果之一。由于自身工作需人帮忙，也为了将西方医学传播给中国人，合信从1840年初到澳门不久，便招收中国青少年为学徒[②]，不仅让他们从工作中接受医学训练，同时特意为他们上课讲授医学知识，因此他也经常称呼这些学徒为学生。此后合信

---

① 1830年代英国非常著名的一套自然神学丛书 *Bridgewater Treaties*，为 Bridgewater 伯爵（Francis Henry Egerton, 1756—1829）遗嘱以丰厚的酬金邀请各学科专家撰写的论著，旨在"体现上帝造物的力量、智慧与天恩"（on the power, wisdom, and goodness of God, as manifested in the Creation）。此种说法随即在自然神学界大为流行，合信也模仿此说。

② 关于合信招收与教导学生的事，参见 *The Chinese Repository*, vol. 11, no. 12 (December 1842), pp. 659—672, B. Hobson, 'Annual Report for 1841—42, of the Hospital at Macao, under the Patronage of the Medical Missionary Society.' 尤其是 p. 660。

在香港、广州都持续招收中国学徒，最后在上海时期也继续雇用并教导前任雒颉的学徒黄錞（春甫）。①

《全体新论》正是从合信为学徒授课的教材内容整理付印的。1850年至1851年时他有三名学徒，合信在1851年1月底报导上课的情形：

> 几个月来，我们每星期上三堂课，每堂两个小时，已经上完了生理学与一般解剖的课程，目前我们正接着上药物学，随后将是临床医学与外科。我的［中文］老师也是其中一名学生，他以草书记下我授课的内容，课后再写成优美的中文，并送来让我改正，这样一部生理学的书几乎就已完成到可以付印的程度了。②

合信的中文老师应该就是《全体新论》序文中提到的陈修堂，也就是前文所提亚本的兄弟。③本书除了合信署名的序文外，并没有如一般中文书的做法在正文每卷的卷头刻印作者姓名，而是再版时才补上，先署为"西国医士合信氏著"，接着是"南海陈修堂同撰"。合信给予整理誊正笔记内容的陈修堂"同撰"的名义，以及几年后合信在上海雇用管茂材（嗣复，字小异）协助《内科新说》等书的编译，一样是给予"同撰"之名。这种做法比后来翻译西书大都署为外国人"口译"、华人"笔受"等方式，显得较为平等相待。其实合信在《全体新论》中文序中已表示，自己是与陈修堂"商确定

---

① W. Lockhart, *The Medical Missionary in China* (London: Hurst and Blackett, 1861), p. 142. 合信对黄錞很满意，称赞他是"可信赖、勤奋而很有帮助的医学助手"，也是"非常踏实而优秀的青年"（LMS/CH/CC, 2.2.B., B. Hobson to A. Tidman, Shanghai, 14 April 1858）。

② LMS/CH/SC, 5.2.A., B. Hobson to A. Tidman, Canton, 28 January 1851.

③ Ibid., B. Hobson to A. Tidman, Canton, 20 August 1851.

论、删烦撮要"才能成书；在英文序中也表示，如果不是这位聪明才智的华人，本书不可能写成优美流畅的中文。

《全体新论》内容分三十九章，他归纳成三大部分：第一，各器官及其功能描述；第二，讨论消化、循环与呼吸系统；第三，讨论生殖器官。合信表示本书内容都取自各家生理学与解剖学的现成著作，所以他在英文序中称本书是"概要"（Compendium）的性质，也认为自己的身份是编者（editor）。合信还说书中共18页、约270幅大小不一的插图，是描绘自奎恩（Jones Quain, 1796-1865）、威尔森（Erasmus Wilson, 1809-1884）等七位当代专家的著作原图。①

合信首先列举的专家奎恩，正是他就读伦敦大学学院时的生理学与解剖学教授。目前在伦敦卫尔康图书馆所藏合信大学时期的文献中，至少有两件和奎恩有关：第一件是他在1838年7月24日亲笔为合信所写的推荐函，表示自己和合信密切熟识，称赞合信有高度的求知欲和充分的专业知识，足以达成任务②；第二件是合信于1837年至1838年修读生理学课程获得荣誉奖的证书，在证书上亲笔署名的任课教授即奎恩。③奎恩的著作之一是解剖学的教科书《描述与实用解剖学原理教本》（*Elements of Descriptive and Practical Anatomy for the Use of Students*），1828年初版，1832年、1834年、1837年等分别再版。其中1837年第四版应该是合信上课时使用的教科书，也很可能就是他在广州授课的教材与《全体新论》内容的重要来源。

---

① LMS/CH/SC, 5.3.C., *Brief Report of the Hospital at Kum-le-fow, Canton, during the Year 1852.*

② WL/5840, Diplomas and Testimonials, 1838-1860. 此函已无信封，信中也未说明推荐合信担任什么工作，但从此函的日期可知是向伦敦会推荐合信担任传教士；卫尔康图书馆此卷还有其他医学教授同一日期前后的推荐信，明指是传教士一职。

③ WL/5840, Diplomas and Testimonials, 1838-1860.

合信既然定下以自然神学观点传播医学知识的写法，在《全体新论》中便尽量具体实现，不仅将上帝冠于"例言"之首，各章内容也随处加入一些神学文句，或是颂赞上帝造人的权能，或是提醒读者敬畏上帝与感恩。而最末一章《造化论》讨论人类的起源、发展和人种等，更是明显结合科学与神学的观点，甚至连这些观点也大有来头。合信表示是取自著名的自然神学家巴雷（William Paley, 1743-1805）的《自然神学》（*Natural Theology*），以及1830年代英国著名的自然神学系列论著《布理治瓦特丛刊》（*Bridgewater Treatises*）等书。[①]

合信还意犹未尽，等到《全体新论》印成后，他在《造化论》之后附带一纸传教单页，装订在书末。到了《全体新论》再版时，传教单页不见了，却又在《造化论》之后加上《灵魂妙用论》一篇，称"救世主基督，灵魂之医师也；新旧约圣书，灵魂之方药也"。不过，值得注意的是合信在《全体新论》以后出版的其他医书中，再也只字不提这些传教的内容，应该是他自己发觉还是"就医论医"比较单纯妥当，因而放弃了自然神学立场的结果。

（二）技术与费用

内容实证新颖是《全体新论》大开中国读者眼界的主要原因，而其印刷以中国木刻与西方石印两种技术兼具并施也很独特。此书的文字部分为木刻，而部分插图与说明文字以及书前的英文序则出之石印，两者再以线装合订而成。

木刻为传统中文图书的主要生产方式，中国读者也习以为常。石印则不然，自从1826年由马礼逊传入中国后，到合信印刷《全体

---

① LMS/CH/SC, 5.2.A., B. Hobson to A. Tidman, Canton, 20 August 1851.

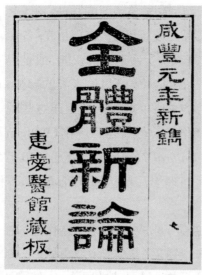
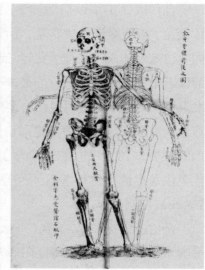

图4-1 合信《全体新论》封面（1851）　图4-2 《全体新论》石印插图

新论》时已有二十五年，应用者主要是少数传教士和中国助手，以及需要使用货品表单的外国商人。[①]合信对石印可说是情有独钟，以此种技术先后印刷出版至少七种书册[②]，而最引中国读者瞩目的就是《全体新论》的插图。

合信接触石印是在印刷《天文略论》期间，他觉得中国木刻工匠无法精确无误地绘刻他们不熟悉的天体星球图，于是1849年8月以110银元代价从香港购得一部二手的铁制石印机[③]，先短暂雇请印度工匠印出《天文略论》中的插图，稍后自己阅读有关石

---

① 关于石印传入中国及初期的应用，参见苏精，《马礼逊与中文印刷出版》（台北：学生书局，2000）页171—189，《中文石印1825—1873》。

② 这七种是《天文略论》《全体新论》、*Dialogues in the Canton Dialect*（《广东方言会话》），以及四种传教单张：《圣地不收贪骨论》《圣主耶稣启示圣差保罗复活之理》《诗篇》《论仁爱之要》〔参见 Alexander Wylie, *Memorials of Protestant Missionaries to the Chinese* (Shanghai: American Presbyterian Mission Press, 1867), p. 127〕。

③ LMS/CH/SC, 5.1.C., B. Hobson to A. Tidman, Canton, 28 March 1850.

印技术的文献并屡次尝试，摸索出掌握石印的技巧，再教给华人印工。

《全体新论》的18页、270余幅插图，并非全部石印，其中七张大折页的图才是石印。合信自己也说只约四分之一数目的插图为手绘后石印，其他都是木刻印工在他的监督下细心刻成的作品[1]，但这些木刻插图的线条比较生硬，不如手绘石印者流畅。《全体新论》的石印插图大部分出于合信在广州的一位朋友鲁特（Henry Rutter）之手[2]，少部分是合信自己的作品，至于中文说明文字则由中国助手所写。不论是石印或木刻的插图，都是合信雇用的陈姓印工一手操作石印机或从木刻板刷印。这位印工是基督徒，原在香港以木刻为业，1849年改往广州谋生，受雇于合信以后就住在医馆中，并向合信学会了石印技术。[3]

从1850年7月合信立意编印《全体新论》开始，经过编写教材口授、学生纪录整理、师生商榷定稿、交付刻版印刷，再配补插图绘刻，一年三个月后，合信终于在1851年10月底报导：《全体新论》已经生产完成了，印量1,400册。[4]不久他又在惠爱医馆1851年的年报中比较完整地报告生产与费用：册数修正为1,200册（800册白棉纸、400册竹纸），印刷费用包含刻板24元、抄工6元、印刷75.5元、石印纸张与工钱70.5元，以上合计176元。[5]

伦敦会向来不承担传教士个人出版品的印刷费用，合信以过去

　　① LMS/CH/SC, 5.3.D., B. Hobson to A. Tidman, Canton, 10 March 1854.
　　② Henry Rutter 为 Hughesdon & Co. 洋行的职员，鸦片战争后于1843年到香港加入该洋行，1846年调往广州常驻。
　　③ LMS/CH/SC, 5.2.A., B. Hobson to A. Tidman, Canton, 28 January 1851.
　　④ Ibid., 27 October 1851.
　　⑤ WL/5852, no. 43, *Brief Notice of the Hospital at Kum-le-fau in Canton, during the Year 1851*.

自行募得的款项支应大部分费用①，也接受各地传教士付款购书，当然也有中国人向他买书，但他没有留下每册书价多少的纪录，只说将以成本价供应传教士和中国人②；若以1,200册的费用176元计，每册成本价约0.15元。

四、《全体新论》的传播

（一）初步的反应

《全体新论》是合信为改变中国人轻视基督教书刊的态度而编印的，书既然出版了，他当然非常在意中国人的反应如何。1851年10月底他在报导此书出版的消息时表示：

> 这是个实验，且看一本这种主题的书会引起什么反应。《圣经》和所有宗教小册都遭人轻蔑与忽视，理由是它们谈的都是不适合中国人的道理和教义，因此毫无用处。现在有了一本主题不同并且世人认为是实用而有趣的书，这能否受到不同的对待，将是有意思的事。③

1851年底，也就是《全体新论》出版两个月后，合信报导已有初步的反应，此书已开始在中国人当中流传了，他们读得很有兴

---

① 1846至1847年合信回英期间，曾为了在香港筹建一所中国人就读的医学院，向英国大众进行募捐，但所得只有300英镑（约1,300元），不足以建校。合信将款存在银行中，作为他日建校或其他相关用途，参见 *Report of the Hospital at Kum-le-fow, at Canton, for the Year 1848 and 1849*, p. 24.

② LMS/CH/SC, 5.2.A., B. Hobston to A. Tidman, Canton, 26 December 1851.

③ Ibid., 27 October 1851.

味，最近的销路很好；很有意思的是合信进一步说，他还随书附赠《圣经》与传教小册。①在惠爱医馆1851年的年报中，合信也表示此书已被中国人接受，有些中国学者和医生以赞赏的态度谈论它。

出版十个月后，合信在1852年8月写信告诉梯德曼：

> 我正在准备《全体新论》第二版的图版。本书的销路与上海、宁波及各处传来的对它的好评，都让我感到鼓舞。有些中国高级官员派人来买，最近有人告诉我总督送了一册给皇帝，但我无法证明这是真是假。②

出版后不到一年已在准备第二版，可见初版的1,200册已经存书不多，这显示《全体新论》确实受到中国人的欢迎，也说明合信以医书测试中国人反应的"实验"是成功的。对此显得相当满意的合信，又在惠爱医馆1852年的年报中谈到《全体新论》，认为此书是当时能够鼓舞他的少数事情之一，因为它受到中国读者不寻常（unusual）的接受与认可，在广州、上海和其他地方都受到热烈的探求。③

（二）后续扩大传播

合信准备《全体新论》再版的又一个原因，是他发现了中国人的翻刻本，而且在初版问世后的两年半内就出现三种翻刻本，都是

---

① LMS/CH/SC, 26 December 1851. 合信对于随着非传教书附赠《圣经》和小册的做法很积极，也再三有所报导，见LMS/CH/SC, 5.3.D., B. Hobson to A. Tidman, Canton, 20 January 1854; WL/5852, no. 44, *Report of the Missionary Hospital in the Western Suburbs of Canton, from Jan. 1ˢᵗ 1853 to June 30ᵗʰ 1854,* p. 8.

② LMS/CH/SC, 5.2.C., B. Hobson to A. Tidman, Canton, 21 August 1852.

③ Ibid., 5.3.C., *Brief Report of the Hospital at Kum-le-fow, Canton, during the Year 1852.*

广州当地知名的人所为。最先是曾经官至浙江盐运使的潘仕成，在《全体新论》问世后随即翻刻。合信在1851年10月底报导完成生产，还不到三个月后的1852年1月，潘仕成已经为收在其《海山仙馆丛书》中的翻刻本写成了序文，可见他选书眼光之锐利与刻印行动之迅速。接着是两广总督叶名琛的父亲叶遂翁，于1853年将插图翻刻成八幅卷轴，供自己浏览并用以赠人。第三是广州城内一家大书店于1854年初的翻刻本，只是合信并未就这个版本多作说明，也没有指出书店的名称。①

《全体新论》如此受到中国人重视，合信当然很欣慰："本书可望因此而风行于十八省中，而且主要是由中国人自动而为。"②只是，让他觉得遗憾的是这些翻刻的人都没有征得他的同意；不过他也表示自己没能力也无意愿追究这些侵犯版权的行为。③

合信对于潘仕成颇有意见，除了说他没有征求自己的同意外，也指责潘仕成为了让版式统一，将原书折页的图缩小刻印，导致许多图样变得丑陋并产生了错误，甚至径自删除了原书中所有涉及耶稣和上帝的文字。不过，合信在批评潘仕成以后，还感到有些庆幸的是潘刻本总算没有改变医学内容的文字，不致于有碍传播正确的医学知识。同时，合信在指责潘刻本骨骼和循环系统的插图低劣之余，也不吝称赞眼、耳和部分内脏的刻画技巧很可观。④《海山仙馆丛书》一套售价30元，合信表示这套书相当畅销，潘仕成获利很

---

① LMS/CH/SC, 5.3.D., B. Hobson to A. Tidman, Canton, 10 March 1854.

② Ibid., 5.3.D., B. Hobson to A. Tidman, Canton, 10 March 1854.

③ Ibid., 5.3.C., *Brief Report of the Hospital at Kum-le-fow, Canton, during the Year 1852.*

④ Ibid., 5.2.C., B. Hobson to A. Tidman, Canton, 21 August 1852; ibid., 5.3.C., *Brief Report of the Hospital at Kum-le-fow, Canton, during the Year 1852.* 合信还批评潘仕成在翻刻本中将著者记为"西洋合信氏注"，合信认为中国人所称"西洋"通常指葡萄牙，他说自己可没兴趣被人视为葡萄牙人。事实上潘仕成的翻刻本所记为"泰西合信氏注"，合信有所误解。

可观。①

　　至于叶名琛父亲的翻刻本，很可能因为是用于赠人而非出售，同时刻印品质高的缘故，合信的态度有很大的不同。虽然他也说叶氏没有征得自己的同意，但表示插图的刻画精巧，只有专家才能分辨出翻刻本和原本的差别。合信推测叶氏必然是雇用了最上乘的刻工才能达到这样的水准，还特地购买一套叶刻本的八幅卷轴，又请人英译叶遂翁所题赞语并序，连挂轴一并寄给伦敦会珍藏纪念。②合信还以"有趣"（interesting）来形容叶氏的翻刻之举③，在后来的《西医略论》中，合信在序文和例言两度夸赞叶氏及其翻刻本："叶公……翻刻全书，广为传布，盖中土士大夫皆知为有用之书。""粤东多有翻刻者，叶遂翁封君所刻最精。"

　　翻刻本接二连三出现，合信也忙着准备《全体新论》的再版，并于1853年8月中或稍前印成1,000册④，此外广州的英国传教士组成的宗教小册会当地委员会也加印了200册。⑤再版和初版的主要差别在于插图：一是抽换了部分内容不同的图片，由合信挑选自业师奎恩等人的著作；二是印刷技术除了极少数插图仍旧石印外，大多数改为木刻印刷，共210幅。他表示这些插图的木刻都经过自己的指点和检查，狄克森（Water G. Dickson）医生也帮了忙，因此品质相

　　① LMS/CH/SC, 5.2.C., B. Hobson to A. Tidman, Canton, 21 August 1852. WL/5852, no. 44, *Report of the Missionary Hospital in the Western Suburbs of Canton, from Jan. 1ˢᵗ 1853 to June 30ᵗʰ 1854*, p. 9.

　　② LMS/CH/SC, 5.3.D., B. Hobson to A. Tidman, Canton, 10 March 1854.

　　③ WL/5852, no. 44, *Report of the Missionary Hospital in the Western Suburbs of Canton, from Jan. 1ˢᵗ 1853 to June 30ᵗʰ 1854*, p. 9.

　　④ LMS/CH/SC, 5.3.D., B. Hobson to A. Tidman, Canton, 20 January 1854. 合信的书信没有再版印成的明确时间，但他在1853年8月19日写信告诉梯德曼，表示寄出几册再版给他的姊妹（ibid., 5.3.C., B. Hobson to A. Tidman, Canton, 19 August 1853）。

　　⑤ WL/5852, no. 44, *Report of the Missionary Hospital in the Western Suburbs of Canton, from Jan. 1ˢᵗ 1853 to June 30ᵗʰ 1854*, p. 8.

当不错,肯定可以传达正确的知识。[①]非常值得注意的是他在再版的"例言"中新增了两条文字:

> 凡欲翻刻是书者,一切形图款式,皆宜细心雕镂,因骨肉经络,部位歧微,缩作小图,仅如尘末,若差之毫厘,即成画虎刻鹄之误,而后之览者,亦将有别风淮雨之讹矣。

> 近见有数坊本,形图错处颇多,失却本来面目,阅者需当辨之。

对于侵犯自己版权的翻刻者,他不但没有严词警告追究,反而谆谆劝导细心刻画,以免贻误了读者,同时又提醒读者小心辨别,再加上前文所述他夸赞叶遂翁翻刻本的文字,这样只求传播正确医学知识,不计个人权益的态度,可说是相当宽宏大量的。

再版的费用,由格拉斯哥(Glasgow)的约翰·韩德森(John Henderson)捐款50英镑,约合220元,比初版所费还多出不少,因此合信几次在医馆年报和写给梯德曼的信中对约翰·韩德森深表感谢,还有上海的雒颉也捐了30元。因为初版的木刻版片可于再版时重刷,不必新刻,所以再版只用了这两笔钱的一部分,其余准备留给合信已在准备或计划中的《内科新说》《西医略论》等用。

《全体新论》再版以后,合信忙于《博物新编》的出版和《内科新说》的编写,较少再提及《全体新论》。但在惠爱医馆1855—1856年的年报中,合信谈到中国人对《博物新编》的需求程度不如《全体新论》,他说《全体新论》两版加上潘仕成和叶遂翁的翻刻本

---

① LMS/CH/SC, 5.3.C., *Brief Report of the Hospital at Kum-le-fow, Canton, during the Year 1852.*

（潘刻本也再版）合计，已有超过10,000册在中国各处传播流通。①
在中国传统的图书出版市场，一本书每一版的平均印量只有100册
左右②，而同是1850年代上海墨海书馆几种科学书的印量，《代微积
拾级》320册、《代数学》500册，较多的《谈天》1,000册③，也都没有
再版。而合信的两版《全体新论》已有2,400册（连宗教小册会加印
的200册），加上潘、叶翻刻本后，超过了10,000册的流通量，而且这
是从1851年10月初版问世以后，到合信做此表示的1856年6月的
四年九个月间，已有如此可观的结果，可证《全体新论》是风行一时
的畅销书。

　　讨论《全体新论》的传播，除了合信的两版与潘、叶的翻刻本，
不能忽略本书内容曾在《遐迩贯珍》月刊连载的事实。《遐迩贯珍》
于1853年8月创刊，至1856年5月停刊，由马礼逊教育会（Morrison
Education Society）出版，伦敦会香港布道站的英华书院以活字排
印，宗旨在向中国人传播中外新闻时事与各类知识，从香港发行到
通商五口等地，每月的印量为3,000册。④本刊的主编取得合信同
意⑤，从1855年1月开始连载《全体新论》的内容与插图，到同一年
的11月为止，分九期刊载。《遐迩贯珍》的连载已经过合信的授权

---

　　① WL/5852, no. 46, *Report of the Missionary Hospital in the Western Suburbs of Canton, for 1855–56*, p. 13.

　　② 钱存训，《印刷术在中国传统文化中的功能》，《汉学研究》第8卷第2期（1990.12），页239—248。钱文指每版印量平均100册是"一般诗文集和学术著作而言"，翻刻或再刷另计，至于字典、读本、通俗读物及民间历日等，每版印量都远超过100册。

　　③ LMS/CH/CC, 2.2.C., William Muirhead to A. Tidman, Shanghai, 12 October 1859, enclosure: 'Chinese Printing done at the London Mission Printing Office during the past 12 months.'

　　④ 关于《遐迩贯珍》及其介绍讨论，参见沈国威等，《遐迩贯珍——附解题·索引》，上海：上海辞书出版社，2005。《遐迩贯珍》每月印量3,000册，见于该刊1854年12月号，叶1，《遐迩贯珍小记》。

　　⑤ 《遐迩贯珍》1855年1月号，叶3。

与修订内容插图①，虽然未全部刊完，但已刊者占《全体新论》内容的绝大部分，应当可以视同本书的新版，即1855年由《遐迩贯珍》连载的第三版②，而且其印量3,000册比合信自印两版合计的2,400册还多，应该有一定的传播效果。

《全体新论》第四个由合信刻印或授权的版本，是上海墨海书馆的刻印本。1857年初合信从广州转到上海后，直到同年底接掌仁济医馆以前，有较多的工夫编著医书。他汲汲于在华传播医学知识的心愿与行动，获得上海外国人社群的赞助。虽然他在上海前后还不到两年，却已获得外国人捐款多达1,500两银（约合2,000元），用以刻印他的全部五种医书，每种1,000册③，《全体新论》是其中之一。但是，此书这第四版出版的时间却有些问题，封面上所署的"咸丰元年新镌"是模仿广州初版的结果，只将初版"惠爱医馆"的字样改成"江苏上海墨海书馆"。经查墨海书馆1851年前后印刷出版清单及传教士书信，并没有涉及此书，而且墨海版的此书还收入1853年叶遂翁翻刻本的赞语，因此不可能是1851年所印。

遍查伦敦会上海布道站的档案，包括墨海书馆以及合信在上海期间的书信在内，都没有刻印《全体新论》的专门记载。但

①　关于《遐迩贯珍》连载的《全体新论》修订，参见陈万成，《〈全体新论〉的撰译与早期版本》，《中国典籍与文化论丛》第13辑（南京：凤凰出版社，2011），页200—221，特别是页214。

②　陈万成《〈全体新论〉的撰译与早期版本》一文认为，在1853与1855年之间，即《全体新论》再版以后与《遐迩贯珍》连载之前，《全体新论》应该还有个第三版刻印本。陈氏的推论固然不无可能，但笔者以为，同样可能的是《遐迩贯珍》连载依据的是合信提供的修订稿，而非陈氏推论如无人知见也没有公私收藏著录的"第三版"。后来合信又以同一修订稿在上海刻印墨海书馆的版本，如此即无陈氏推测的1853与1855年间刻本。

③　LMS/CH/CC, 2.2.B., B. Hobson to A. Tidman, Hong Kong, 28 December 1858. WL/5852, no. 51, *The Twelfth Annual Report of the Chinese Hospital at Shanghae, from January 1st to December 14th 1858*, p. 9. 每种印1,000册见于最后印的《内科新说》合信序文。

是他抵达上海后，在1858年9月20日写给梯德曼的信中表示，已将刻印完成的整套书寄回英国，只有最后一种《医学英华字释》(*Vocabulary of Terms Used in Anatomy, Medicine, Materia Medica, and Natural Philosophy*) 还需一两个月才能完成[1]，如此则《全体新论》最迟在他写这封信前已经印成了。王韬在1858年10月下旬以后的日记中，也几次记载熟人或购或赠合信医书数种的事。[2]

墨海书馆版的《全体新论》进一步为此书的传播锦上添花，而且在合信五种医书陆续出齐以后，彼此共伴辉映，不论从图书市场的销售还是医学知识传播而言，都会产生更大的效果。这些被王韬的朋友称为"见所未见，闻所未闻，于灵素书外，别创一法"的医学新知[3]，对于中国读书识字的人必然有极大的吸引力。王韬记载协助合信译书的朋友管嗣复说："合信氏始著《全体新论》时，远近翕然称之，购者不惮重价。"[4]购买者除了乐于自用，也作为礼品送人，不但中国人如此，连外国人也如此。传教士杨格非(Griffith John)于1858年10月间到江苏丹阳地方传教，以合信数种医书赠予地方官，结果对方大为满意(Dr. Hobson's Medical and Scientific works took his fancy mightily ...)，还回赠以茶叶、糕饼等物。[5]王韬1858年12月25日的日记中，也记载了一位美国传教士购买合信医书数种寄往日本的事，王韬对此表示："此书流传甚广，真可不胫而走矣！"[6]

① LMS/CH/CC, 2.2.B., B. Hobson to A. Tidman, Shanghai, 20 September 1858.
② 方行、汤志钧整理，《王韬日记》(北京：中华书局，1987)，页22、34、57。
③ 《王韬日记》，页34。
④ 《王韬日记》，页111。
⑤ LMS/CH/CC, 2.2.B., Griffith John to A. Tidman, Shanghai, 6 November 1858.
⑥ 《王韬日记》，页57。

结　语

　　从决定编写《全体新论》到出版传播的过程中，合信的想法和做法有些值得注意的地方。例如他在1854年以后不再提随书附赠《圣经》或小册的举动，又如他在后来出版的《西医略论》等书中不再夹杂自然神学的内容等。合信并没有解释这些修正、改变的缘故，但很可能是他发觉附赠传教出版品的做法，并未有助于改变中国人对传教性出版品与基督教的态度；至于他后来的医书中不再穿插自然神学的内容，很可能是得自潘仕成删除《全体新论》相关内容的启发。虽然宗教信仰与科学知识是不同的领域，两者不是必然冲突的，有宗教信仰的科学家比比皆是，但非要将两者混杂比附在一起传播，不一定能产生传播者预想的结果。

　　合信编印《全体新论》的初衷，是要以此传布医学知识，并借以改变中国人对基督教相关书刊的轻蔑态度，进而接受基督教信仰。《全体新论》问世以后，的确引起了中国人极大的兴趣与重视，但是历史的发展显示，多数中国人虽然接受了合信等传教士附带而来的科学知识，却没有接受传教士主要传播的基督教信仰。

5

黄宽的西医生涯与中西文化夹缝

绪　言

　　在西医来华的过程中，基督教的传教医生是人数最多的一个群体，从1834年第一位传教医生伯驾来华，到1887年在华传教医生组成"博医会"（Medical Missionary Association of China），约半个世纪中共有150名传教医生来华。①在这些由欧美各国前来的传教医生当中，竟有一名中国人黄宽。其次，1860年代中国海关建立医生体系，在各地海关配置医生，都由外国人充当其职，黄宽又是这些海关医生中唯一的中国人。同时，黄宽也是西方医学教育制度与环境下获得西医资格的第一位中国人。但是，身为这几项唯一与第一的历史性人物，黄宽回国后的生涯却似乎落在中西文化的夹缝当中，不尽能适应或挥洒自如，甚至他自己还形成争议。本文主要关注与讨论黄宽接受西医教育的过程，担任传教医生的经过、工作与争议，辞去传教工作后的行医与教学，以及他医学生涯中一些心理与文化困境。

一、爱丁堡的医学生

　　黄宽是广东省香山县东岸村人，生于1829年，1840年3月13日

---

　　①　*China Medical Missionary Journal*, 1: 2 (June 1887), pp. 45-59, J. C. Thomson, 'Medical Missionaries to the Chinese.'

进入马礼逊教育会（Morrison Education Society）在澳门所办的学校就读。①接受了七年的中文与英文基础教育后，黄宽于1847年1月初与容闳、黄胜三人随同学校老师鲍留云（Samuel R. Brown）到美国，就读于马萨诸塞州（Massachusetts）孟松学校（Monson Academy）。黄宽毕业后依香港赞助者《德臣西报》（*The China Mail*）出版者萧德锐（Andrew Shortrede）等人之意，于1850年秋间独自前往苏格兰爱丁堡大学（The University of Edinburgh）就读医科。

由于爱丁堡大学没有宿舍，学生都住校外，黄宽就寄住在圣约翰丘（St. John's Hill）的巴尔福（Andrew Balfour）先生家中，离校并不远，黄宽住了两年。巴尔福原是一名军医，退伍后回到爱丁堡开设印刷所与出版社，他有三个儿子和黄宽关系密切，长子约翰（John H. Balfour）是爱丁堡大学的植物学教授，也是黄宽修读此科的老师；另一子威廉（William Balfour）是苏格兰自由教会（Free Church of Scotland）的牧师，因为与父亲同住的缘故，和黄宽每日见面而更为熟识，后来也成为黄宽担任传教医生的推荐人之一②；不过，巴尔福的儿子中和黄宽最有渊源的是安德鲁（Andrew H. Balfour），他就是爱丁堡大学医科的毕业生，1844年取得医生资格后，受雇于半岛

① *Chinese Repository*, 12: 12 (December 1843), p. 623, 'Catalogue of the Pupils that Have Been, and Now Are in the Morrison Education Society's School.' 王吉民与伍连德的英文本《中国医史》〔K. Chimin Wong and Wu Lien-Teh, *History of Chinese Medicine* (Shanghai: National Quarantine Service, 1936)〕一书，记黄宽生于1828年（页373），许多人也持此说法；但本文此处所引 *The Chinese Repository* 刊登的马礼逊学校学生名单，记黄宽于1840年时为11岁，则其生年应为1829年，后来1855年黄宽亲笔所填加入伦敦传教会申请表，记为当时26岁，同样应是生于1829年。据"蔼如彤辉"编、民国9年秋月印《黄如在堂族谱》，页60有黄宽，祖字仲信，父字汝祥，母北山邓氏，黄宽有一兄早夭。此项族谱内容由李丛与张娟夫妇提供，谨此致谢。

② LMS/CP/UC, box 63, no. 25, 'Wong Fun,' enclosure, Rev. William Balfour to William C. Milne, 〔Edinburgh〕, 2 October 1855. 此封及另几封他人推荐信，不知何故被伦敦会档案管理员误置于"未被接受的候选人"（unaccepted candidates）文件中。

与东方汽船公司（Peninsula & Oriental Steamship Company），担任香港的海员医院（Seamen's Hospital）医生，随后在香港自行开业。

　　安德鲁在港期间积极参与马礼逊教育会和在华医药传教会（Medical Missionary Society in China）的事务，连续多年出席两个团体的年会。在教育会方面，他曾免费为马礼逊学校的学生看病，也担任检查学生学习成效的考试官，当马礼逊学校于1846年最早开设化学课时，就是他在当年4月至8月间义务教导第一、二班学生此科，每周两次①，因此是黄宽的化学启蒙老师；在医药传教会方面，当负责该会香港医院的合信（Benjamin Hobson）于1847年10月改往广州后，香港医院陷于停顿，安德鲁自愿在本身工作外，每天上午到医院为中国病人义诊两小时，持续四个月，直到1848年2月中医药传教会的医生到职为止，安德鲁随即自1848年起当选为该会的副会长之一。②就安德鲁的学校出身和上述这些热心义举而言，黄宽会前往爱丁堡大学就读医科并住在安德鲁父亲家里，应当和安德鲁的建议、赞助与安排大有关系。他和萧德锐都是苏格兰人，也同是马礼逊教育会和在华医药传教会中积极活跃的成员。以往关于容闳、黄宽和黄胜留学美国的研究，都引述容闳在英文本《西学东渐记》（*My Life in China and America*）中所说，他在美国学成回香港时，特地去向赞助者萧德锐致谢，于是许多研究者都以为赞助者就是萧氏一人。其实，容闳也说自己记得三名赞助者的姓名，其他不知③，而鲍留云则表示他带三人赴美是出于马礼逊教育会四名成员

---

① *The Chinese Repository*, 15: 12 (December 1846), pp. 605–615, 'Mr. Brown's Report to the Trustees of the Morrison Education Society;' *ibid*., 16: 11 (November 1847), p. 568.

② *Report of the Medical Missionary Society in China for the Year 1848*, pp. 1, 22. *The Chinese Repository*, 18: 1 (January 1849), p. 55.

③ Yung Wing, *My Life in China and America* (New York: Henry Holt and Company, 1909), p. 20. 容闳记得的三名赞助者，除萧德锐以外，有美国商人A. A. Ritchie和苏格兰人A. A. Campbell。

158

的要求和负担费用[1]，可惜鲍留云没有列出四名赞助者的姓名，无法求证容闳不知道的第四名赞助者是否就是安德鲁。当1854年容闳回到香港时，安德鲁已在前一年回爱丁堡了[2]，两人不可能见面。

爱丁堡大学医科创立于1726年，十八世纪后期发展成欧洲著名的医学教育机构，吸引各国不少学生前往就读，到1799年为止，共培养出1,143名英国与各国的合格医生[3]，从1825年起修读年限自三年延长为四年，1833年起撰写毕业论文可以由英文代替拉丁文，但拉丁文仍是学习的基本条件。因此，1850年11月初黄宽在爱丁堡大学注册后，先入文科专读拉丁文一年，经考试及格后，自1851年起读医科，为期四年。从四年的修课单可知[4]，黄宽的老师都是望重一时的教授，例如解剖学教授古德塞（John Goodsir）是细胞学先驱；前文述及的植物学教授约翰·巴尔福又是爱丁堡皇家植物园园长（Royal Botanical Garden Edinburgh）；外科学教授米勒（James Miller）则身兼爱丁堡皇家医院（Royal Infirmary of Edinburgh）的主治医师；化学教授威尔森（George Wilson）是苏格兰工业博物院（Industrial Museum of Scotland）的院长；药物学教授库瑞司迪森（Robert Christison）是著名的毒物学家，曾任爱丁堡皇家内科协会（Royal College of Physicians of Edinburgh）会长及

---

① Edward E. Salisbury, ed., *Biographical Memoranda Respecting All Who Ever Were Members of the Class of 1832 in Yale College* (New Haven: Tuttle, Norehouse and Taylor, 1880), pp. 25–42, 'Samuel Robbins Brown.' 此处引自 p. 31.

② LMS/CP/UC, box 63, no. 25, 'Wong Fun,' enclosure, A. H. Balfour to W. C. Milne, Portobello, 1 October 1855. 安德鲁这封推荐黄宽当传教医生的信上清楚地说，自己是1853年从中国回爱丁堡。他回英后在爱丁堡附近的Portobello行医。

③ H. P. Tait, 'Medical Education at the Scottish Universities to the Close of the Eighteenth Century.' in F. N. L. Poynter, *The Evolution of Medical Education in Britain* (London: Pitman Medical Publishing Company, 1966), pp. 53–68.

④ Wong Fun: Course of Study & University Attendance. 此项文献由李丛与张娟夫妇提供，谨此致谢。

全英医学会（British Medical Association）会长；法医学教授崔乐（Thomas S. Traill）也曾任爱丁堡皇家内科协会会长，并且是第八版《大英百科全书》（*Encyclopedia Britannica*）的主编；妇产科学教授辛普森（James Y. Simpson）是创用氯仿麻醉手术第一人，并因医学成就被封为爵士，等等。

黄宽把握亲炙这些名师的机会努力学习，每科的成绩都在B以上。妇产科学教授辛普森也说，黄宽曾赢得不只一项同学间比赛的荣誉[①]；而伦敦会在上海的传教医生韩雅各（James Henderson）曾在爱丁堡和黄宽相处一年，亲眼见过黄宽诊病和开刀，韩雅各表示黄宽在校表现杰出，在众多同学参与的三项竞赛中，获得两项第一名的优异成绩。[②]虽然韩雅各和辛普森都没有指出黄宽得奖的比赛名称，在美国的鲍留云却明确地表示，黄宽是先在希腊文竞赛中夺魁，接着又在植物学竞试中名列前茅。[③]希腊文夺魁应该是黄宽第一年就读文科期间的事，而植物学竞试则是1852年由该科教授约翰·巴尔福主持的，参赛者共67人，有多达114道考题，结果黄宽获得第一名。因为是破天荒由中国学生夺魁，消息就广泛传开来，连大西洋彼岸美国的《纽约医学时报》（*The New York Medical Times*）和《国家杂志》（*The National Magazine*）都刊登了这条消息[④]，甚至也传到了印度，在马德拉斯（Madras）任教的植物学家柯烈宏（Hugh Cleghorn）写信告诉巴尔福，自己的印度学生知道一名中国学生赢

---

① *Christian Advocate and Journal*, November 22, 1855, 'Dr. Wong Fun.' *New York Observer*, 22 November 1855, 'Dr. Wong Fun.'

② *Memorials of James Henderson, M. D., Medical Missionary to China* (London: James Nisbet and Co., 1869), p. 179.

③ E. E. Salisbury, ed., *Biographical Memoranda Respecting All Who Ever Were Members of the Class of 1832 in Yale College*, p. 31. 鲍留云会如此肯定表示，应该就是黄宽写信告诉他的。

④ *The New York Medical Times*, 2: 2 (November 1852), p. 64. *The National Magazine*, November 1852, p. 477.

得竞试第一名后,都觉得大受鼓舞。[1]

黄宽的课业进行顺利,还能抽暇进行一些课外活动。例如他参加一个基督徒医学生组成的社团,每两个星期聚会礼拜一次,也偶尔在威廉·巴尔福牧师的主日学校教书。[2]他还曾于1853年应邀前往英格兰的曼彻斯特(Manchester),在当地长老会青少年传教协会(Juvenile Missionary Association)的年会上发表以中国为题的演讲,内容以中国的教育为主,也展示一些中国服装和图书,讲完后还和听众逐一握手而别。[3]

不过,黄宽总是显得保守低调,比较沉默寡言。他到爱丁堡都已五年了,所属的公理会宪政街教会(Constitution Street Chapel)牧师库林(G. D. Cullen)却还表示,黄宽的勤奋向学众所周知,行为举止也一直符合基督徒之道,但是由于他的特殊处境和个性保守(reserve)或羞怯(shyness)的缘故,直到最近大家才熟悉、了解他。[4]所谓特殊处境当然是指他一人身在异国,而且是前所未有的第一位就读大学医科的中国人,但牧师没有说或者不清楚的是黄宽现实生活的费用压力。他就读爱丁堡大学约一年半后,香港方面的赞助在1852年7月不知何故中断了[5],他将何去何从? 还有他在中国的祖母和姐姐两名仅存的家人生活又怎么办?

幸好大西洋两岸都有人协助黄宽渡过难关,他自己先获得爱丁

---

① 'Cleghorn Letters in J. H. Balfour's Incoming Correspondence at Royal Botanic Garden Edinburgh.' Vol. 4, no. 159, Hugh C. Cleghorn to J. H. Balfour, Madras, 10 October 1852. http://www.rbge.org.uk/assets/files/science/Cleghorn/RBGECleghorn.pdf (retrieved 14 February 2018).

② LMS/CP, Answer to Printed Questions, no. 274, Wong Fun.

③ *The English Presbyterian Messenger*, vol. 6 (January 1854), p. 62.

④ LMS/CP/UC, box 63, no. 25, 'Wong Fun.' enclosure, J. D. Cullen to W. C. Milne, Edinburgh, 2 October 1855.

⑤ Patricia A. Baxter, 'Dr. Wong Fun (1828–1878) MD 1855.' *The University of Edinburgh Journal*, vol. 36, no. 1 (June 1993), pp. 40–43.

堡医药传教会（Edinburgh Medical Missionary Society）的补助，祖母与姐姐则另有美国的善心基督徒捐助生活费。爱丁堡医药传教会成立于1841年，计划派遣传教医生前往海外，但是爱丁堡虽然有著名的大学医科，许多教授和该校出身的医生都是这个医药传教会的执事与赞助者，派遣传教医生的目标却多年没有实现。原因是要一般的医生放弃700镑以上的年薪，屈就传教医生只有150至250镑的待遇，还得背井离乡、困难重重地开展海外传教工作，实在难得其人。[1]尽管爱丁堡医药传教会不断征求志愿者[2]，医科教授们也屡次对医学生演讲，鼓励学生从事海外医药传教工作，并将演讲内容结集出版以广宣传[3]，却一直无人应征。爱丁堡医药传教会不得不放弃自行派出传教医生的构想，转而在1852年3月通过"学生补助款计划"（Student Grants in Aid Scheme），补助有意担任传教医生的人接受医生养成教育的费用，相当于爱丁堡大学医科每年的学费，鼓励学生取得医生资格后，向各传教会申请担任海外传教医生。[4]对于黄宽而言，这项补助款计划有如及时雨一般，因为计划通过几个月后就逢他原来的香港赞助款中断，他随即申请并成为获得这项补助款的第二人，到毕业为止的三年间共获得97英镑多的补助。[5]

---

[1] 韩雅各说自己于1859年取得医生资格后，英格兰杜伦（Durham）地区的医院找他前去工作，年薪700镑以上（*Memorials of James Henderson,* p. 60）。而伦敦传教会给予来华传教医生的待遇为单身每年150镑、已婚250镑。

[2] *Fifth Report of the Edinburgh Medical Missionary Society* (Edinburgh, 1849), 'Chinese Sub-Committee.' p. 4.

[3] *Lectures on Medical Missions*. Edinburgh: Sutherland and Knox, 1849. 本书收录六篇演讲内容。

[4] John Wilkinson, *The Coogate Doctors: The History of the Edinburgh Medical Missionary Society, 1841–1991* (Edinburgh: Edinburgh Medical Missionary Society, 1991), p. 12. William A. Duff, 'Scottish Protestant-trained Medical Missionaries in the Nineteenth Century and the Rise of the Edinburgh Medical Missionary Society.' MLitt. in Medical History Thesis, Faculty of Law, Business and Social Sciences, University of Glasgow, November 2010, pp. 76–77, 89.

[5] P. A. Baxter, 'Dr. Wong Fun.' p. 42. J. Wilkinson, *The Coogate Doctors*, p. 12.

至于他在香山老家的祖母与姐姐，当初带他赴美的鲍留云牧师，于1851年起担任纽约州奥本（Auburn）附近欧瓦斯科湖畔（Owasco Lake）一个教会的牧师，当地一位富有的妇女听了鲍留云讲述黄宽的情况后，解囊捐赠生活费给黄宽的祖母与姐姐。黄宽于1853年10月27日从爱丁堡写信请鲍留云转给捐款者致谢，鲍留云又将信的全文刊登于报纸《纽约观察家》（*The New York Observer*）。黄宽除了深表谢忱，又说当时自己还有一年半可以完成学业，希望毕业后两年左右便有能力奉还捐款；鲍留云则在黄宽的信后加上长篇申论，以自己教导的黄宽、容闳等学生为例，说明中国孩子的心智绝不输给西方，等等。[1]

费用的难题解决，黄宽得以安心继续求学，并于1855年夏天毕业，获得医生（Medical Doctor, M.D.）学位。在同年级54篇毕业论文中，最佳得奖者3篇、次优者5篇、再次获推荐者13篇，黄宽的论文《胃功能失调论》（On Functional Disorders of Stomach）列为推荐论文之一。[2]1855年8月4日爱丁堡大学医科举行毕业典礼，妇产科教授辛普森致词时，以400字篇幅称赞中国文明和第一位中国人西医黄宽，表扬他的勤奋谦逊，认为以他在校时的各项获奖与荣誉，将会是西方医学科技在中国社会一位了不起的代表人物，不只是作为医生，而且是一名传教医生，将基督教福音带回中国。[3]既是欧洲

---

[1]　*The New York Observer*, 2 March 1854, pp. 69–70.

[2]　*List of the Graduates in Medicine in the University of Edinburgh, from 1705 to 1866* (Edinburgh: Printed by Neill & Company, 1867), p. 156.

[3]　辛普森的致词全文至少收在以下三处：(1) 他的演讲集 *Physicians and Physic: Three Addresses* (Edinburgh: Adam and Charles Black, 1856), pp. 46–72, 'On the Prospects of Young Physicians.' (2) *Edinburgh Medical Journal*, vol. 1 (July 1855–June 1856), pp. 224–233, 'Valedictory Address to the Newly Made Medical Graduates of the University of Edinburgh, 1st August, 1855.' (3) *The Lancet*, vol. 2, no. 13 (September 29, 1855), pp. 289–291, 'Valedictory Address to the Newly Made Medical Graduates of the University of Edinburgh, August 1st, 1855.'

著名的爱丁堡大学培养的第一位中国人西医，又得到大名鼎鼎的辛普森教授评点表彰，黄宽竟成为不少新闻报导的对象，众所瞩目的程度还远甚于三年前的植物学竞试夺魁。①

在毕业典礼的一个月前，黄宽已通过爱丁堡皇家外科医生协会的考试，获得行医资格（LRCSE, Licentiate of the Royal College of Surgeons Edinburgh），随即受到爱丁堡皇家医院的主治医生、黄宽的外科学教授米勒延揽，进入皇家医院担任住院医生，这也是黄宽悬壶济世的开始。皇家医院创立于1729年，获得皇家特许状而成为爱丁堡乃至苏格兰的重要医院。1853年建成新外科大楼（New Surgical Hospital），有别于原来的旧外科大楼（Old Surgical Hospital），黄宽即在新外科大楼服务。此外，黄宽又在爱丁堡医药传教会的牛闸口（Cowgate）诊所看诊。牛闸口是爱丁堡较为落后的区域，有许多爱尔兰的贫困移民聚居当地。爱丁堡医药传教会的创办人之一韩德赛（Peter Handyside）医生在此开办一家诊所，自1853年11月起专为爱尔兰天主教移民看病，并向他们传教。②黄宽刚毕业时，牛闸口诊所的传教医生华莱士（Alexander Wallace）生病，便请黄宽代为主持，他也乐于接受，有时还需要到病人家中出诊。一位热心传教工作的爱丁堡医生寇德斯川（John Coldstream）说，自己几次到牛闸口诊所探视和协助，发觉黄宽每天都到诊所看病，诊断开药正确得宜，对病人态度又和蔼可亲，主持这家诊所至少

---

① 当时以较多篇幅报导此事的报刊如 *Witness* (4 August 1855)、*Wesleyan-Methodist Magazine* (February 1856)、*New York Observer* (22 November 1855) 和 *Christian Advocate and Journal* (22 November 1855)，后者注明转载自 *London Watchman*；至于简略报导但提及黄宽姓名及来自中国者如 *The Examiner* (18 August 1855), *The Lancet* (18 August 1855), *German Reformed Messenger* (26 September 1855), *The Journal of Education for Upper Canada* (September 1855) 和 *Ballou's Dollar Monthly Magazine* (December 1855) 等。

② J. Wilkinson, *The Coogate Doctors*, p. 13.

两个月。[①]

二、成为传教医生的波折

接受西方医学教育成为第一位中国人西医，接着又成为对华传教医生群体中唯一的中国人，黄宽的经历应该是西方医学来华史上的美谈。事实上在他的传教医生经历中，却有着文化差异与歧视引起的不小波折与困难，而且竟然从他应邀担任传教医生开始就是如此。

黄宽在毕业典礼上受到辛普森教授大力称赞一事，经由各报刊杂志的广泛报导，受到了伦敦传教会的注意。他毕业一个月后的1855年9月间，伦敦会请曾在中国传教多年的美魏茶（William C. Milne）专程从伦敦前往爱丁堡，探询黄宽的情形、资格和意向。[②]在此以前的1853年底，伦敦会的理事会曾经通过决议，尽快派遣十名传教士前往中国，扩大对中国的传教事业，为此还特地发起全国性的劝募活动，在半年内获得11,000余镑的捐款。1855年2月理事会又决议，在预定派往中国的十名传教士中，应有一名传教医生派到广州协助合信[③]，就在这项决议的半年多以后，伦敦会注意到了黄宽。

美魏茶和黄宽早在马礼逊学校期间就已认识，当1841年学校

① LMS/CP/UC, box 63, no. 25, 'Wong Fun.' enclosure, John Coldstream to W. C. Milne, 51 York Place Edinburgh, no day October 1855.
② Ibid., William C. Milne to Rev. E. Prout, London, 6 October 1855.
③ LMS/BM, 12 September, 11 October 1853; 18 April 1854; 26 February 1855.

还在澳门而鲍留云也未到职前，美魏茶有半年时间每天到学校义务教一小时的课，鲍留云到职初期，美魏茶又继续教了一段日子。[①]十四年后师生两人在爱丁堡重逢，当年的澳门小学生已是皇家医院的医生，两人谈论请黄宽回中国担任传教医生的事，黄宽表示愿意接受伦敦会任命到广州工作。他在美魏茶带来的伦敦会候选传教士问卷上也明白写着，自己是在传教学校（即马礼逊纪念学校）成长的，很早就被教导向人传教的观念，但有意识想担任传教士是六年前在美国受洗成为基督徒以后自然萌生的念头，读了医学以后，他进一步认为自己很适合担任传教医生。[②]

美魏茶和黄宽谈过后向伦敦会推荐他，并附上自己在爱丁堡期间和黄宽的师友交谈后收到的推荐信：三封来自医学界，两封来自宗教界。

第一位医学界推荐者是黄宽的外科学教授及现职的主管米勒。他写道：

> 我非常高兴地说，我对于黄宽医生作为中国传教医生的资格有极高的评价：他有完整的专业知识，他的天性和才能最为合适，他也有心于传教。我认为任何一个传教会能用他为它们工作都是幸运的。[③]

米勒写完签名后意犹未尽地又补上两句："他现在的职位和专业技能已经在学生之上，他不论公开或私下行医都足以独自负责

① LMS/CH/SC, 4.2.A., W. Lockhart, B. Hobson and W. C. Milne to the Directors, Macao, 30 September 1841. *The Chinese Repository*, vol. 10, no. 10 (October 1841), pp. 565, 570, 573, 578; ibid., vol. 11, no. 10 (October 1842), p. 554.

② LMS/CP, Answer to Printed Questions, no. 274, Wong Fun.

③ LMS/CP/UC, box 63, no. 25, 'Wong Fun.' enclosure, James Miller to W. C. Milne, Edinburgh, 29 September 1855.

病人。"

第二位医学界推荐者是安德鲁·巴尔福。他说自己从中国回英以后，经常有机会和黄宽谈话，在最近一次谈话中，黄宽表现出传教的热忱和精神，非常适合回到自己的同胞中担任传教医生。巴尔福又说写推荐信之前和父亲谈论黄宽，父亲觉得黄宽近来比刚到苏格兰时更有意愿从事传教工作。①

第三位医学界推荐者是前述的医生寇德斯川，他以黄宽在皇家医院以外又承担牛闸口诊所的额外负担为例：

> 在简陋的诊所中，一位高教育水准的中国基督教徒为可怜的爱尔兰天主教徒解除疾病苦痛，以爱心和言语赢取他们的灵魂。②

寇德斯川认为这是一幕动人的情景，充分说明黄宽非常适合传教的任务。

来自宗教界的两名推荐者，一位是前文述及的威廉·巴尔福牧师，另一位则是黄宽所属教会的牧师库林。前者对住在他家里两年的黄宽给予毫无保留的好评，不论在道德或信仰方面、在言行举止或求学能力方面，都极力推崇，也觉得黄宽十分愿意回中国传播基督教福音。③后者则是稍有保留，表示黄宽个性保守羞怯，因此教会中有人担心他是否适合传教，但是库林说自己乐于推荐，也希望黄宽会有助于传教。④

既然伦敦会先已决议需要一名到广州协助合信的传教医生，

---

① LMS/CP/UC, A. H. Balfour to W. C. Milne, Portobello, 1 October 1855.

② Ibid., J. Coldstream to W. C. Milne, 51 York Place〔Edinburgh〕, no day October 1855.

③ Ibid., W. Balfour to W. C. Milne,〔Edinburgh〕, 2 October 1855.

④ Ibid., J. D. Cullen to W. C. Milne, Edinburgh, 2 October 1855.

而黄宽有五名医学界和宗教界的推荐人,看起来正是顺理成章的合适人选。事实却非如此,伦敦会主要考虑的不是黄宽的医学知识技能,而是雇用华人担任对华传教士是否适当的问题。当时伦敦会在中国已有许多本地职员,但是都在英籍传教士的指挥监督之下工作,中国职员没有和传教士平起平坐的地位,包括黄宽的留美同学黄胜在前一年(1854)就任伦敦会香港布道站印刷所的主管,也是在英籍传教士之下。①加上伦敦会的宗旨本在传教,医药服务不过是手段而已,黄宽虽是基督徒,却没有任何神学训练,而且少小离华已将近十年,不再能以母语和人沟通,因此能否担当传教重任,伦敦会有些犹豫难决,于是邀请他到伦敦面谈,最后终于决定进行这项史无前例的"实验"。伦敦会决定给黄宽的薪水待遇尽管和英国传教士相同,但只任命他为"助理传教医生"(assistant Medical Missionary)。②

伦敦会的纪录并没有说明或根本不便说明黄宽职称降级的原因。问题是黄宽和在他前后任命的英国传教医生一样都是合格的医生,何以他的职称必须低人一等? 唯一的解释是因为他是中国人。伦敦会一开始或许没有歧视心理,才会主动邀请他担任传教医生,但伦敦会很可能也没有把握任命中国人为对华传教士会有什么样的后果,再加上同一年(1855)伦敦会一位对华助理传教士杨(William Young)退休带给伦敦会灵感,于是也以低一级职称任命黄宽。杨是到当时为止伦敦会唯一的对华助理传教士,他出生于巴达维亚(Batavia,今雅加达),在印度受教育,1828年起在伦敦会的巴达维亚传教士麦都思(Walter H. Medhurst)训练下,协助对当地华

---

① 关于黄胜的职位和他与传教士之间的关系,参见笔者,《铸以代刻:十九世纪中文印刷变局》(北京:中华书局,2018),页222—227。

② LMS/BM, 8 and 29 October 1855.

人传教，1844年转到厦门，1855年退休。①但是，杨与黄宽是不能类比的，杨是一般传教士，却缺乏必备的神学资格，当然只能屈居助理传教士；黄宽是传教医生，他出身于著名的爱丁堡大学医科，专业能力至少不逊于其他传教医生，甚至还更为优秀，若论神学背景，则伦敦会从第一位传教医生雒颉（William Lockhart）开始，都是没有神学背景的平信徒。因此，除了黄宽是中国人这个原因，实在找不到理事会任命他为助理传教医生的理由。

无论如何，黄宽接受了伦敦会的任命。他于1856年1月15日从爱丁堡写信给伦敦会秘书梯德曼（Arthur Tidman）表达此意，也说自己将在当年夏天启程返回中国就职，并再次确认他的薪水将是每年150英镑，加上一户住宅，以后若是结婚，年薪则提高至250英镑。②接着黄宽继续在皇家医院工作，同时也准备返回中国。

事情就此定案，不料却从中国传来反对黄宽任命的强烈抗议，而且还是出自黄宽预定协助的对象合信。早在黄宽毕业的前一年（1854），合信已经知道他可能会到广州和自己共事。寇德斯川医生写信给合信时提到这件事，合信即向梯德曼表达反对之意：

> 希望您不要接受这项建议，我几乎可以确定这将是危险的实验。有人告诉我，他［黄宽］相当合作，但是以往的经验让我不愿和他有职务上的关系，他可能成为让我焦虑的来源，而且即使他确有良好的教育和稳健的性格，也无法赋予太多责任和信赖，也无法如欧洲人一样获得中国人

————

① 关于杨，参见John O. Whitehouse, *London Missionary Society Register of Missionaries, Deputations, etc., from 1796 to 1896* (London: London Missionary Society, 1896, 3rd ed.), pp. 78–79, no. 275, William Young.

② LMS/CP/UC, box 63, no. 25, 'Wong Fun.' enclosure, Wong Fun to Arthur Tidman, Edinburgh, 15 January 1856.

的尊敬。^①

这段文字显示合信并不反对黄宽的医生身份，他反对的是黄宽的中国人身份。合信所谓"以往的经验"指的是自己和中国人相处的经验。他担心黄宽和自己的一些学徒及中国基督徒同样，工作不够负责、信仰不够虔诚而让他焦虑不快。合信也对中国人尊崇自己的外国医生身份很有把握，唯恐黄宽来后不利于此种职务上的形象，所以认为一旦黄宽获得伦敦会任命为传教医生，这将是危险的实验。

虽然合信对黄宽的态度不友善，但当时黄宽尚未毕业，伦敦会的任命言之过早，梯德曼也没有就此回应合信。不料一年半后黄宽的任命成真，梯德曼通知合信这项人事案前，合信先已分别从姐姐和黄宽的牧师库林的来信中获得消息。合信几乎是愤怒地写信向梯德曼抱怨，说理事会派遣英籍传教士到其他布道站的同时，却只派一名"受过教育的中国人"（an educated Chinese）到广州，他不认为这是一项明智的任命，也怀疑黄宽多少是被人拱上传教医生的工作，不见得是真心奉献于此。合信同时又说自己的健康欠佳，应该易地调养，借以表示不愿与黄宽共事。^②有些气急败坏的合信没有说明何以认为黄宽并非自愿担任传教医生，但显然指他是应邀加入伦敦会的特殊个案，有别于由自愿者申请的常态做法。

合信在激动生气中又赶往香港会见当地的伦敦会传教士理雅各（James Legge）和湛约翰（John Chalmers），寻求他们的声援，结果令他失望了。理、湛两人应他的要求，召开香港与广州布道站的联合委员会正式讨论此事，但两人都认为，东方的基督徒或协助传教

---

① LMS/CH/SC, 5.3.D., B. Hobson to A. Tidman, Canton, 25 November 1854.
② Ibid., 5.4.C., B. Hobson to A. Tidman, Canton, 12 April 1856.

的职员固然经常令人失望,却难以就此推断黄宽必然也是如此,从他的家世也看不出有何不良遗传因素,既然黄宽接受了完备的医学教育,其基督徒的品格也获得了解他的多位推荐人认可,又经伦敦会多方考虑后才郑重任命,则在传教士同工的立场就应尽量协助黄宽的工作才是。^①不过,理、湛两人为了顾及合信个人的感受,联合委员会达成合情合理的三项决议:(1)合信健康的确不佳,亟需返英调养,因此黄宽到职后应加紧学习广东话,以便合信可以在六个月后安心离职;(2)为加强广州站人力,湛约翰调往广州站协助,负责医疗工作以外的传教事务;(3)请理事会加派传教士,一名到广州,两名到香港。^②

合信悻悻然回到广州后,写信给伦敦会秘书表示,如果无法收回成命,应告诫黄宽两件要事:(1)不得私自在外看病;(2)到职后表现出像个中国人,而非英国人或其他外国人。^③但合信实在不甘心,所以两天后又写信给秘书,强调广州和其他地方不同,在广州的布道站和医院两者合一,其他地方如上海则医院只是布道站的一部分,因此派到广州的应该是"极具手术能力又虔诚而有爱心的英籍外科医生"。至于黄宽,则上海应该比广州更适合他,合信还说自己是为了布道站和黄宽好才这么说,绝对不是出于私心。^④过了一段时间,合信怒气较缓,又写了两封长信委婉地表示,自己的健康其实还不到必须尽快离开广州回英的地步,并说先前的反对实在是有鉴于"不论是在美国或中国受教育的中国青年,都不具有虔诚的信仰,也欠缺引导中国同胞皈依基督应有的关心"^⑤。事实上,合信反

---

① LMS/CH/SC, James Legge to A. Tidman, Hong Kong, 12 April 1856.
② Ibid.
③ Ibid., B. Hobson to A. Tidman, Canton, 12 April 1856.
④ Ibid., 14 April 1856.
⑤ Ibid., 8 May and 10 September 1856.

对黄宽到广州的态度一直没变,也始终坚持伦敦会派到广州的应是信仰虔诚而受过良好教育的欧洲人才对。①即使四个多月后他说自己将尽力使黄宽的到来成为"一项满意和成功的任命",其实也只是勉强的饰词,因为他在同一封信中仍然借词空间不足,断然拒绝让黄宽住到惠爱医馆中,只愿意设法代为租用邻近的房屋。②

令人惊讶的是合信在华一向致力于传播医学知识,也教导中国学徒习医,还曾募款试图为中国人建立西医学校,现在来了一位中国人西医黄宽,岂不是合信扩大多年努力成果的一大助力与机会,甚至还可望实现建立医学校的心愿,何以却反对黄宽到如此激烈的地步?这恐怕只有从合信自己的优越心理才能解释,由于自己的西方医学图书受到中国人欢迎,合信获得极大的成就感,教导中国学徒或构想中的医学校也能获得中国人的尊重,教出来的学徒都是受他之惠并在他影响之下;至于黄宽前来共事则是不同的一件事,论医学知识与技术两人都是合格西医,论地位则同样是传教士,只是黄宽职称较差而已。黄宽来到以后确有可能影响到合信在中国人心目中的地位,因为黄宽当然能和合信一样为人治病,也可能传播西医知识和教导学生,有如后来黄宽在博济医院的教学一般,如此合信的"独特性"即使未消失,也会被稀释或分享了。很可能这正是合信担心的所在,因此才会在黄宽未到之前就急着以轻率的言行极力阻挡这项意外的人事安排。

合信的反对并没有耽误黄宽的回国准备。1856年6月23日爱丁堡医药传教会欢送黄宽,从1841年在华传教医生伯驾(Peter Parker)访问爱丁堡而促成该会的成立,历经十五年以后,该会终于

---

① LMS/CH/SC, 8 May 1856.
② Ibid., 10 September 1856.

有机会欢送前往中国的传教医生，虽然不是该会派遣，却是由该会补助并在爱丁堡培养的第一位中国人西医，因此欢送的场面热烈。会长威廉·布朗（William Brown）代表妇女成员送黄宽一部印制精美的多种语文《圣经》，并由巴尔福教授代表该会致赠黄宽全套眼科用具。[①]随后黄宽告别了学医和悬壶共六年的爱丁堡南下，伦敦会的理事会也致送40英镑供他置装、10英镑购买手术用具。[②]黄宽于1856年8月2日从伦敦外港格雷夫森德（Gravesend）登船回华。理事会在发给他的"工作指示"（Letter of Instructions）中，先是提醒他的任命是史无前例的个案，理事会是基于在华传布基督教福音的重要性而从事这项"实验"；其次，交付他的任务是借着自己专长的医学知识技术进行传教，在行医活动中毋忘自己的目标在于传布福音；第三，特别要求他务必与合信合作，协助经营惠爱医馆；第四，指示他回华后加紧学习广东话，以便与自己的同胞沟通。最后，通知他的待遇是年薪150镑，自到达广州之日起算，并供给免费的宿舍。[③]

三、香港与广州行医

回到中国后，黄宽没有前往预定的目的地广州，而是先在香港行医，再转往广州，他也没有长期担任传教医生，而是在四年后辞职

---

① P. A. Baxter, 'Dr. Wong Fun.' p. 42.
② LMS/BM, 30 June 1856.
③ LMS/CH/GE/OL, A. Tidman to Wong Fun, London, 3 September 1856. 这件工作指示函在黄宽离英后才以快信发出，比他还先到达香港，而由理雅各转交给他。

173

了,接着在香港和广州两地担任医生和教学工作,直到过世为止。

（一）香港开设下市场诊所

1857年1月15日黄宽抵达香港,上距1847年初他和容闳、黄胜三人赴美,几乎整整十年。没有料到就在他回华的这166天航程中,中英两国局势发生重大的变化,由"亚罗号"事件引发的第二次鸦片战争正炽。在英军炮轰攻入广州的紧张情势下,外国人从广州分别撤往香港与澳门,合信和家人也在1856年10月底到达香港避难,并决定在短期内前往上海,接替即将退休的雒颉掌理当地的仁济医院。这个意外的变化消除了先前合信为黄宽将来共事引起的不快,但是黄宽预定的工作计划因而完全不可行,他也只能暂时留滞在香港。

黄宽抵达香港六天后,伦敦会在港的理雅各、湛约翰、合信、黄宽等四名传教士,于1857年1月21日开会商讨在新局面下黄宽何去何从为宜。决议认为黄宽应暂时留港,并在香港布道站上环地方的下市场（Lower Bazaar）房舍开办一间诊所,合信则将带到香港还堪用的仪器匀出一些给黄宽,并从惠爱医馆收到的捐款中拨助15英镑。①

1857年2月9日下市场诊所开张,三个月后黄宽详细报导医疗的状况。诊所每周自星期一至六,每天自上午十点开门至下午二三点关门,每日的病人平均约60人。黄宽说当时华人因为战争局势的关系纷纷离港回乡,能有这个数字算是很多了;病人中只有少数的上层人士,大多数是中下阶层民众,许多人并非香港居民,而是逃

---

① LMS/CH/SC, 6.1.A., Wong Fun to A. Tidman, Hong Kong, 28 January 1857; ibid., John Chalmers to A. Tidman, Hong Kong, 29 January 1857.

避中国政府的缉捕来港；病患中最常见溃疡、皮肤病、眼病、风湿、发烧等方面的症状，他也进行割除肿瘤及其他手术，因而在华人中声名鹊起；诊所的用药大部分购自屈臣氏，但石膏和眼药水则是自制，至于奎宁之类的高贵药品则不得已时才用，黄宽希望伦敦会能自英国运送牛痘苗到港备用。[①]

　　人手方面，黄宽有一名就住宿在诊所中的"苦力"（coolie）当助手，负责打点一切杂务，包括协助药剂和开刀，必要时访视回家后的病人等。此外，还有两名香港布道站的华籍传道人每日到诊所传教分书，其中之一是洪秀全的堂弟洪仁玕，黄宽说他极为聪明又善于言辞，每日对病人的集体讲道都由他负责；另一名老者则和病人个别谈话。黄宽认为诊所是个非常便于传教的场所，因为可以聚集大批有时间和耐心的听众，更特别的是当时许多华人准备前往澳大利亚淘金，在港候船期间经常到诊所拿药兼打发时间，他们甚至比当地的病人更专注倾听讲道。[②]

　　此后诊所的病人继续增加，1857年6月有1,531人，7月增加到2,070人，8月有2,187人，9月又增加为2,519人，同年10月时达到2,875人，平均每天病人数目则从6月的59人，到10月时提高至106人。病人中最常见的是发烧和痢疾，黄宽表示治疗发烧而使用的奎宁消耗量很大，却是少不了的药品，他不得不撙节着用，给予中国病人的剂量比在爱丁堡治疗欧洲人同一病症少得多；黄宽也表示，病人都很感谢他给予的内科和外科治疗；黄宽认为如果有住院设施的话，治疗的效果一定更好。只是，他也承认病患中并无一人显现出接受基督感化的征象，因为穷苦的中国百姓每日但求温饱都不一

---

① LMS/CH/SC, 6.1.A., Wong Fun to A. Tidman, Hong Kong, 8 May 1857.
② Ibid.

定可得,实在很难分心于宗教。①

（二）广州重开惠爱医馆

黄宽在香港的诊所维持了整整一年,这期间中国与英法联军在广州的战争胜负已分,联军占领广州,逮捕两广总督叶名琛。广州在英法统治之下,一度实施戒严。1858年2月解除封锁后,黄宽立刻关闭香港的诊所,在理雅各和循道传教会(Wesleyan Methodist Missionary Society)的传教士郭修理(Josiah Cox)陪同下离港,在同月16日抵达广州。

广州一名伦敦会的教徒主动提供自有的一户房屋作为诊所,虽然不太理想,三人却也找不到更好的房屋,于是接受教徒的好意建立暂时性的诊所,并于1858年2月23日开业。由于是位于城内,交通方便,3月每日平均病人108人,4月立即提高至262人,当月下旬甚至超过300人。②至于传教活动则由郭修理和一名华籍传道人负责。黄宽发现很有意思的一种情形,他刚到广州的第一个月,许多城内居民感到好奇,甚至认为和洋人来往可能会有些好处,因此除了病人外,特地来听讲道的人也很多,后来发觉没有什么特别,看热闹的人潮随着散去。他因而感叹到处的中国人都一样,对于宗教不会有深度的兴趣。③

虽然城内诊所地点很好,却很难容纳日增的病患人数。在当时弥漫着仇视外国人的环境下,在城内难以找到其他合适的场所,黄宽决定迁到合信原来在城外西关金利埠租用的惠爱医馆,房主也同意从每年的300银元房租中提出部分作为修缮之用。1858年5月

---

① LMS/CH/SC, 6.1.A., 26 November 1857.
② Ibid., 6.1.B., Wong Fun to A. Tidman, Canton, 4 May 1858.
③ Ibid.

31日惠爱医馆重新开业，不料一个月后广州又发生新动乱，有人悬赏杀害外国人，换来英法联军大肆报复。有人警告郭修理将是杀害的目标，又有人警告打算放火焚烧惠爱医馆。到6月25日，黄宽终于将医馆委托四名中国助手看管，自己押送衣物、图书、药品与仪器，和三名传教士撤退到澳门，借住于美南浸信会（Southern Baptist Convention）传教士啤士（George Pearcy）的住宅中。在澳门期间，黄宽步行在阔别已十二年的澳门街道上，他说自己的心里充满着特殊的亲切感。[1]

在澳门停留四个月，等广州情势较为平静后，黄宽于1858年10月2日回到广州，发觉在留守的助手看管和街坊邻居协助维护下，惠爱医馆免于遭到恶意破坏。黄宽也于10月5日重新开业。此后到1860年11月底的两年稍多期间，惠爱医馆得以比较正常地经营。黄宽在每周一、三、五及周日看诊，从1858年3月至1859年6月间，扣除迁址和避居澳门的四个月，在十二个月中黄宽共医治了26,946人次[2]；接着从1859年7月到1860年6月，又有病人26,030人次[3]；前后合计医治52,976人次，其中男性约72%，女性约28%。黄宽稍前在香港与广州城内的两个诊所都无法收容住院病人，而惠爱医馆则设有病房，在1858年10月至12月有36人，1859年1月至6月有119人住院，从1859年7月到1860年6月的住院病人大幅度增加至430人。黄宽一人难以应付惠爱医馆的众多门诊与住院病人，他有两名助理和两名仆人，都是合信原来的帮手，也都尽力协助他，他还在1858年底新收了一名年轻的学徒，希望能训练成医药助手[4]；同

---

① LMS/CH/SC, Macao, 19 July 1858.
② *Report of the Missionary Hospital at Kum-Lee Fow, in the Western Suburbs of Canton for the Year 1858-59*, p. 4.
③ Ibid., p. 2.
④ Ibid., p. 3.

177

时，在广州的开业西医狄克森（Walter G. Dickson）经常到惠爱医馆来协助手术，而美国长老会的传教医生嘉约翰（John G. Kerr）及合信以前的中国助手何景文有时也会来帮忙。

在传教方面，黄宽在历经两年的传教医生工作后，终于在1859年2月有了第一个成果，有一名中国人钟民志（Chun Meen-tse）接受洗礼成为基督徒。钟民志曾是刑部的官员，后来因为广州战事的缘故家道中落，从黄宽初到广州起，钟氏几乎每天都到医院聆听讲道，经过一年终于由郭修理施洗。[1]到这年6月底，又有十二人请求洗礼，其中五人受洗成为基督徒，包含黄宽的一名仆人和两名惠爱的病人。[2]

从1858年10月初重开惠爱医馆起，战争变乱等外在的因素日渐远离，黄宽应该从此可以专心进行医药传教的工作了，而且香港和广州的中外商人也开始捐助惠爱医馆，捐款收入还超过了原来由伦敦会自行支应的金额。[3]没想到不愉快的遭遇又接踵而至，而且还都发生在他和伦敦会的理事会与传教士同工之间，以致他从1859年下半年起写给伦敦会秘书的信件内容，提到医疗工作的部分大为减少，反而是长篇累牍在讨论和解释他遭遇的连串困扰，最后甚至导致他离开了传教医生的工作。

第一桩不愉快事件有关黄宽的薪水。1859年时黄宽已经三十

---

① LMS/CH/SC, 6.1.C., Wong Fun to A. Tidman, Canton, 11 April 1859.

② Ibid. *Report of the Missionary Hospital at Kum-Lee Fow, in the Western Suburbs of Canton for the Year 1858-59*, p. 3.

③ 1858年4月至1859年6月，伦敦会支应惠爱的金额为955.64元，而1859年7月至1860年6月，香港与广州商人捐助惠爱的金额为1,050元。参见*Report of the Missionary Hospital at Kum-Lee Fow, in the Western Suburbs of Canton for the Year 1858-59*, 'Statement of the Receipts and Disbursements.' *Report of the Missionary Hospital at Kum-Lee Fow, in the Western Suburbs of Canton for the Year 1859-60*, 'Statement of the Receipts and Disbursements.'

岁,友人觉得既然局势和工作都已稳定,他应该可以成家了,他也写信向伦敦会透露意愿,并询问是否照规定改为支领已婚传教士每年250镑的薪水。①伦敦会对于他的要求初步回应较为委婉,只说如果比照印度的情形,伦敦会任用的一些印度籍传教士,按照惯例都支领比英籍传教士低的薪水,因为后者"显然要付出较高的生活费用";不过,伦敦会也表示愿意针对黄宽的个案广征意见再作最后决定。②伦敦会征求意见的对象是香港的理雅各和广州的湛约翰两人,他们会商后回复:(1)黄宽不需要和欧洲人传教士相同的薪水,因为他的中国人生活方式较为简朴,各方面的需求少得多,自从他于1857年回华以后,"必然已经有了大量的存款";(2)黄宽和中国女性结婚,实质上不会改变上述的情况;(3)但是,伦敦会既然未能在一开始给黄宽低于欧洲人传教士的薪水,或许不宜在他结婚之际有不同的做法。③

结果,伦敦会在1860年初形成非常严峻的决议,指出黄宽支领的150镑单身年薪,已经超过伦敦会其他中国人职员的三倍,并且"有充分的理由"认定他的单身年薪远高于他的实际花费,因此拒绝他在婚后提高任何待遇。④但是,黄宽认为先前的询问只是礼貌性的程序,以求确认他的权益而已,因此收到伦敦会答复后大感意外,决定据理力争。依照回国以前伦敦会给他的文件,他的确享有和英籍传教士同样的一切权益,包括结婚后提高薪水在内。他除了附上相关的文件抄本作证,并且声明:

我没有只需付出较欧籍传教士为低的生活费用的权

---

① LMS/CH/SC, 6.1.C., Wong Fun to A. Tidman, Canton, 11 April 1859.
② LMS/CH/GE/OL, A. Tidman to Wong Fun, London, 19 August 1859.
③ LMS/CH/SC, 6.1.C., J. Legge and J. Chalmers to A. Tidman, Hong Kong, 12 October 1859.
④ LMS/BM, 9 January 1860.

力,而且我也确定无法只领150镑而做250镑的事。①

　　既然有明确的书面文件为证,显然理屈的伦敦会只有同意了他的要求。②

　　第二桩不愉快事件有关黄宽的工作内容,并且和上述薪水问题同时发生,就是伦敦会指责他只顾医药服务,却忽视了传教工作,等于是舍本逐末。③起因则是香港和广州的传教士同事,屡次在书信报告中明指他一直局限于医药事务的范围之内。④黄宽接到伦敦会的指责后,承认自己回国三年来,的确没能像其他在华传教医生一样,医疗与传教两者并重。但是他也为自己辩护,原因之一是自己的广东话还不甚流利,中国传道人也劝他不必勉强为之;原因之二是惠爱医馆已有英国传教士和中国讲道人,讲道的人手充足,而他的医疗工作本身非常繁重,以致难以兼顾;他同时表示此后将努力而为,以符合伦敦会的期望。⑤稍后他报导说已经组织一个查经班,成员包括两名中国传道人,他自己也非常投入并从中获得乐趣和满足,他还表示有意将查经班办成一项长期性的固定活动。⑥事实上在他当初回国时,伦敦会给他的工作指示中,已经明白揭示应以传教为根本、医药为手段,而且这是伦敦会从派遣第一位传教医生以来就立定的原则⑦,因此黄宽只有承认自己的疏忽并设法

---

　　① LMS/CH/SC, 6.2.A., Wong Fun to A. Tidman, Canton, 15 April 1860.

　　② LMS/BM, 3 April 1860; LMS/CH/GE/OL, A. Tidman to Wong Fun, London, 3 July 1860.

　　③ LMS/CH/GE/OL, A. Tidman to Wong Fun, London, 10 January 1860.

　　④ LMS/CH/SC, 6.1.B., J. Chalmers to A. Tidman, Hong Kong, 1 May 1858; ibid., 29 September 1858; ibid., 6.1.C., J. Legge and J. Chalmers to A. Tidman, Hong Kong, 12 October 1859.

　　⑤ Ibid., 6.2.A., Wong Fun to A. Tidman, Canton, 15 April 1860.

　　⑥ Ibid., Wong Fun to A. Tidman, Canton, 23 August 1860.

　　⑦ 伦敦会在录取黄宽为传教医生,并要求他前往进一步面谈的通知上,宣称该会派遣赴华的是具有医学知能的传教士,并以医学知能辅助传教的"伟大目标"（'It is to send out missionaries to China having medical science & rendering their medical science and practice subservient to the great object.' LMS/CP, William Lockhart）。

改善。

上述两件不愉快的事,由于双方都愿意自我检讨而解决了问题,但接着发生的第三桩不愉快事件,却涉及中西文化认知上的巨大差异,而且严重到黄宽身为传教士的清誉受人质疑,最后演变成黄宽的辞职。

1859年原在香港的传教士湛约翰调到广州,1860年伦敦会又加派传教士丹拿(F. S. Turner)到粤,惠爱医馆因此新建丹拿的宿舍,事后却发现医馆的华人助手集体接受建屋商人的金钱后朋分花用,金额为建屋合约的10%(210元)。湛约翰和丹拿认为这是收取贿赂的罪行,违背基督徒的戒律,因而进行调查并准备严惩;黄宽则认为这是中国社会取得工程合约后"吃花红"的习惯,施受双方并不会有犯罪的感觉,最多只能算是一种陋规罢了。湛、丹两人和黄宽因为看法不同已经产生芥蒂,又因为黄宽曾经借款给同一名商人并收取高额利息,而借贷双方对于数目的说词又有出入,引起湛、丹的不满和怀疑,认为黄宽此举有违传教士的名誉和立场;黄宽则辩说传教士借钱给人并收取利息并无不妥,并指责商人颟顸以致金额的说法前后不一。湛、丹坚持解雇惠爱医馆所有涉及此案的助手,并将黄宽的借钱收息问题一并呈报伦敦;黄宽终于自行在1860年11月底向理事会说明,并对于湛约翰调查此事时对他的不礼貌言词态度表示不满,他进一步表达彼此既无法再和谐相处,只有自行辞职。①

黄宽的辞职结束了自己四年的传教医生工作,也结束了伦敦会

---

① LMS/CH/SC, 6.2.B., F. S. Turner to A. Tidman, Canton, 5 and 27 November 1860. 黄宽的长篇自我辩护见ibid., Wong Fun to A. Tidman, Canton, 28 November 1860. 湛约翰的调查报告见 ibid., J. Chalmer to A. Tidman, Canton, 14 December 1860, 'Notes of Evidence Relative to Certain Charges Brought Against the Chinese Christians in the "Benevolent Hospital," Kum Le Fau, Canton, in 1860.'

这场不成功的实验。这场实验显示，十九世纪中叶的伦敦会理事和传教士们，心理上还没有准备好要接受华人传教士的事实；另一方面，黄宽同样也没有准备好在他的科学训练和服侍上帝两者之间求得平衡点。在上述三桩不愉快事件中，有两桩都牵涉到金钱，在薪水问题上，黄宽以中国式生活而要求英国式待遇，虽因掌握伦敦会先前的承诺而赢得争议，却不免要受到其他传教士的批评。等到黄宽知情却任由属下华人吃花红，甚至自己发生放高利贷的问题，不但令人惊讶何以他回国不久便沾染中国社会的陋习，也不符合传教士应该有的较高道德形象，结果他再如何自我辩护也只好辞职了事。理雅各在几年前合信排斥黄宽时极力维护他，但对他在金钱方面的态度与行为则感到非常失望，还说他从此再也不能受人尊敬。理雅各进一步表示，黄宽的辞职让传教士们感受到解脱甚于遗憾。①

（三）离开伦敦会后的工作

黄宽的医学专长让他离开伦敦会后很快地找到新工作。1860年12月10日他从惠爱医馆离职，前往香港就任政府公立医院"皇家医馆"（Government Civil Hospital）的院长（Superintendent）。②但是，不知何故黄宽在职仅一年多便卸任了，又回到广州自行开业，并以外国人为对象。1860年代正逢广东人大量移往英属西印度群岛工作，英人为此在香港和广州分别设立招工所（British West Indian Emigration Agency），在1865年的广州外国人名录中，黄宽名列广州招工所的医生。③

---

① LMS/CH/SC, J. Legge to A. Tidman, Hong Kong, 28 November 1860.

② Ibid., Wong Fun to A. Tidman, Hong Kong, Government Hospital, 14 December 1860.

③ *The Chronicle and Directory for China, Japan and the Philippines for 1865* (Hong Kong: The Daily Press Office, 1865), p. 166.

赫德（Robert Hart）管理下的中国海关在1860年代建立医疗体系，陆续在各地的海关配置医生，都由外国人担任，而黄宽也被延揽为粤海关医生，成为海关医生中唯一的中国人，并一直任职到1878年过世。黄宽加入海关前已经认得赫德，两人很可能在1858年赫德在广州任英军翻译官，及翌年成为粤海关副税务司期间相识。赫德到北京担任总税务司后，1864年2月29日在日记中写下："郭修理今日来访，和他长谈（a long talk）关于黄宽的事。"①可惜赫德没有记下长谈的内容，不过一个月后（1864年3月30日）赫德的日记内容却很有意思：

　　　　黄宽医生今日来访，他刚从广州来。我告诉他，如果我是他的话，二十年后就会是某个地方的总督。但是，我不认为他有这个冲劲（got the 'go'），他很在意的是自己要先有钱（make his pile）才能为国家做事，这就突显了他是中国人的天性。英国人的爱国热忱是先做了再说，中国人相对的却是先想到要有钱财（wherewithal）才行动。同时，他似乎非常担心会受到官僚的牵绊与折磨。他告诉我巡抚希望他能效力，也已经给了他六品官位。他提起这事时，脸都羞红了。②

　　赫德的记载生动地描述了黄宽的保守个性与在意钱财，认为自己有钱才能为国出力，赫德却没有说明黄宽为何脸红，也没有写出那位要招黄宽入幕的巡抚之名，也许就是王吉民与伍连德两人

　　① Richard J. Smith, *et. al.*, *Robert Hart and China's Early Modernization: His Journals, 1863–1866* (Cambridge, Mass.: Harvard University Press, 1991), p. 65.
　　② Ibid., p. 83.

所说的江苏巡抚李鸿章。①只是黄宽有所迟疑与担心，结果放弃了追随巡抚为官的机会而回到广州，稍后被赫德延揽为粤海关的医生。②

海关医生的工作量比传教医生少得多，以黄宽的病人数量而言，每半年只有接近200至250人，这和惠爱医馆有时一天就超过200名病人的情况不能相提并论，因此他有多余的时间做其他事。他在中国海关半年出版一期的《医学报告》(*Medical Reports*)中，六期共撰写了七篇报告。海关编印的《医学报告》由各地海关医生撰写驻在地区的健康卫生、流行病，以及中国人传统医疗的状况等，从1871年创刊，一直出版到1911年，记载晚清四十年中国设有海关地区的卫生、疾病和医疗实况。赫德对于《医学报告》相当重视，创刊两年后也对其成功感到自豪，深信将会发展成一流的医学刊物，填补西方对东方知识的不足。③黄宽对《医学报告》也有不小的贡献，先后撰写六篇关于广州状况的半年报告，以及一篇关于麻风病的备忘录。在麻风病的备忘录中，黄宽讨论此种病症和当地气候水土的关系、和疟疾的关连性、和饮食的关系，以及症状、传播和一些病例，表示当时中国关于麻风病的治疗，几乎完全操之于没有科学知识而唯利是图的江湖郎中之手。④不过，在黄宽的这些

---

① K. Chimin Wong and Wu Lien-Teh, *History of Chinese Medicine*, p. 372. 王、伍两人并没有提供李鸿章招聘黄宽的史料依据。

② 黄宽开始担任粤海关医生的时间不详，1870年12月底赫德要求创刊海关《医学报告》(*CMR*)的通函中，附载当时各地海关医生的名单中，黄宽名列粤海关医生；但查1867、1868与1869年在华外国人名录(*The Chronicle and Directory for China, Japan & the Philippines*)，黄宽名下都只记为广州的医生而非粤海关医生，在粤海关之下则无医生职位与人员，因此黄宽极可能是1870年起才入海关任职。

③ John K. Fairbank, *et. al.*, ed., *The I. G. in Peking: Letters of Robert Hart, Chinese Maritime Customs 1868–1907* (Cambridge, Mass.: Harvard University Press, 1975), p. 110.

④ *Customs Medical Report,* no. 6 (1873), pp. 41–47, 'Dr. F. Wong's Memorandum on Leprosy.'

报告中，有时候称中国人为"他们"或"他们的"，自己则归于和西方人一类的"我们"或"我们的"，这种典型的外国人论述中国的笔法，让人乍看之下以为作者是外国人海关医生；而当时由外国人每年编印的在华外国人名录中，一直收录有黄宽，显然外国人也视他为自己人。

除了海关医生的专职工作，黄宽也到博济医院协助手术与教学，因此博济和所属在华医药传教会两者的年报年年都表达对黄宽的感谢。他还在惠爱医馆时就已经到博济医院进行重大的手术，例如1860年时为抢救一名产妇的生命而施行胚胎截开术，嘉约翰说那是在中国第一次进行这种手术。[1]黄宽离开惠爱医馆后仍在手术上协助嘉约翰，1867年4月至年底嘉约翰暂时离开广州期间，黄宽更代为主持博济医院达九个月。当时惠爱医馆已在1865年间并入博济医院，因此黄宽代理期间还每周两天前往旧日自己的医院看诊与手术，而这年博济医院的年报也是黄宽署名发表的。[2]1868年嘉约翰又特别感谢黄宽，因为这年许多重大的手术都是他施行的，单是泌尿系统的结石手术，有三分之一（七次）是由黄宽开刀的。[3]第二年（1869）黄宽又在博济医院进行更多的十次结石手术[4]，在博济的历年年报中，经常可见到他进行或参与其他外科手术的记载。

在教学方面，1866年10月博济医院新建大楼完成后，嘉约翰开办医学校，请黄宽、关韬一起担任教学，黄宽负责解剖学、生理学与外科学，嘉约翰自行负责药物学与化学，关韬则教实用医学与中国

---

① *Report of the Medical Missionary Society in China for the Year 1860*, p. 12.
② Ibid., 1867, p. 7.
③ Ibid., 1868, p. 14.
④ Ibid., 1869, p. 15.

医药①,这是黄宽参与教育中国西医的开始,此后也继续教学。嘉约翰表示黄宽不但教学成果大,他本人就是中国人学习西方医学的好榜样,能激励学生向学的动力。②不过,嘉约翰反复表示教学上的一大困扰是中文西医书的缺乏,所以他自己不断致力编写出版各种教科书,而黄宽持续教了十年以上,当然也知道学生亟需这种教材,而且社会民众同样需要正确的医学知识,他却没有一种中文医书或文章问世。尤其连外国人传教医生的嘉约翰和合信两人,都积极在中国助手帮忙下编写出版中文西医书,并且很有成就,在中国和日本都很受推崇,而黄宽身为中国人,海关医生的工作又比传教医生事少钱多,何以他除了在以外国人读者为对象的海关《医学报告》撰文之外,竟没有任何中文医学著作,其原因令人费解。

1878年黄宽因为后颈部疔疮,经两次手术后过世③,得年才49岁。王吉民与伍连德的《中国医史》(*History of Chinese Medicine*)说,黄宽卒于这年10月12日,至死独身未婚,却留下大笔的财富。④但是,美国长老会的广州传教士哈巴安德(Andrew P. Happer)与香便文(Benjamin C. Henry)两人,在黄宽死后两天即各自写信报导其事,两人分别明确地说黄宽是10月10日过世的。⑤这是和黄宽熟识的两人在当时当地的第一手报导,足以说明王吉民和伍连德后来间接得知的日期是错误的。

研究黄宽生平不能忽略他对钱财非常小心在意的事,因为黄宽这种态度再三影响或决定了他对重要事情的判断与举止。当伦敦

---

① *Report of the Medical Missionary Society in China for the Year* 1866, pp. 2, 9. 但关韬实际并未任教,见本书《学习西医的中国学徒》一文。

② Ibid., 1868, p. 10.

③ *Customs Medical Report*, no. 18 (1879), p. 57.

④ K. Chimin Wong and Wu Lien-Teh, *History of Chinese Medicine*, p. 395.

⑤ BFMPC/CH, vol. 14, no. 125, A. P. Happer to F. F. Ellinwood, Canton, 12 October 1878; ibid., no. 124a, B. C. Henry to J. G. Kerr, Canton, 12 October 1878.

会邀请他回中国担任传教医生时，他先透过牧师库林要求美魏茶确认他的年薪数目，接着在自己写信给伦敦会秘书表示接受邀请时，再度申明自己的年薪金额。黄宽这样再三确认的做法非常特殊，也是传教士中罕见甚至很可能是仅有的例子。后来他有结婚的念头而尚未行动前，又特地先向伦敦会求证婚后年薪提高一事，这些还都可以视为是小心谨慎的态度。但是接着发生他的薪水即使已经足够有余，却仍要借钱给建筑商人收高额利息的不愉快事件，甚至因此离开传教工作后，仍在和赫德的谈话中，让赫德对他重视钱财的程度印象深刻，特别记载下来并有所评论。甚至在黄宽身故后，王吉民与伍连德也要特别提及他留下大笔的财富。黄宽之所以如此重视金钱，并且从小心谨慎进一步到追求失当，恐怕只有从心理层面才能解释：由于他从小贫困，从十一岁（1840）到二十六岁（1855）长达十五年多，从中国到美国再到英国，一直仰赖不同的人资助才能生活与求学，很可能因此缺乏安全感，所以即使已有能力赚钱并有相当余裕，仍要设法积存而不嫌其多，以满足自己心理上的需要。

结　语

　　黄宽的历史定位在于他是第一位中国人西医，又是在外国环境与制度下获得的西医资格，并在学习过程中表现优异，非常难能可贵，而且他回国后也以传教医生身份努力以所学为社会服务，却因未能正确认知自己身受的中西双方文化，和把握担任传教医生牺牲奉献的初衷，反而在处理金钱方面举止不当，以致不多久便不愉快地中断了传教医疗事业。后来虽然仍参与传教医疗工作和萌芽初期的中国西医教育，但毕竟只是他在海关医生专职以外的业余活动而已。更遗憾的是他中年早卒，未能在十九世纪西医来华的过程中展现更显著的成果和影响力，令人惋惜。

6

上海第一位中国人西医黄春甫

绪　言

　　从1830年代开始,基督教的传教医生陆续来华。他们为了自身工作需人帮忙,也为了将西方医学传播给中国人,都会雇用一至数名青少年担任学徒,在工作中接受训练。此种学徒式的医学教育方式延续到十九世纪末甚至二十世纪初年,才由专门实施医学教育的医学院校逐渐取而代之。

　　由于语文的隔阂及西方医学在中国事属陌生等因素,从做中学的学徒式医学教育并没有显著的成效。传教医生既难以兼顾繁忙的工作与传授完整的医学知识,而学徒也因个人或家庭因素而来去不定,以致成材的人并不多见,其中上海仁济医院的黄春甫是专心一志、长期在职并有所成就的一人。由于仁济医院是上海第一家西医院,在近代上海的医学史上有其特殊象征性的角色和地位,而黄春甫是出自这家医院的上海第一位华人西医,也持续在仁济工作长达四十三年之久(1854—1897),受到当时上海华人官民的普遍尊敬,有很高的社会地位,尽管他接受的学徒式西医训练有所局限,却经常获得西人公开推重他的工作态度与成果。这些来自中西双方的尊重,都显示黄春甫是十九世纪一位非常突出的中国人西医。

　　不过,在关于近代西医来华的论著中,虽然黄春甫的名字经常出现,但是内容都很简略,也未见有专门关于他的论著,这种情形和当年他受到的尊重程度显得很不相称。① 本文从传教士的文献与当

---

① 关于黄春甫的论著都很简略以及没有专文的现象,很可能和他同时代的(转下页)

年的中英文报刊中搜罗关于黄春甫的史料，探讨分析他的生平，包含早年的学习与准备、在仁济医院行医、参与慈善活动、社会地位与影响力，以及他的医学教育局限与未实现的医学教育梦想，等等。

一、学习与准备

黄锺，字春甫，祖籍江西，生长于松江，1833年6月29日出生[①]，卒于1911年，享年七十八岁。[②] 他的家世背景不详，只知道"少贫失学"[③]。他有位兄长黄吉甫，少年时不知何故前往英国，能通英语[④]，1855年回到上海，翌年领洗成为基督徒，自1856年7月起受雇于伦敦传教会的上海布道站，先在城内的教堂讲道[⑤]，约两年后改在英租界内的仁济医院讲道，和黄春甫一起分工合作，卒于1873年。[⑥]

黄春甫十七岁（1850）时到上海，成为伦敦会上海布道站男生寄宿学校的学生。鸦片战争后上海开埠，伦敦会最早在此开教，其

（接上页）人经常以不同的形式书写他的姓名有关系，中文有黄锺、黄春甫、黄春圃等名，英文更为复杂，其姓有 Wang、Wong 之别，名字则有 Chun-foo、Chun Foo、Ching-fu、Ching-foo、Chin-foo、Chin Foo、Chang Foo、Chen-foo、Tsun-foo、Chén-afoo、Chung-foo、Sing 等，这些不同的姓和名搭配后形成许多不同组合，以致研究者难以知道指的都是同一人。例如王吉民与伍连德的英文本《中国医史》（*History of Chinese Medicine*）一书提及黄春甫时，先后使用了陈福、黄振甫、Chun-fu、Hwang Chen-foo、Wang Chung-fu 等五个差别很大的姓名。本文使用他比较普遍为人所知的黄春甫一名。

① 《申报》1893年9月31日第5版刊登黄春甫的友朋祝他六十寿辰的启事《寿分助赈》，提及他的生日，但没有说明是中历或西历。

② 张在新，《名医黄春甫先生事略》，《中西医学报》3: 5（1912.12），页1—2。

③ 张在新，《名医黄春甫先生事略》，页1。

④ 韩雅各（James Henderson），《上海医院述略》第十四册，叶2下。

⑤ LMS/CH/CC, 2.1.B., Joseph Edkins to Arthur Tidman, Shanghai, 2 September 1856.

⑥ 潘恂如，《传道教友黄吉甫逝世传》，《中国教会新报》6: 251（1873年9月6日），叶3。

传教士雒颉（William Lockhart）与麦都思（Walter H. Medhurst）于1843年底抵达上海，初期以讲道（天安堂）、医药（仁济医院）与印刷出版（墨海书馆）三项工作为范围。随后几年间，其他英美传教会也陆续在上海建站，并在讲道以外又开办了学校，这引起伦敦会传教士的注意与讨论，并于1849年初决议在布道站土地上开办男生寄宿学校，招收至少二十名学生，由布道站负担学费与生活费，入学年龄为七至十二岁，试读三个月后决定去取，修业七年，课程包含三类：中国经典、西方知识及基督教教义，全部课程都以中文上课。[①]这所学校由传教士之一的慕维廉（William Muirhead）负责创办与管理。

上述原则性的决议在实施时遇到一些困难而改变，例如传教士认为由于中国人父母的偏见，寄宿学校很难招收到足额的学生。慕维廉在1849年11月报导只有三名学生而已[②]，此后缓慢增加，直到开办的四年后（1853）才凑齐二十名学生。[③]人数不足，连带不得不放宽入学的年龄，而招收十二岁以上的学生，黄春甫入学时已经十七岁，远长于传教士预定的入学年龄。至于学生修业期限，也不见得就是原定的七年，黄春甫就读五年后进入仁济医院，另有五名学生修业不到七年也进入墨海书馆工作。[④]

尽管办学遭遇困难而改变一些原则，传教士倒是坚持了其中一项，就是所有的科目都以中文教学。中学聘请一名中国老师讲授儒家经典，而西学则由传教士负责教学，包含天文、地理、自然

① LMS/CH/CC, 1.2.B., William C. Milne to A. Tidman, Shanghai, 13 February 1849.

② Ibid., 1.2.C., W. Muirhead to A. Tidman, Shanghai, 16 November 1849.

③ Ibid., 1.4.A., W. H. Medhurst to A. Tidman, Shanghai, 19 April 1853. 慕维廉在1850年11月报导有九名学生，1851年10月增至十六名，1852年10月有十八名（ibid., 1.3.A., W. Muirhead to Tidman, 10 November 1850; ibid., 1.3.C., W. Muirhead to the Directors, 15 October 1851; ibid., 1.3.E., W. Milne to Tidman, 12 October 1852）。

④ Ibid., 2.1.A., J. Edkins to Tidman, 3 October 1855.

神学(即格致)、万国史与数学等科,主要是慕维廉担任,伟烈亚力(Alexander Wylie)和艾约瑟(Joseph Edkins)也分担一部分教学。传教士们还尽量编写西学科目的中文教材,并交由墨海书馆出版以广流传,例如慕维廉的《格物穷理问答》(1851)、《地理全志》(1853—1854)、《大英国志》(1856),以及伟烈亚力的《数学启蒙》(1853)等书,本来都是为学生编写的教材。至于课程中的基督教教义是由慕维廉讲授,他在1851年10月间报导,有几名学生表达了领洗的意愿[①],并开始接受特别的神学指导;到1853年10月间,又报导有两名比较年长的学生已经领洗入教,其中之一是黄春甫。[②]

　　带着在寄宿学校获得的中学与西学知识,黄春甫于1854年进入仁济医院学习西方医学。当时雒颉建立的仁济医馆已是第十一个年头。最初是1844年2月在上海东门外与麦都思的墨海书馆同租一处民宅开张,同年5月底医院迁到南门外另立门户。[③]1845年底雒颉与麦都思在英租界分别购置比邻的两块土地,陆续建立起仁济医院、墨海书馆、天安堂、寄宿学校及传教士住宅等,世人合称为麦家圈。仁济医院在1846年7月落成启用,医治的病患人数也逐年递增,从1844年到黄春甫入馆学医前一年(1853)为止的十年间,病例一共多达105,318名[④],平均每年超过一万名。忙碌的雒颉需要训

---

　　① 　LMS/CH/CC, 1.3.C., W. Muirhead to the Directors, Shanghai, 15 October 1851.

　　② 　Ibid., 1.4.B., W. Muirhead to the Directors, Shanghai, 20 October 1853. 慕维廉并未指出这两人的姓名,但是布道站1855年下半年的报告显示,受洗过的寄宿学校学生已有五人,包括医院助手在内(Ibid., 2.1.A., J. Edkins to Tidman, 3 October 1855);而这五人中的三人是在1854年8月22日和王韬一起受洗的,传教士也列出三人的英文姓名是Ching-keun-pang、Kin-heën-fuh、Chang-she-ming,黄春甫肯定不在其中(Ibid., 1.4.C., W. C. Medhurst to Tidman, 11 October 1854),由此可知他就是较早于1853年受洗的两名学生之一。

　　③ 　Ibid., 1.1.A., William Lockhart to Tidman, 6 June 1844.

　　④ 　这个数目为笔者统计雒颉信件与仁济医院的各年度报告中的数字所得。

练一些学徒来帮忙,事实上他也一直有学徒,只是如他自己所说,担任学徒的年轻人都不能久于其位①,最后雒颉终于在黄春甫身上看见了专心一志学医的精神毅力。

　　黄春甫从1854年进入仁济医院,到1857年底雒颉离华返英为止,跟随雒颉三年多时间。雒颉在1861年出版的《传教医生在中国: 二十年经验谈》(*The Medical Missionary in China: A Narrative of Twenty Years' Experience*)书中提到,黄春甫在协助自己的那段时间学到了丰富的内外科经验。②雒颉离华后,黄春甫继续协助接掌仁济的合信(Benjamin Hobson),合信对他很满意,称赞他是"可信赖、勤奋而很有帮助的医学助手",也是"非常踏实而优秀的青年"。③合信于1858年的仁济医院年报中表示:

> 　　黄春甫已经证明自己是坚定而有用的青年,他很熟练地进行仁济医院所有较小的外科手术,也能诊断一般内科病症和开药,我对他非常满意。④

　　合信离职返英后,仁济医院在名义上由英国圣公会的传教医生顾惠廉(William Henry Collins)代管,平常则由黄春甫照料。在一年四个月期间,他进行小手术和医治内科病症,比较严重的病例与手术则请顾惠廉指点⑤,直到1860年4月新任的传教医生韩雅各(James Henderson)接掌仁济为止。

---

　　① W. Lockhart, *The Medical Missionary in China* (London: Hurst and Blackett, 1861), p. 141.

　　② Ibid.

　　③ LMS/CH/CC, 2.2.B., B. Hobson to A. Tidman, Shanghai, 14 April 1858. 合信在此封信中也称赞负责讲道的黄吉甫。

　　④ *The Twelfth Annual Report of the Chinese Hospital at Shanghae, from January 1ˢᵗ to December 14ᵗʰ 1858*, p. 10.

　　⑤ Lockhart, *The Medical Missionary in China*, pp. 142, 281.

韩雅各接掌仁济医院的第一年中，仍然有他教导黄春甫医术的记载①，此后则未见韩雅各再谈论教导他的事。1862年1月韩雅各返英结婚，到同年9月携眷回到上海的八个月期间，仁济不再由其他西人医生代管，而是交到黄春甫手中。这段期间黄春甫不仅完成仁济的乔迁工作，从麦家圈靠西边上的原址迁到靠东边山东路的新建馆舍，更重要的是他独力在这年的前七个月医治了多达21,080个病例②，平均每月超过3,000个，直到这年8月他罹患黄疸病才停诊。因此，1862年可以视为黄春甫西医生涯的一个重要年份，也就是他经过八年左右的学徒阶段后，医术已经相当纯熟，可以承担诊断治疗的责任了。仁济医院的西医给予黄春甫的职称颇值得注意，雒颉称他是"学生"（pupil）③，合信则是"助手"（assistant）④，韩雅各除了用一般性的"助手"外，更常以特定的职衔称呼黄春甫，在1860年的仁济年报中，他是"药剂师与住院外科医生"（apothecary and house surgeon）⑤，1863年的年报则改称"住院外科医生与药剂师"⑥，到1864年时又进一步只称"住院外科医生"⑦，只在介绍他的最后加上一句："他也是一位优秀的药剂师。"⑧黄春甫这些职称的演进说明了他工作内容的改变与地位的提升，而1865年起，继韩雅各

① *The Fourteenth Annual Report of the Chinese Hospital at Shanghae, from January 1ˢᵗ to December 31ˢᵗ 1860*, p. 4.
② *The Sixteenth Annual Report of the Chinese Hospital at Shanghai, from January 1ˢᵗ to December 31ˢᵗ 1862*, p. 9.
③ Lockhart, *The Medical Missionary in China*, p. 281.
④ LMS/CH/CC, 2.2.B., B. Hobson to A. Tidman, Shanghai, 14 April 1858.
⑤ *The Fourteenth Annual Report of the Chinese Hospital at Shanghae, from January 1ˢᵗ to December 31ˢᵗ 1860*, p. 4.
⑥ *The Seventeenth Annual Report of the Chinese Hospital at Shanghai, from January 1ˢᵗ to December 31ˢᵗ 1863*, p. 5.
⑦ *The Eighteenth Annual Report of the Chinese Hospital at Shanghai, from January 1ˢᵗ to December 31ˢᵗ 1864*, p. 22.
⑧ Ibid.

之后主持仁济的不同西医也都称他是"住院外科医生",不曾再提及药剂师之名。

在黄春甫三十岁以前的学习与准备时期,还有两件事值得特别注意:他的结婚成家以及他和王韬的交情。

黄春甫于1859年4月27日举行西式婚礼,在场的王韬于4月30日的日记中追述由牧师裨治文(Elijah C. Bridgman)主持婚礼的经过:

> 前日为春甫婚期。行夷礼。……其法:牧师衣冠北向立,其前设一几,几上置婚书、条约;新郎新妇南向立,牧师将条约所载一一举问,傧相为之代答,然后望空而拜。继乃夫妇交揖。礼成即退,殊为简略。[①]

王韬日记公开出版后,这场婚礼也普遍被认为是最早有记录的中国人西式婚礼。却没有人发出疑问:何以属于伦敦会的基督徒黄春甫结婚,不由同会的慕维廉或其他传教士主持,而由美国美部会传教士裨治文为之?这是很不可思议的事。

美部会档案中裨治文妻子伊莉莎(Eliza G. Bridgman)的一封信解答了这个问题。伊莉莎在这场婚礼的次日写信给美部会的秘书,报导她的学校一名女生沈氏在前一天和伦敦会一名华人基督徒结婚的消息。[②]伊莉莎信中没有写出新郎的姓名,但当然就是黄春甫了。伊莉莎接着叙述,沈氏是1853年至1854年小刀会占领上海县城期间,由伊莉莎收容的中国贫苦女孩,在1857年受洗为基督

---

① 方行、汤志钧整理,《王韬日记》(北京:中华书局,1987),页111。

② ABCFM/Unit 3/ABC 16.3.8, vol. 3, no. 202, Eliza G. Bridgman to Rufus Anderson, Shanghai, April 28, 1859. 在伊莉莎信中,沈氏的名字是Quagee,并未提及其姓沈,但根据《申报》1886年9月24日第4版《助赈求痊转危为安》的消息内容,谓黄春甫之妻姓沈。

徒。她非常聪慧敏捷,在五年内完成了其他学生要九年才能读完的学业,也开始担任教学和传教活动,成为伊莉莎的得力助手,还将在结婚满月后接办一位英国女传教士留下的学校,负责教导十二名女生。①

王韬参加黄春甫的婚礼,显示两人的好交情。他们都是麦家圈伦敦会布道站的基督徒与职员,王韬是协助麦都思翻译《圣经》的中文老师,黄春甫则是仁济医院的助手,两人都住在麦家圈的宿舍中,不论生活、工作或信仰,彼此见面熟识的机会很多。王韬在1858至1860三年的日记中,经常有他和黄春甫及其他友朋喝茶聚餐、散步聊天的记载。②王韬除了上述记载黄春甫的婚礼过程,也记下1859年2月24日两人讨论种牛痘的一些问题,黄春甫向王韬解释牛痘浆若存放过十日即失效力的缘故,等等。③

最值得注意的是1862年王韬上书献计于太平天国而遭到清廷追缉时,黄春甫参与解救的行动,不顾窝藏人犯可能带给自己危险的后果,先收留王韬在自己家中藏匿了五天,再转避于英国领事馆,最后由英国人掩护逃往香港。④约半年后,王韬已在港安顿下来,黄春甫又和慕维廉一起设法将王韬的妻女送往香港,让他们得以一家团聚。亡命天涯的王韬感念其情,在日记中写下"万里羁人,感激涕零"的文字。⑤黄春甫在王韬滞港期间继续和他保持通信,王

---

① ABCFM/Unit 3/ABC 16.3.8, vol. 3, no. 202, Eliza G. Bridgman to Rufus Anderson, Shanghai, April 28, 1859.

② 在方行、汤志钧整理的《王韬日记》(北京:中华书局,1987)中,1858年至少有九天记载和黄春甫交往的活动,1859年与1860年也各有七天。王韬虽是受洗过的基督徒,他的日记中却不乏青楼召妓与吸食鸦片的记载,但在这三年间,黄春甫兄弟和潘恂如牧师都没有出现在这些场合中。

③ 《王韬日记》,页80。但是,多年后王韬却将黄春甫为他解释的牛痘相关内容,误说成是雒颉所告(王韬,《瀛壖杂志》,卷6,叶8下)。

④ 《王韬日记》,页195。

⑤ 《王韬日记》,页201。

辄在日后出版的《弢园尺牍》中，收录了从香港写给黄春甫的两封信。[1]等王韬终于回到上海后，又为黄春甫的《垂钓图》题诗，抒发两人订交三十年的感怀。[2]

二、"医院的核心与典型"

仁济医院每年的年报都会介绍该年的一些特别病例，却几乎不曾提过黄春甫经手的个案，只有一次例外，是韩雅各在1864年的年报中追溯两年前发生的事：一名参加娄县泗泾镇对抗太平军之役的清军武官马天魁，被枪弹击碎胫骨，经中医治疗无效，慕名找上韩雅各，不巧正逢韩氏回英结婚，便由黄春甫医治。住院两个月后已能行走如常，另一处深可见骨的大腿枪伤也告痊愈。马天魁深感自己能继续"上达国恩，下扫逆氛，皆出自春甫所赐"，于是致送题有"功赞耶稣"及受伤与治疗经过的一方匾额，高挂在仁济医院的大厅。韩雅各认为从这件事可以见得黄春甫外科技术的高明，以及中国同胞对他的深深谢意。韩雅各还特地在年报中仿制了匾额的内容文字和写法格式。[3]

在1864年年报的另一处地方，韩雅各称赞黄春甫是一位"处理骨折、脱臼、枪伤和切割伤害的专家"[4]。上海自开埠后快速发展，

---

① 王韬，《弢园尺牍》(天南遯窟，1876)，卷10，叶20，《与黄春甫比部》；卷11，叶1，《与黄春甫比部》。

② 王韬，《蘅华馆诗录》(弢园，1880)，附存，叶3—4，《题黄春甫主政垂钓图》。这首诗又刊登在《申报》1882年6月24日第3版，《题黄君春甫垂钓图》。

③ *The Eighteenth Annual Report of the Chinese Hospital at Shanghai, from January 1ˢᵗ to December 31ˢᵗ 1864*, p. 30.

④ Ibid., p. 22.

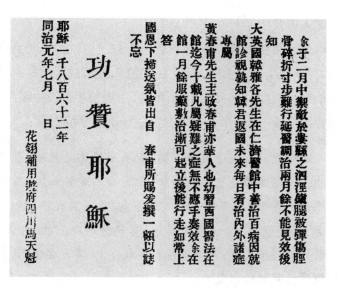

余于二月中禦敵於婺縣之泗涇鎗腿被彈傷脛骨碎折寸步難行延醫調治兩月餘不能見效後知

大英國韓雅各先生在仁濟醫館中善治百病因就館診視乃知韓君返國未來每日看治內外諸症專屬

黄春甫先生主政春甫亦華人也幼習西國醫法在館迄今十載凡屬疑難之症無不應手奏效余在館一月餘服藥敷治漸可起立後能行走如常上答

國恩下掃送氛皆出自春甫所賜爰撰一額以誌不忘

同治元年七月 日

耶穌一千八百六十二年

花翎補用游府四川焉天魁

功贊耶穌

图 6-1　清军官致赠黄春甫的谢匾（1862）

人口大量增加，又经历小刀会、太平军与清政府军的对仗，而仁济自建立后长期是上海城内与租界唯一医治华人的西医院，免费收治的各种意外伤害、急诊病例一向很多。就以1864年为例，仁济收治了130个枪弹刀剑伤害的病人，另有许多因操作蒸汽设施受伤的病患[1]，因此黄春甫经常有机会面对韩雅各所说的各种意外伤害病例，也磨练成精湛的医术。此外，经常送到仁济的一种急诊病例是吞食鸦片的自杀者，在整个十九世纪一直为数不少，例如1864年有45人[2]，而黄春甫退休的1897年有134人[3]，黄春甫抢救这类病人的经验非常丰富，大部分的自杀者也都获救。1890年时主持仁济的西医爱德华·韩德森（Edward Henderson）公开表示，黄春甫在这方面的

---

[1] *The Eighteenth Annual Report of the Chinese Hospital at Shanghai, from January 1st to December 31st 1864*, pp. 1-2.

[2] Ibid., p. 4.

[3] *North China Herald*, 19 February 1897, p. 295, 'The Chinese Hospital.'

经验是无人可及的。①

上海地区每到夏日容易流行传染病，仁济医院对于防治疫病相当积极，并不坐等病患上门，而是主动宣传，提醒居民将病患送至仁济医院治疗。例如1886年至1890年间，上海每年都发生霍乱疫情，黄春甫也经常投书《申报》，以下是其中一次投书的内容：

> 霍乱之症每起于夏秋之际，医治稍缓势必无救，甚可悯也。现悉本埠业已渐起是症，本馆向有灵妙药饵，历年以来试之甚效，危而转安者实属甚众，故用敢自信。如患此者，不论何时，宜速送来医治，毋犹豫不决，以致自误。况敝馆为救治起见，凡来就医者不取分文，实可共谅，并祈阅报诸君更相传布是幸。②

投书内容不仅提醒患者尽快就医，不费分文，也考虑到民众不可能人人都看报，因此希望民众互相转告传播这条消息，可说是相当细心周到。这些投书都由黄春甫或仁济医院具名，若是后者，报纸编辑也往往加注黄春甫之名。

黄春甫以医术救人，也以仁心待人。《申报》1889年2月20日刊登一则消息，内容是山西人王某投黄浦江寻短，被法租界巡捕救起送到仁济医院。黄春甫予以治疗后，又听说王某欲往汉口而无川资，不但给以船费，还亲自前往招商局代购船票。他的善举也引发法租界官员赠送3元生活费给王某，而《申报》即以《好行其德》为题刊登这条消息。③

---

① *North China Herald*, 21 March 1890, p. 343, 'Chinese Hospital, Shanghai.'

② 《申报》1888年8月9日第3版，《仁济医馆来信》。类似的投书至少还刊登于《申报》1886年9月11日、1887年7月8日、1889年7月13日、1890年7月24日，以及1890年8月5日等。

③ 《申报》1889年2月20日第3版，《好行其德》。

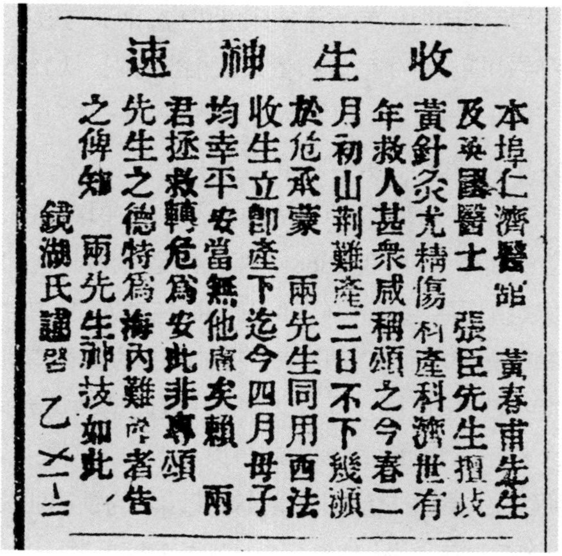

收生神速

本埠仁濟醫館 黃春甫先生
及英醫士 張臣先生擅岐
黃針灸尤精傷科產科濟世有
年救人甚衆咸稱頌之今春二
月初山荊難產三日不下幾瀕
於危承蒙 兩先生同用西法
收生立卽產下迄今四月母子
均幸平安當無他虞矣賴 兩
君拯救轉危爲安此非專頌
先生之德特爲海內難產者告
之俾知 兩先生神技如此
鏡湖氏謹啓

图6-2 《申报》1882年7月24日病人感谢黄春甫启事

黄春甫既是仁济医院的住院医生，又住在医院的宿舍中，因此他全天候都处在随时待命出动的状态。如1887年仁济医院召开年度捐款人大会时，慕维廉谈论黄春甫非常有效率地尽忠职守，每天不分早晨、下午或深夜都准备看诊急救。①尽管如此忙碌，他的医疗活动空间还超出医院以外，在上海城内为本地及邻近地区的孩童种牛痘，长达数十年之久。

早自雒颉到上海以后，从1845年起便开始施种牛痘②，也教导黄春甫和愿意来学的中国医生种痘的技术。但是，由于本地居民不知或不愿接种西方来的牛痘，宁可继续使用中国传统的人痘接种，加以

① *North China Herald*, 23 March 1887, p. 324, ‘The Chinese Hospital.’

② Lockhart, *The Medical Missionary in China*, pp. 237–238. *The Chinese Repository*, 15: 6 (June 1846), pp. 281–291, W. Lockhart, ‘Report of the Medical Missionary Society’s Hospital at Shanghai, from 1st of May, 1844, to 30th of June, 1845.’

上海需要的牛痘疫苗得仰赖香港或印度供应，来源与效果都不稳定，因此仁济医院初期施种牛痘的孩童人数相当有限，从1845年到1868年的二十三年间，合计仅有5,125人而已[①]，平均一年只约220人。

从1869年起情况大为改观，黄春甫另辟蹊径，在上海道台应宝时及其后历任道台支持下，种牛痘的人数快速递增。黄、应两人何时与如何结识尚待考证，但1868年两人都是李鸿章、曾国藩、丁日昌等联名奏奖机器局与通商洋务的同一批有功人员，其中应宝时以道台赏加布政使衔，而"仁济医院帮办施医"的黄春甫则获得五品衔蓝翎。[②]应宝时曾以膝下无子为憾，并就此请教黄春甫，黄于是建议应宝时多行善事如鼓励种牛痘等以积德，或可得子为报；应宝时接纳这项建议，捐款在上海城隍庙旁花园内的铁锚业公所开设牛痘局，请黄春甫主持。[③]从1868年起，黄春甫每星期一、三、五、六到局为上海及邻近地区的孩童种牛痘。[④]他特地印发传单给上海居民，内容分三部分：（1）说明牛痘比中国传统人痘简易、安全、有效；（2）孩童种痘后的护理注意事项；（3）上海道台鼓励种痘的措施，"道宪爱民如子，体恤情殷，凡种痘日给钱一百文买物助浆，第八日复看，再给钱二百文为调养之费"[⑤]。黄春甫自己则是不取酬劳的义

① *North China Herald*, 14 August 1869, p. 95, 'Report of the Chinese Hospital at Shanghai for the Year 1868;' ibid., 7 June 1873, pp. 501–502, 'The Chinese Hospital.'

② 《上海新报》新式第169期（1869年3月9日），页2；《中国教会新报》，第1卷第26期（1869年3月6日），叶144下，《奖赏功能人员》。

③ E. S. Elliston, *Ninety-five Years a Shanghai Hospital 1844–1938* (Shanghai, 1940), p. 28. 据张在新，《名医黄春甫先生事略》，牛痘局又于三林塘、闵行镇另设有分局，但未说明何时分设及其运作情形。

④ 《上海新报》新式第173期（1869年3月18日），页2，《中外新闻》；《中国教会新报》，第1卷第41期（1869年6月19日），叶188下—189上，《上海城隍庙花园内官设牛痘局单》。1893年英租界卫生官爱德华·韩德森（Edward Henderson）向工部局的报告中表示，黄春甫在春季是每天到牛痘局，冬季为每星期两天，在夏季则完全停止种痘工作（*North China Herald*, 16 February 1893, p. 235A, 'Municipal Council.'）。

⑤ 《中国教会新报》，第1卷第41期（1869年6月19日），叶188下—189上，《上海城隍庙花园内官设牛痘局单》。

务性工作。^①

牛痘局开办后，1870年接种的人数大幅度增加至1,861人^②，几乎是1868年时750人的2.5倍，而1872年更达到2,558人之多，接下来每年持续增长，1876年为3,982人^③，1879年时又增至5,129人^④，此后在1886年达到7,230人^⑤，1890年有7,389人^⑥，1896年（黄春甫退休的前一年）也有7,163人。^⑦就以上述的数字约略估计，从1869年到1897年退休的近三十年间，黄春甫经手施种牛痘的孩童当在十五万人上下。从保护上海地区孩童免于天花肆虐而言，这肯定是非常可观的数目与成就，他也因此连年受到中西人士的共同赞佩。其实有如前述，在开办牛痘局以前，黄春甫已在仁济医院种牛痘超过十年，而从仁济退休以后，仍应上海道台之聘继续主持牛痘局的事务，又长达十年以上。^⑧也就是说，他为上海的种痘防疫工作贡献了五十年以上的心力！

在黄春甫长期服务仁济医院期间，医院的主持医生和董事、捐助人等全部都是以英国人为主的西方人，而且从1865年起，伦敦传教会失去仁济医院的经营权利，改由上海的一般西医主持。但不论传教医生或一般西医，对于黄春甫的工作都异口同声感谢。他们或是在医院年报中，或是在捐助人年会中口头表达谢意，几乎年年如

① *North China Herald*, 23 March 1887, p. 324, 'The Chinese Hospital.'
② Ibid., 22 March 1871, p. 201, 'The Chinese Hospital.'
③ Ibid., 12 May 1877, p. 470, 'The Chinese Hospital.'
④ *The Thirty-Third Annual Report of the Chinese Hospital at Shanghai, for the Year 1879*, p. 7.
⑤ *North China Herald*, 23 March 1887, p. 324, 'The Chinese Hospital.'
⑥ Ibid., 20 March 1891, p. 342, 'Shantung Road Hospital.'
⑦ Ibid., 17 April 1896, pp. 295–296, 'The Chinese Hospital.'
⑧ 《申报》1906年7月3日第17版，一则《沪道情殷保赤》的消息，为上海道台瑞澂致函黄春甫，希望他在牛痘局施种期间能"亲临诊视"云云。很可能当时黄春甫年事已高，因而未每日到局。

此。以下是其中比较显著的几例。

在1870年的捐助人年会中，主持医院的庄斯敦（James Johnston）说黄春甫有极为显著而赤诚的贡献，他在牛痘局的工作没有酬劳，在医院的薪水是每月20元，服务已长达十八年，也善尽住院医生的职责。庄斯敦说黄春甫虽然没有任何医学文凭或执照，却有相当程度的解剖学与手术知识；由于他的服务是如此珍贵，庄斯敦认为应该提高他的薪水，"即使从20元提高至100元也不足以充分反映他的服务"，并特地声明，黄春甫从未要求加薪。[1]

庄斯敦在主持仁济医院十九年后离华返英，他在离开前的1884年捐助人年会中，报告接班医生的安排时谈到黄春甫，表示如果他不提黄春甫的服务就太不像话了（ungraceful），黄春甫已经服务二十八年之久，"我只能说，若没有他的帮助，我根本无法经营仁济医院"[2]。庄斯敦报告时黄春甫也在场，这是已知他仅有的一次获邀参加捐助人年会。

1894年庄斯敦再度来华，回到仁济医院参观病房等设施，并参加了捐助人年会。当众人讨论到训练与任用华人助手的问题时，庄斯敦发言表示，相对于一般华人助手带来的诸多难题，黄春甫总是非常有效率，是仁济医院工作的"核心与典型"（life and soul）。庄斯敦说自己主持仁济期间，每件事都仰赖黄春甫，而黄春甫也从来没让他失望过。[3]曾经长期主持仁济医院的西医，将属下的华人医生形容成"医院的核心与典型"，可说是极致的推崇了。这不会是庄斯敦离职多年后再度相见时的客套，而是出于真诚的感谢，因为

---

[1] *North China Herald*, 12 April 1870, p. 259, 'The Chinese Hospital.' 此则新闻报导中并没有显示黄春甫是否获得加薪。

[2] Ibid., 27 February 1884, p. 231, 'The Chinese Hospital.'

[3] Ibid., 9 March 1894, p. 363, 'The Chinese Hospital at Shanghai.'

对照这次的推崇和以往他对于黄春甫的历次赞赏，态度是前后一致的。

三、热心慈善活动

以医术救治病人的同时，黄春甫也以善行关怀社会，尤其因为自己出身贫困，对于社会底层民众的感受很深。他一生勤俭自律，初入仁济医院时省吃俭用一年多，以期为母亲购置皮袄，而自己少年贫苦时穿的一件布衣，后来也一直珍藏不忘。[1]黄春甫在仁济的月薪20元，全年240元，明显高于一般为传教士工作的华人[2]，又长期住在医院供给的宿舍内，妻子沈氏任教于教会女校，应当也有收入，而且两人婚后近二十年才生育一子，如此多年下来自然会有些积蓄。1878年他写信给仍然滞居香港的王韬，表示自己已在生长之地的松江营建房宅，王韬回信对其"积储之富"表示欣羡不已。[3]

1878年时黄春甫四十五岁，松江建屋可视为他在经济上达到自立无虞的地步，而且就从这时候起他有比较显著的以捐款关怀

---

① 张在新，《名医黄春甫先生事略》。

② 据1875年美国长老会上海布道站传教士范约翰（J. M. W. Farnham）填报他雇用的华人助手薪水表，薪水最高的三人每月均是9元（BFMPC/CH, vol. 12, no. 187, J. M. W. Farnham, 'Schedule of Salaries of Teachers and Helpers, Shanghai Station, 1875.'）。再据1888年同一布道站传教士J. N. B. Smith所填上海站摘要报告表，四名华人牧师的年薪各是114元、120元、126元及156元（ibid., vol. 47, no.-, J. N. B., 'Summary Report of Shanghai Mission Station, November 5, 1888.'），都远不及黄春甫的年薪240元。

③ 王韬，《弢园尺牍》卷11，叶1，《与黄春甫比部》。

社会的行动,并持续到晚年。[1]他不但自己捐款,还屡次热心进行募款。

1. 山西赈灾:1877年至1879年山西发生严重旱灾,上海各界纷起赈济。黄春甫也领取了一本编号"天字十八号"的捐册,向二十三户商号与个人募得684元助赈。[2]这次赈灾活动,他除了向一般居民募款,又为外国人组织的赈济团体(China Famine Relief Fund)向上海高级官员劝募,获得3,000元的捐款。[3]

2. 山东赈灾:1880年代黄河屡次决口,山东频生水灾,上海士绅发起成立山东赈捐公所,由盛宣怀经理其事,著名士绅徐润、沈善登、张叔和等人担任"经劝董事",黄春甫也名列其中。[4]在这次助赈中,他有两件引人瞩目之举,一是其间正逢妻子沈氏怀孕却患病,经他自行医治无效,延中医看诊依然没有起色,垂危之际,他以基督徒而求诸神佛,获得"古方"三帖,服用后竟然见效,转危为安。他不但在神前还愿捐款100元作为山东赈款,并由代为求方的上海著名慈善家、主持丝业会馆筹赈公所的施善昌撰写经过,刊登于《申报》。[5]另一件其实是前者的延续,沈氏病好后在1887年初生产,亲朋好友祝贺黄春甫年过五十而得子,纷纷致送满月汤饼之礼,他一概移作山东赈款。《申报》也分批刊登其事,赞誉他此种"为儿曹种

---

① 黄春甫晚年的家境显得相当宽裕,有店面出租,有余钱借人,并开设三家典号(《申报》1892年11月13日第3版,《房租缪辖》,1903年11月9日第9版,《英美租界公廨晚堂案》、1911年3月4日第1版,"黄春甫"广告),又于1906年在新闸路创办《三育学堂》,至1910年止共斥资30,450银元〔《教育公报》第2卷第3期(1915年6月),页49—50,《咨江苏巡按使查故绅黄锦捐赀年月不符未便给奖文》)。

② 《申报》1879年9月10日第4版,《记上海新太古内协助晋赈收解公所经收7月11日起至22日止捐款》。

③ *North China Herald*, 4 April 1879, p. 330, 'The Chinese Hospital.'

④ 《申报》1883年8月21日第3版,《山东赈款解数》。

⑤ 《申报》1886年9月24日第4版,《助赈求痊转危为安》。

206

德"的善行，足以为世人之师。①

3. 顺天赈灾：1890年夏季北京连下豪雨，永定河溃堤，泛滥成灾，淹没数百村落。翁同龢发起设立梁家园圆通观粥厂合赈局，向江南士绅募捐。1890年10月，上海由施善昌、葛纯孝与黄春甫三人率先响应，并共同具名劝募，收受捐款处即是仁济医院。②据《申报》的评论表示，这件事是黄春甫奉户部尚书翁同龢自北京来函而为。③至1891年4月赈济活动结束，施、葛、黄三人在《申报》刊登六次征信清单，合计收受捐款银129两、银元2,752元，及其他现款与白米等实物。④顺天赈灾是黄春甫直接参与主办的一次赈济行动，但由于还有其他数个团体也在进行同样的行动，分散了每个团体获得的捐款数量。

4. 山西赈灾：1892年至1893年间，山西再度发生旱灾。而1893年正逢黄春甫六十生日，交往的亲友官绅纷纷送礼祝寿。他将贺礼全部移作赈款，代收寿仪的施善昌在《申报》分六批刊登启事征信。⑤

5. 红十字会捐款：1895年上海万国红十字会为筹建医院发动募捐，黄春甫是出力最多的中国人，除了个人捐出20元，还为此向轮船招商局等劝募得款1,201元。⑥此后他陆续又为红十字会募

---

① 《申报》1887年4月29日第3版，《文报局内赈所琐记十五》；1887年5月3日第3版，《文报局内赈所琐记十六》；1887年5月6日第11版，《汤饼筵资续助赈款》。

② 《申报》1890年10月18日第4版，《京都梁家园圆通观粥厂合赈局募捐启》；1890年10月31日第1版，《附送捐册》。

③ 《申报》1890年10月21日第1版，《号寒辞》。但黄春甫和翁同龢的关系待考。

④ 《申报》1890年6月27日第9版，《上海四马路麦家圈仁济医馆施善昌、葛纯孝、黄春甫经手代收［……］第六次清单》。

⑤ 《申报》1893年5月31日第5版，《寿分助赈》；1893年6月9日第4版，《黄君第二批寿仪移助》；1893年6月16日第10版，《甘露生春》；1893年8月21日第4版，《寿福同登》；1893年8月24日第4版，《寿福同登》；1893年9月1日第4版，《黄君寿分第六批移赈》。

⑥ *North China Herald*, 25 February 1895, p. 241, 'Red Cross Hospital Fund.'

款①，到1908年时，商约大臣吕海寰等奏保红十字会有功人员，中国人与外国人总董、董事等都获奖，黄春甫也以创始及办事人之一而获赏佩戴中国红十字会一等金质勋章。②

四、社会地位与影响力

随着黄春甫的医疗工作与慈善活动而来的是其社会地位与影响力。黄春甫的一项重要"功能"，是代表仁济医院与中国地方当局交往联系的渠道。他主持施种牛痘的工作是这种功能的一种表现，还有两种场合更足以显示他的代表性：作证与验尸。前文说过，仁济医院收治了许多意外伤害或死亡的个案，也就经常出现需要作证和验尸的场合。而主持仁济的西医都不可能会到上海县署或会审公廨作证，也不会出面接待前来医院验尸的上海知县，而是由医院中职位最高的华人黄春甫代表出面。于是在《申报》中屡次出现他具结作证说明伤势的消息③，也经常可见上海知县到医院验尸或者就讯伤犯时和黄春甫谈话的报导。④

黄春甫代表仁济医院出席上述这些场合，固然是为了符合法律的规定，其实也提供了他与地方官员认识熟悉的机会，以及展现他在医学上的权威性，从而有利于他在上海华人社会中地位的提

---

① 《申报》1904年12月3日第3版，《红十字会棉衣捐款》；1904年12月8日第3版，《万国红十字会来函》；1905年1月19日第10版，《续录上海万国红十字会捐款》。

② 《申报》1908年4月28日第10版，《东督等奏保红十字会名单》。

③ 例如《申报》1887年6月7日第3版《会讯命案》；1893年4月1日第4版，《放鸢肇祸续述》等则。

④ 前者如《申报》1890年10月16日第3版，《验尸两志》；1892年11月3日第3版，《捕头闯祸》；以及1886年6月27日第2版，《伤枭逃逸》等则。

升。尤其是有关知县在医院和他谈话的新闻报导内容，清楚地显示双方是主客相待的立场，而非中国传统官尊民卑的从属关系，这当然是因为黄春甫代表的仁济医院是位于租界内的英国机构的缘故。1887年，英租界会审公廨的中国正会审官蔡汇沧因在押人犯过多，环境不良，容易致病，于是计划新建押所，并与黄春甫约定，人犯患病即送仁济医院，随到随医。《申报》评论此事，认为蔡汇沧此举是"仁人之用心"，又说黄春甫"乐为之，无倦意"，"是则两贤相济，其用意之仁厚，为何如乎！"①黄春甫代表仁济与中国官员商议合作事宜，被舆论认为是"两贤相济"的一桩美事，这充分显示他的此种代表性为医院与他个人带来的良好正面效应。

《申报》的主笔对黄春甫一向颇为赞扬，屡次引用他的医术实例或西学见解来印证与支持自己的观点，这些引用的文章分布在长达二十余年期间。例如1873年在一篇题为《论西国医药》的评论中，主笔叙述黄春甫与中医包莟洲同时应邀诊治同一名内科病人，结果黄春甫代表的西医迅速见效，胜过中医，据此驳斥"西医长于外科而短于内科"的误解。②再如1886年一篇题为《论中西医学之所以不同》的评论，作者以自己使用黄春甫的外国药粉治病"越夕而愈"，作为西医效果迅速的证据。③又如1887年一篇题为《目谋新语》的文章，作者引用黄春甫为其讲解眼球构造与视力变化的原理，以驳斥中医所谓眼睛于五脏属肾，肾气不足以致近视的说法。④还有1895年一篇题为《论西药将盛行于中国》的评论，主笔回顾同治初年所见黄春甫使用的各种药品"简便而有法度，心窃讳之"，认

---

① 《申报》1887年9月13日第1版，《论新署拟添押所》。
② 《申报》1873年12月16日第1版，《论西国医药》。
③ 《申报》1886年11月20日第1版，《论中西医学之所以不同》。
④ 《申报》1887年5月27日第1版，《目谋新语》。

为这是西医药必能盛行于中国的明征之一。①《申报》上至少刊登过七篇这类的主笔评论文章②,全部都在第一版最醒目的位置。这些评论以及含有黄春甫名字的关于仁济医院与种牛痘的消息,还有再三出现他行善赈济的报导等,可知他应该算得上是《申报》创刊后三十年间经常见报的上海人物之一。

上海格致书院是引介科学新知与思想来华的重要机构,该院董事会一向由上海的中外官商名流组成。1876年底举行董事会时,由英国驻沪领事麦华陀(W. H. Medhurst, Jr.)担任主席,出席者有吉罗福(George B. Glover,江海关税务司)、傅兰雅(兼格致书院秘书)、唐廷枢(轮船招商局总办)与徐寿(科学家)等。会中讨论增聘三至四名中西董事以递补出缺名额,并请唐廷枢提名"有影响力的中国人"担任新董事,唐氏当场就提名两人:他自己的兄长唐廷桂(号茂枝)与黄春甫。③黄春甫从此担任格致书院的董事。

前述1879年黄春甫为山西旱灾向上海高级官员募捐一事,是慕维廉在同一年的仁济医院捐款人年会中当众宣布的。慕维廉进一步说,黄春甫在医院和牛痘局的工作,普遍获得上海居民与中国官员的称道与信赖,因此他能够发挥影响力,顺利地向官员募到可观的山西赈款。④

和上海本地官商的酬酢往来,也可以视为考察黄春甫社会地位的一项指标。以下举例的这两件事发生的时机应该都很有代表性:一是1893年他六十寿辰时,具名发起祝寿的五人,除前文提到的施

---

① 《申报》1895年10月2日第1版,《论西药将盛行于中国》。
② 除上述四篇外,还有1887年3月4日第1版,《原湿》,1887年4月28日第1版,《论医院宜筹经久扩充之法》,以及1891年4月30日第1版,《温泉考》。
③ *North China Herald*, 28 December 1876, p. 628, 'The Chinese Polytechnic Institution.'
④ Ibid., 4 April 1879, p. 330, 'The Chinese Hospital.'

210

善昌以外,有曾任英、法租界会审公廨会审官的葛绳孝、上海电报局总办经元善与提调杨廷杲、《申报》经理席裕祺等①,而致送寿仪者包含英租界会审公廨的会审官蔡汇沧、经营遍及多种行业的商界闻人徐润等人。②二是关于1883年英租界会审公廨的会审官陈福勋的辞职,这项官职由上海道台派员充任,官等约当同知或知府,负责审理涉外司法案件,与本地绅商士民的法律权利关系十分密切,因此在上海官场有特殊、重要的地位与角色,各界绅商对其到职、离任照例有设宴迎送并致赠牌匾等仪式性的活动。陈福勋辞职后即由徐润、唐廷桂等三十四人具名发起这项活动,黄春甫也名列其中。③其实,仁济医院的病人绝大多数是贫苦的底层民众,上海的士绅除非个别请黄春甫到府出诊,不可能直接前往仁济医院接受他的医疗之惠,但是他们必然都知道也敬佩仁济与黄春甫长期免费施医种痘的善行,所以会为他祝寿或是邀他参与酬酢等活动。

最足以表现黄春甫社会地位的一件事,发生在他去世前一年的1910年。他的座车车夫未曾违章却遭到巡警殴打与拘押,他写信向上海道台蔡乃煌抗议,蔡氏的批示谓:

> 黄绅为本道衙门延主牛痘局事,力尽义务,垂数十载,年高德劭,妇孺皆知。沉香阁巡局,近在咫尺,竟茫无见闻,其平日玩泄不职,概可想见。④

上海道台集军事、民政、外交、洋务于一身,事繁任重,牛痘局不会是优先关注的重要部门,蔡乃煌却知道黄春甫已为此力尽义务数

---

① 《申报》1893年5月31日第5版,《寿分助赈》。
② 《申报》1893年9月1日第4版,《黄君寿分第六批移赈》。
③ 《申报》1883年11月21日第2版,《绅商颂德》。
④ 《申报》1910年1月21日第18版,《巡警扰累行旅》。

十年，而且高度推崇他年高德劭、妇孺皆知，同时又严厉斥责巡警当局玩忽职守，甚至还了解沉香阁巡局和黄春甫住所近在咫尺这样的细节，这份批示的内容与用字遣词，非常生动地显示了黄春甫受到尊重的程度。

五、医学教育的局限与梦想

虽然黄春甫相当受到上海中西人士的尊重，却不能讳言他学习西医的过程有些问题，从而导致他在医学成就上的局限。首先是早在1860年时，韩雅各在主持仁济医院第一年的年度报告中，除了盛赞黄春甫各方面的表现非常令人满意，对他有如下的评论：

> 若非黄春甫缺乏解剖实务，他会是一名好外科医生，却由于中国人愚昧的偏见，他从未见识过尸体的内部，虽然我［韩雅各］曾经就着解剖图片教他，但那是不够的；他可以在我的指导下熟练地进行小手术，却恐惧自行操刀，即使已特别指点他在何处及如何下刀也没有用。[①]

韩雅各明白指出黄春甫的严重缺陷，在于他没有基础性的解剖人体经验，也由于中国人的传统观念而害怕操刀。

---

① *The Fourteenth Annual Report of the Chinese Hospital at Shanghai, from January 1st to December 31st 1860*, pp. 4-5. 这年的仁济医院年报除了照例为英文本，又为了分送给华人而特别编印中文本《上海医院述略》第十四册。其中关于黄春甫的内容（叶2下），大致是摘要意译自英文本，却省略了此处引用的英文本批评黄春甫缺乏解剖实务的部分："若非……那是不够的。"又将英文本接着批评黄春甫"他可以在我的指导下熟练地进行小手术，却恐惧自行操刀，即使已特别指点他在何处及如何下刀也没有用"的一段文字，改写成赞美他："余医症时，彼亦能自出心裁从事刀割。"

解剖是中西医学有别的重要关键。自1851年合信出版《全体新论》一书,解剖学的知识逐渐在华传播[1],一些有识之士也重视此道,但是真要他们操刀进行解剖却是另一回事,黄春甫就是如此。韩雅各在仁济医院1860年年报中说,黄春甫对于《全体新论》在内的合信各种医书都已揣摩纯熟,体会良多,却仍无意甚至恐惧解剖。黄春甫这种态度无疑正是当时中国人普遍的态度。合信在1858年的仁济医院年报中指出,中国的法律与公众意见是彻底禁止解剖的。[2]晚至1890年出使英法意(义)比四国大臣薛福成仍认为:"中国之良医,亦能知人之窍穴脉络而百无一失,然不必亲验诸死人,亦未尝为此惨酷之事也。忍哉西人也!"[3]甚至更晚的1904年张之洞等人奏定学堂章程中的"大学堂章程",在医科大学的科目表不列解剖学,其理由是:"中国风俗礼教不同,不能相强,但以模型解剖之可也。"[4]薛福成和张之洞都不是守旧顽固之辈,但是他们直到十九、二十世纪之交仍然不能接受解剖人体。如此则早在1850年代、1860年代黄春甫欠缺解剖经验是可以理解的。他身处西医在华的过渡初期,即使经历雒颉和引介解剖学来华的合信两人教导,也难以悖离法律和传统风俗礼教的强大制约力量。[5]只是,此种欠缺事实造成黄春甫医学上的成就有所局限,以致遇到严重的病例时,

---

[1] 关于十九世纪解剖学在中国的传播,参见高晞,《德贞传:一个英国传教士与晚清医学近代化》(上海:复旦大学出版社,2009),页297—379,《〈全体通考〉:身体知识的现代解读》。

[2] *The Twelfth Annual Report of the Chinese Hospital at Shanghae, from January 1st to December 31st 1858*, p. 7.

[3] 薛福成,《出使英法义比四国日记·出使日记续刻》(长沙:岳麓书社,1985),页957,光绪二十年四月十二日。

[4] 《奏定学堂章程》(台北:台联国风出版社,1970影印本),页178。

[5] 直到进入民国后的1913年,内务部制订公布"解剖规则"五条,人体解剖才告合法。

还得有赖主持仁济医院的西医出面治疗。[①]

黄春甫习医的第二个问题是英文。到十九世纪中叶为止，西医在华传播的困难之一，是教学双方如何使用彼此了解而且一致的用语。韩雅各在1864年的仁济医院年报中表示，中国的西医教育必须和印度一样以英文为媒介，当时仁济医院中的华人助手如果教以英文，必能成为杰出的内外科医生。但是韩雅各说自己没有时间教他们英文，特别是"其中一人在医院已超过十年，又有大量实务经验，却缺乏科学知识，一个人没有这些就不可能成为可靠或成功的医生"[②]。韩雅各指的是黄春甫不懂英文，以致无法学习科学的医学知识，其成就也会有限。

类似韩雅各的说法也出自最感谢黄春甫的庄斯敦之口。在1874年的捐助人年会中，庄斯敦谈论教育华人助手的困难，认为助手连寻常病症都不容易诊断正确，只有黄春甫是例外，但也不是万无一失的，而这还是他长期向多位西医努力学习才有的结果。庄斯敦认为一个不易克服的困难就是英文，只有送华人到欧洲受教才可望培育出优秀的中国医生。[③]

其实，黄春甫少年时初到上海本是为了学习英文[④]，有可能误以为传教士办的学校应该会学英文，结果进了伦敦会的寄宿学校，却根本没有英文课。传教士不教英文的本意，是担心学生读了英文很容易受到其他收入较好行业的吸引，有失寄宿学校培养基督徒与传教助手的目的，结果对于进入仁济医院的黄春甫而言，英文不好却

[①] 例如1893年3月31日《申报》第4版刊登一则放纸鸢导致的凶杀案件，被害人送仁济医院后，黄春甫见其伤势严重，肚肠流出，即请西医治疗，先将肠洗净，置回腹中，并缝线敷药等。

[②] *The Eighteenth Annual Report of the Chinese Hospital at Shanghai, from January 1ˢᵗ to December 31ˢᵗ 1864*, pp. 39–40.

[③] *North China Herald*, 18 April 1874, p. 34, 'The Chinese Hospital.'

[④] 张在新，《名医黄春甫先生事略》，页1。

意外地成为他学医的不利因素。①

　　黄春甫最先师从的雒颉与合信都是来华已久的传教医生，有相当程度的中国语文能力，合信更致力于医学名词中文化，师徒双方以中文沟通应当不难。韩雅各却是新来的传教医生，自己才学中文；而庄斯敦虽在上海多年，却以西人为开业对象，直到接掌仁济医院两年后才开始学中文②，因此这两人都主张在中国必须以英文才能教和学医学。他们也都在称赞、推崇黄春甫的工作能力与服务态度的同时，又批评英文的不足影响了他在医学上的成就。

　　黄春甫长期在英国人经营的仁济医院服务，日常与西人医生共事往来，又处在便于阅读西学刊物的上海，他不可能不知道自己在解剖和英文两方面的局限，也应当有不少检讨省思的机会，结果酝酿出自己对于中国西医教育的一套理念，准备公诸于世并设法推动。

　　1887年3月、4月间，黄春甫设宴款待祝贺他喜获麟儿的宾客。众人论及仁济医院的经营，他也即席发表由仁济医院推行西医教育的计划。在座的《申报》主笔听后撰成《论医院宜筹经久扩充之法》评论一文③，虽然未必能完整表达黄春甫的理念，多少可以看出他大略的构想。此计划的目的主要着眼于使仁济的华人医生后继有人，同时也培育中国所需的西医人才。其实施内容则包含教育学习与考试任用两部分：在教育学习方面，每年由仁济医院招收学生十人，学习期限七年，聘请外国人西医高手一名驻馆专责教学，不管

----

　　①　在中文本的1860年仁济医院年报《上海医院述略》第十四册中，提到黄吉甫能通英语，而黄春甫"不顾楚咻，亦知音义"（叶2下）。这很可能是中文本的译者自行添加的文字，因为英文本并没有这样的内容，即使黄春甫不至于完全不识英文，程度也不会好，否则韩雅各和庄斯敦不会都批评他的英文能力。

　　②　LMS/CH/CC, 3.3.B, James Johnston to J. Mullens, Shanghai, 1 April 1868.

　　③　《申报》，1887年4月28日第1版，《论医院宜筹经久扩充之法》。

看诊。学生每日学习西医以外，又有中医一名授课，学生就其兴趣与资质，"可西则西，可中则中"，"合同而化"。在考试任用方面，西医学习期满由官府考试，合格者也由官府发给执照，可咨送各兵船担任"官医"。中医学习期满，考试合格也由官府给照后自行执业。黄春甫又表示，此事中国人若不及早筹划，必有外国人代为举办，"以中国人所应办、所可办、所能办之事，而让之外国人，讵不大可惜乎"？①

　　由于追记黄春甫这项计划的《申报》主笔在文中说，黄春甫表示其计划"蓄之已久"，因此内容应该不只上述而已。但主笔自己"无问其详，愿闻其略"②，而且是事后追记成文，因此内容颇为粗略。例如文中并没有涉及解剖和英文两者，以致无从知道黄春甫在其教育计划中，是如何看待及解决自己以往经历的这两个难题。

　　黄春甫这项计划准备由仁济医院实行，所以他就请身为医院董事的慕维廉在1888年的捐助人年会中提出。其实从1870年以来，捐助人年会已经屡次讨论过类似的教育计划，却总是因为经费和学生的英文条件等难题而无结果。③这次是由中国人提出，事前黄春甫还先向招商局的三名执事募得600银两作为建造教室的费用。慕维廉也曾表明自己设在医院隔壁的学堂有许多读英文的中国学生可供挑选④，却仍然没有获得通过，而关于此事的新闻报导也未叙

----

① 《申报》，1887年4月28日第1版，《论医院宜筹经久扩充之法》。
② 同上。
③ *North China Herald*, 12 April 1870, p. 259, 'The Chinese Hospital'; 18 April 1874, p. 33–34, 'The Chinese Hospital'; 12 May 1877, p. 470, 'The Chinese Hospital'; 28 April 1882, p. 460, 'The Chinese Hospital'; 23 March 1887, p. 24, 'The Chinese Hospital.'
④ Ibid., 23 March 1887, p. 324 'The Chinese Hospital.' 慕维廉不教学生英文的旧法，早自1860年代起已经改变，他不但教学生读英文，还特地就此刊登广告以招徕学生。参见《上海新报》1864年6月2日，第356号，"大英学堂"广告。

明是什么理由。[1]1890年，慕维廉又提议一次，还是没有下文。[2]到了1894年，黄春甫进行最后一次努力，他在医院年会前特地先告诉庄斯敦，自己已逾花甲之年，因此医院需要后继有人，他可以获得中国商人支持四至五名学生的费用，甚至已有一位华商承诺负担一年所需600至700银两经费的大部分，所以经费不是问题。[3]庄斯敦在这年的捐助人年会中转达了黄春甫的意思，并建议推派代表成立委员会进行此事，而年会也的确成立了包含慕维廉在内的三人委员会，准备协助主持医院的梅乐士（W. J. Milles）选拔学生等事[4]，结果又无下文。

黄春甫尽了最大努力希望促成的医学教育计划受阻，他的失望程度可知。但是，在经费和学生都有相当把握的情况下，梅乐士仍无意接受黄春甫再三的建议，确实令人费解。但就在同一年（1894）的年会中，梅乐士报告说除了黄春甫以外，仁济医院还有另两名华人助手，分别在馆十四五年及四五年，但他肯定地说："两人都不够格成为黄春甫的继任者。"[5]但是，两年后（1896）黄春甫公开表达辞意，梅乐士即在年会中提议任命其中一人继任黄春甫并获得通过[6]；又经过一年（1897），梅乐士宣布黄春甫辞职的消息，也报告了第二位华人助手的任命，表示此人在华北有些工作经验，在仁济医院则有两年，"将足以执行黄春甫的工作"[7]。到此事情豁然明朗，原来是梅乐士自己无意于耗时费事的中国学生医学教育，宁可方便地

---

① *North China Herald*, 16 March 1888, p. 308, 'The Shantung Road Hospital for Chinese.'

② Ibid., 21 March 1890, p. 343, 'Chinese Hospital, Shanghai.'

③ Ibid., 9 March 1894, p. 363, 'The Chinese Hospital at Shanghai.'

④ Ibid., 9 March 1894, p. 363, 'The Chinese Hospital at Shanghai.' 慕维廉在年会后不久即返回英国一行，1895年再来华。

⑤ Ibid., 9 March 1894, p. 363, 'The Chinese Hospital at Shanghai.'

⑥ Ibid., 17 April 1896, p. 607, 'The Chinese Hospital at Shanghai.'

⑦ Ibid., 19 February 1897, p. 295, 'The Chinese Hospital.'

任命立即可用的成材。其实也不能都责怪梅乐士，仁济医院毕竟是医院而非医学院，当时也只有梅乐士一名西人医生，病人数量又多，1897年单是门诊病人已接近76,000人之多[1]，虽然梅乐士只看其中的重症病人，也不可能还要他兼负教学工作。若如黄春甫的计划另聘一人专任教学，涉及的管理与协调问题可能很复杂，更何况黄春甫还想加上中医教学！

中医教学是黄春甫医学教育计划中非常引人瞩目的部分，聘有中医授课，学生依兴趣与资质可西可中，以期中西医"合同而化"；而学习中医的学生考试合格后，也由官府给照执业。前者是要从医学教育上做到中西的会通，后者则是中医前所未有的教育与考照配套制度。尽管他的计划中谈论这些都只是原则性的构想，并没有具体的实施办法，但是早在1887年时已具有这些观念，可说相当得风气之先。可惜却没有机会实现，因此后人在他过世后称他："常慨中国医学失坠，间有习西医者，又偏废中医义理。拟设一医学堂，冶中西之术于一炉，蓄此志二十余年，阻不得行，引为大憾。"[2]

其实，黄春甫有中西合一之志不只二十余年，而是从早年就已对中医感到兴趣并有所涉猎。在1863年的仁济医院年报中，韩雅各对黄春甫的评述内已经提到，他具备一些中医的知识。[3]这应该就是他的教育计划内中西会通的构想渊源所自。再到十九、二十世纪之交，西医在华声势日上，国人对于中医也有存废或变通等各种主张。其中倡议中西医学合一的李平书先后发起成立"医务总会""医学研究所"等团体，黄春甫也加入并且担任会董或协理职

---

① *North China Herald*, 19 February 1897, p. 295, 'The Chinese Hospital.'

② 张在新，《名医黄春甫先生事略》，页2。

③ *The Seventeenth Annual Report of the Chinese Hospital at Shanghai from January 1ˢᵗ to December 31ˢᵗ 1863*, p. 5.

务。①当时主张中西医学合一者几乎都是中医，他若不是唯一也必然是极少数西医出身者。即使黄春甫加入这些团体时已经年逾七旬，参与活动的程度也有待考察，但至少他的加入和担任职务已经显示，在他的医学生涯中，是一直抱持着尝试中西医会通合一的理念的。

结　语

黄春甫是西医来华的过渡性人物。作为上海的第一位华人西医，学徒式的医学教育和中国传统反对解剖的观念，造成他在西医基础训练的不足，英文知识的局限也让他难以进修医学新知。但是黄春甫却以长期热忱的工作态度，奉献于医治病人和种痘防疫，赢得上海华人与西人的共同尊重，再加上他积极参与社会慈善活动，在上海地方具有相当高的社会地位。

黄春甫的医学活动经历整个十九世纪的下半叶，在这期间，西医在华有长足的发展，从令人惊奇与疑虑兼而有之的外来新鲜事，变成许多人接受的生活一部分，其发展甚至威胁到了中医的存在；而中国西医人才的培育，原本医院学徒式的训练也被专门的学校教育取代。在这样演变的潮流当中，黄春甫却一心想要推动由西医院兼办中西合一的医学教育，这显然是过于理想化的企图，最终也没有成果。

---

① 《申报》1906年8月9日第10版，《医会成立》；《申报》1907年10月2日第20版，《上海医学研究所重订简章》。

7

梅威令与台湾最早的西医教育

绪　言[*]

梅威令（William Wykeham Myers, 1846—1920）^①、慕德医院
（David Manson Memorial Hospital）与台湾最早的西医教育，是台湾
医学史的研究者既熟悉又陌生的三个词句。熟悉的原因是有关近
代台湾医学史的著作，不论是学术性或通俗性，经常会提及这三者
连环相扣的人与事；但是，所提及的内容总是非常简略而模糊，再
加上难得一见专门讨论这三者的论著，以致令人感到相当陌生。

其实，在以基督教传教医生与教会医院为主的近代台湾医学史
初期，梅威令这位海关医生、他主持经营的慕德医院，以及他个人创
办的西医教育，很有开创性的独特角色与历史意义。只是其史事几
乎完全淹没在传教医生、教会医院以及后来的日本殖民医学教育形
成的主流之下，隐晦不明至今，甚至还遭人误解扭曲。例如有些著
作或展览中的所谓慕德医院照片其实是错误的，又如所谓获得毕业
文凭的梅威令医学生之一为台湾本地人林晟（朗如），但学有所成者
中根本没有台湾本地人。

本文讨论梅威令及其西医教育，主要的史料依据是梅威令自
己的著述报告与当时外文报刊的报导内容。由于以往欠缺这位长

---

　　*　本篇曾于2016年6月16日在台北"中央研究院"人文及社会研究中心举办的
"西洋医学传入东亚社会的挑战与回应学术研讨会"发表。
　　①　研究者对于梅威令的中文姓名各有不同的译法。根据当年海关题名录（*Service
List*）所载，他的中文姓名到1886年为止都是买威令，从1887年起改为梅威令，以后即
沿用此名；上海《申报》1887年以后屡次报导他的消息时，也都称为梅威令；而且他于
1890年至1891年间在《格致汇编》杂志上发表连载三期的中文文章《种蔗制糖论略》，
署名也是"台湾关医员梅威令"。

期以来被人忽略的医生的相关研究,因此本文先从零星片段的史料中重建其生平事略,其次探讨他从事的台湾最早的西医专门教育,包括这项教育的起因、经过、转折、争议与结果,以及这项教育本身虽然成功却无以为继,也没有对台湾后续的医学教育产生影响的因素。至于慕德医院的建立、经营、变迁,以及为台湾居民的疾病与健康服务的情形,则留待有机会撰写另篇再行讨论。

一、梅威令的生平

梅威令是英国人,他的父亲(William Robertson Myers)长期在中美洲的英国殖民地牙买加(Jamaica)工作,1855年起担任当地殖民地政府行政委员会(Executive Committee)秘书兼枢密院(Privy Council)书记,到1867年时仍然在职。[①]梅威令于1868年毕业于苏格兰格拉斯哥大学(University of Glasgow)医学院,取得医生资格后即动身来华。

梅威令在华超过半世纪的生涯,可以分成三个时期:(1)自1869年抵华至1879年来台湾以前的十年;(2)自1879年至1900年在台期间的二十一年;(3)自1900年离台后至1920年在福州马尾罗星塔过世的二十年。

(一)来台以前(1869—1879):为期十年

梅威令来华之初,先在福州短期居留,随即北上山东的芝罘,在

---

① Arthur N. Birch and William Robinson, eds., *The Colonial Office List for 1867* (London: Harrison, 1867). p. 236.

223

1869年3月获得任命为芝罘海关的医生，1872年12月在当地与来自利物浦（Liverpool）的妻子（Alice May Jones）结婚成家。①梅威令在芝罘除了医疗检疫工作外，先后四次撰写芝罘当地卫生与健康状态的报告，刊登在《海关医学报告》（Customs Medical Reports）期刊。②

除了海关的工作，梅威令从1870年2月21日起又在芝罘开业行医，对象是当地的外国人。几个月后，芝罘的另一位西医卡麦可（John R. Carmichael）因病准备回英休养，和梅威令谈妥合伙计划，由梅威令承接其离华期间的医疗业务。不料卡麦可于1873年回华后，向英国驻芝罘领事控告梅威令侵占医疗收入，要求赔偿并解除合伙关系。领事判决梅威令败诉，但他向上海的英国最高法院提起上诉，结果胜诉，获得平反。③

在芝罘生活八年后，梅威令于1877年调往南方的浙江温州海关。温州是根据前一年《中英烟台条约》新开的通商口岸之一。梅威令在1877年4月下旬抵达新任所④，成为温州第一位海关医生。

梅威令在温州任职不到两年半，在《海关医学报告》上发表两篇当地卫生情况的报导。⑤第一篇于1878年刊登后，上海的《北华捷报》（North China Herald）在评论这期的《海关医学报告》时，特

---

① *North China Herald*, 26 December 1872, p. 545, 'Marriage;' *The Medical Times and Gazette*, 1 March 1873, p. 240, 'Marriages.'

② *Customs Medcial Report*, no. 3 (1872), pp. 37–42, 'W. W. Myers's Report on the Sanitary Condition of Chefoo;' ibid., no. 5 (1873), pp. 15–22, 'Dr. W. W. Myers's Report on the Sanitary Condition of Chefoo from 1ˢᵗ April 1872 to 31ˢᵗ March 1873;' ibid., no. 7 (1874), pp. 18–22, 'Drs. Carmichael and Myers's Report on the Health of Chefoo, for the Year 1873;' ibid., no. 8 (1874), pp. 50–53, 'Drs. Carmichael and Myers's Report on the Health of Chefoo for the Half Year ended 30ᵗʰ September 1874.'

③ 梅威令与卡麦可的诉讼经过与结果，参见 *North China Herald*, 13 May 1876, pp. 456–464; 16 September 1876, p. 285; 30 September 1876, p. 337.

④ *North China Herald*, 21 April 1877, p. 385.

⑤ *Customs Medical Report*, no. 15 (1878), pp. 38–47, 'Dr. W. W. Myers's Report on the Sanitary Condition of Wênchow;' ibid., no. 18 (1879), pp. 60–63, 'Dr. Myers's Report on the Sanitary Condition of Wênchow for the Year ended 31ˢᵗ March 1879.'

别提到梅威令的文章很有可读性，有些内容很有意思，并赞许他关于温州租界几个可能地点的优劣比较观点极有价值。①不过，令人讶异的却是他在这期间所写的一篇关于商业而非医学的长文。这是他到温州约半年多以后为英文《日本邮报周刊》(*Japan Weekly Mail*)撰写的《中国新开港口温州论述》(*Some Account of Wenchow, the Newly-Opened Port in China*)，随后由《北华捷报》分两天转载全文。②内容长篇大论当地的商业贸易、厘金税则、鸦片茶叶等主要商品，最后略谈传教，却没有只字片语涉及医药。此文或许可以显示梅威令关注的不限于自己专业的医学而已。

（二）在台期间（1879—1900）：为期二十一年

1879年7月，梅威令奉调台湾的打狗（今高雄）海关，这里也是他在华居住最久的地方，直到1900年6月才离台。这二十一年（33岁到54岁）可说是他的事业最精彩多样的时期。

在医疗工作方面，梅威令最大的变化是在海关医生的本职以外，扩大兼顾对台湾居民（包含汉人与原住民）的服务。在芝罘时期，梅威令曾明确表示自己只服务外国人，当地华人不是他的工作范围，他也不曾医疗过华人。③到温州以后，梅威令开始主动为华人治病，但是他表示华人态度保守，愿意接受他医疗的人并不多。④来台湾以后，情况大为不同，梅威令的本职虽然是海关医生，但是他的医疗工作却以台湾居民为主要对象。他曾一再表示，中国台湾居民远比中

---

① *North China Herald*, 13 July 1878, p. 27.

② Ibid., 28 March 1879, pp. 304–305; ibid., 4 April 1879, pp. 334–336, W. Wykeham Myers, 'Some Account of Wenchow, the Newly-opened Port in China.'

③ *Customs Medical Report*, no. 3 (1872), p. 40，'W. W. Myers's Report on the Sanitary Condition of Chefoo.'

④ Ibid., no. 15 (1878), p. 40, 'Dr. W. W. Myers's Report on the Sanitary Condition of Wênchow.'

国其他地区的人愿意接受西医的治疗，他也将这个特殊的现象归因于第一位来台的传教医生马雅各（James L. Maxwell）的医疗奉献。[1]

梅威令得以扩大对台湾居民的医疗工作，是因为主持旗后（属打狗地名）慕德医院的缘故。慕德医院是为了纪念曾在旗后热心医疗台湾居民的海关医生万大卫（David Manson），由打狗、安平、厦门与福州等地的外国人于1878年万大卫过世后捐款，但直到梅威令来台一年后的1880年中才兴建，在1881年间落成启用。由捐款人代表组成的委员会管理，梅威令是委员会的成员之一，并由他负责经营，直到1900年他离开台湾为止。而慕德医院也是本文讨论梅威令从事台湾最早的医学教育所在。

在著述方面，梅威令在台期间撰写四篇关于打狗与安平的健康报告，刊登在《海关医学报告》上。[2]前三篇比较详细讨论他医疗过的台湾居民的各种病例，以及医学教育进行的情形，第四篇则只是简略的摘述。此外，梅威令曾撰写《种蔗制糖论略》长文，在《格致汇编》杂志上连载三期[3]，并撰写内容不尽相同的英文版，由英国领事霍必澜（Pelham L. Warren）收入"1890年台南贸易年报"〔Report for the Year 1890 on the Trade of Tainan (Formosa)〕作为附录。[4]

---

[1] *Customs Medical Report,* no. 23 (1882), p. 23, W. W. Myers, 'Report on the Health of Takow and Taiwan-fu (Anping) for the Year ended 31st March 1882.' PCEFM/FO/James L. Maxwell, W. W. Myers to James L. Maxwell, Takow, 14 September 1883.

[2] *Customs Medical Report,* no. 23 (1882), pp. 18–29, Myers, 'Report ... for the Year ended 31st March 1882;' ibid., no. 28 (1884), pp. 22–49, 'Report on the Health of Takow for the Year ended 30th September 1884;' ibid., no. 32 (1886), pp. 39–49, 'Report on the Health of Takow and Taiwan-fu (Anping) for the Two and a Half Years ended 30th September 1886;' ibid., no. 41 (1891), p. 33, 'Dr. W. Wykeham Myers's Report on the Health of Tainan.'

[3] 梅威令，《种蔗制糖论略》，《格致汇编》第5年（1890）冬季号，叶34—39；第6年（1891）春季号，叶13—16；第6年（1891）夏季号，叶11—17。

[4] *Annual Report on the Trade of South Formosa 1887–1909* (Taipei: Ch'eng Wen Publishing Co., 1972, reprint), Foreign Office, 1891 Annual Series, no. 875, Pelham L. Warren, 'Report for the Year 1890 on the Trade of Tainan (Formosa), pp. 13–25, Appendix.'

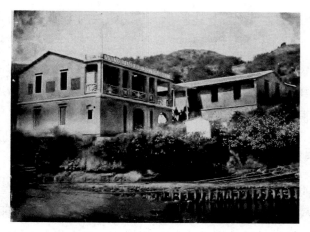

图 7-1 慕德医院（*ca.* 1889）

　　1895年中日甲午战争后，台湾海关归日本人控制管理，梅威令虽离开海关，仍继续担任英国领事馆的医生与主持慕德医院。由于梅威令在台居住已久，对台湾情势颇为了解，关注的领域又不局限于医疗，而日本统治台湾之初遭遇困难，遂于1896年聘请他为台湾总督府的顾问，并赠予五等旭日勋章。①梅威令接受咨询与提出建言的范围广泛涉及政治与行政组织，例如他主张对台湾居民采取安抚政策，曾在参加总督主持的会议中建议，在县以下的地方制度中纳入中国传统社会非常尊重的士绅与宗族等组织，并自凤山县先行试办，再推行全台。②不过，1898年接任台湾民政长官的后藤新平拒绝此种主张，而梅威令的顾问职位也在1899年5月底遭到解除。③五个月后他在上海接受《北华捷报》记者访谈台湾情势时，不但直率批评日本对台的策略，也涉及总督与民政长官两人不同的人

　　①　*North China Herald*, 4 September 1896, p. 390; 2 October 1896, p. 571; 20 November 1896, p. 863.

　　②　Ibid., 14 March 1898, p. 399.

　　③　*North China Herald*, 12 June 1899, p. 1051.

格特质与作风。①这篇长达两千余字的访谈内容刊出后,报社又补上一千余字的社论②,结果引起台湾总督府不满,由官员投书《北华捷报》,驳斥梅威令的说法为无稽之谈,并谴责他故意不提自己已被免职的事。③梅威令与日本当局的意见不合,应该就是他决定离台转往大陆的主要原因。

(三)离台以后(1900—1920):为期二十年

1900年7月,梅威令自台抵达上海,不久北上天津,正逢义和团运动后八国联军侵华。他在天津申请并获准加入英军担任医生,在杨村作战期间曾抢救沉船的伤患,进入北京后,获准参加联军列队进入紫禁城的胜利游行。④

梅威令期望回任海关医生,1901年3月间福州海关罗星塔锚地(Pagoda Anchorage)的医生病故出缺,他获得海关总税务司赫德(Robert Hart)任命递补,并在4月3日从上海抵达任所。⑤1905年初起又跨足外交工作,兼任当地英国副领事一职。此后梅威令即以海关医生兼任副领事,直至1920年2月28日过世,享年74岁。⑥令人惊讶的是梅威令在福州将近二十年间,英文报纸虽然仍陆续刊登他的各项活动,但都只和外国人社群有关,而没有如同以前在台时期医疗

① *North China Herald*, 23 October 1899, pp. 833–834, 'The Japanese in Formosa.-Interview with Dr. Myers.'

② Ibid., 30 October 1899, pp. 853–854, 'Formosa.'

③ Ibid., 27 November 1899, pp. 1084–1085, 'Correspondence-Dr. W. Wykeham Myers and the Government of Formosa.'

④ Ibid., 1 August 1900, p. 249, 'Tientsin under Siege;' 19 September 1900, p. 586, 'The Situation in Peking;' 26 September 1900, p. 645, 'Readings for the Week.'

⑤ Ibid., 13 March 1901, p. 470; 17 April 1901, p. 729.

⑥ Ibid., 6 March 1920, p. 664, 'Deaths.' *South China Morning Post*, 11 March 1920, p. 6, 'Death.' 梅威令过世两个月后,其妻在离华返英途中于1920年5月底死于香港。其子(William Robertson Myers)于1883年在打狗出生,后来进入海关,历任上海、汉口、青岛及天津等地税务司。

华人或其他和华人来往的相关报导,也不见他继续写作出版的消息。

二、开办西医教育的原因

为台湾居民治病已是身为海关医生的梅威令本分以外的负担,他何以又更进一步在台开办史无前例的西医专门教育? 这在1880年代的台湾是极不容易的事。

促成梅威令尽一己之力培育本地人西医的原因,是台湾居民较能接受西方医学的态度,却又因为此种态度而受到假冒西医者伤害的不幸现象。他认为,长老会马雅各医生在十余年前到台湾行医传教的工作,在台湾南部社会中产生普遍性的影响力,凡是受过“马医生”医疗之惠的人及其亲友都非常信赖西医,此种态度在远离城市的乡下更为明显。不幸的是竟也因此出现一种偏差的现象,就是不少江湖郎中利用这种对西医的信赖而牟利,声称自己曾协助西医工作,也学会了西医的本事,甚至说自己身为本地人,因此比西医更了解本地人身体问题的所在。这些郎中有的手持仿造的听诊器等西医器材为人治病,有的以成分与来源不明的疫苗为小孩种牛痘,有的还兜售吗啡等各种有害毒品等,甚至巡回各地招摇撞骗,到处危害人们的身体健康。即使英国领事曾为此向台湾道台表达关切,希望官方制止此种假冒西医罔顾人命的不幸现象,却没有收到实际的效果。[1]

传教医生马雅各在台湾为西方医学打下的有利基础,梅威令觉

---

[1] *Customs Medical Report,* no. 23 (1882), p. 22, Myers, 'Report ... for the Year ended 31st March 1882.'

得后人（包括身为海关医生的他自己）都有责任尽力维护，继续增进本地人对西方医学的信赖。尤其当台湾官方对假借西医之名害人的偏差现象束手无策时，总得有人挺身而出积极作为，以免假冒西医者任意猖獗下去。梅威令认为：

> 如果有经过适当教导的本地人可派往各处，这对于传播外国医学的益处无疑会大有帮助。所谓"经过适当教导"（duly instructed），我指的是好好学习过解剖学与生理学，接着又进一步学习各科医学实务的人。我怀疑那些在医院中只当助手的人能否达成这样的学习，尽管他们或许有很多实务见习的机会；这些实务见习若能配合理论，才会极具价值。①

这段文字显示了梅威令三个重要的论点：第一，如果有接受过西医教育的本地人在台湾各地行医，将有益于西医的传播，减少或消除冒牌西医的危害。第二，为本地人开办的西医教育应以解剖学与生理学为基础，加上各科医学实务。第三，虽然已有本地人在传教医院担任助手，也因此获得实务经验，但欠缺基础理论知识，价值有限。换句话说，梅威令认为要改变台湾冒牌西医危害的现象，应从西医教育着手，培养足够的合格西医前往各地行医，只在医院中担任过助手的人，并不足以改善台湾的医疗情况。有鉴于此，梅威令决定开办西医教育。

梅威令不是当时唯一对台湾医疗情况有深刻体认，并认为亟需培养本地医生的人。和他同时期在台的英国长老会传教医生安彼

---

① *Customs Medical Report,* no. 23 (1882), p. 24, Myers, 'Report ... for the Year ended 31st March 1882.'

得（Peter Anderson），于1880年发表《台湾医学传教事工》（*Medical Mission Work in Formosa*）一文，认为台湾亟需两种人：养成的本地牧师与本地医生。安彼得进一步认为传教医生的责任之一就是培养本地医生，他自己也将小规模地进行其事。[①]安彼得和梅威令所见相同，不同的是安彼得采取一般传教医生的做法，录用一至数名青少年担任助手（或称为学生），在工作中接受学徒式的训练。

三、最初三年做法与结果

梅威令在1879年7月到台湾任职，经过大约半年至一年的观察与考虑后，决定着手培养本地人合格医生。他在1880年招收到最初的两名本地学生，双方立下学习三至四年的合同，并先从教学英文开始。[②]梅威令认为西医教育应以英文、法文或德文进行，因为这些语言是当时学习医学专业知识的基本工具，就他自己而言，又以英文最方便。而他也在1882年报导，两名学生经过两年的学习后，都已拥有不错的英文能力。其中第一位学生林玑璋同时也是慕德医院的配药助手，对于工作和学习都很感兴趣。梅威令也说这名学

---

① *The Messenger and Missionary Record*, vol. 5 (2 August 1880), p. 156, Peter Anderson, 'Medical Mission Work in Formosa.'

② *Customs Medical Report,* no. 23 (1882), p. 24, Myers, 'Report ... for the Year ended 31st March 1882.' 梅威令在结束西医教育后于1889年初撰写的报告（*Report to the Subscribers to the Medical Education Scheme*. Shanghai: American Presbyterian Mission Press, 1889）中，所说的内容和早先写于1882年的报告有些出入。例如他开始教学生英文的年份，1889年报告说是从1879年起（p. 2），比1882年的报告所说提前了一年；至于学生人数，1889年报告中说最初四年只有一名学生（p. 3），但1882年的报告却是两人（p. 24）。很可能是他经过多年后在1889年所记的年份和人数有误，本文仍照他1882年所记。

生很聪明，因此承诺只要将来通得过梅威令和其他西医的考核，便可以自行开业，梅威令将给予必要的支持，使他获得其他职业难得的优厚收入。[1]

在教学英文的两年中，梅威令也为随后将至的医学专业课程进行准备。他向苏格兰的亲友呼吁捐款协助，俾能向巴黎订购价值60英镑的以蜡和纸浆制成的一具人体解剖模型。再加上自己拥有的骨架模型和大量的医学书籍与图片，他觉得应当足够教学之用。唯一不能克服的困难是，在当时的中国无法获得解剖用的尸体，梅威令为此设想的变通之计，除了利用模型教学以外，就是在自己偶尔会有的验尸机会时，让学生在场观摩见习。

当梅威令大费周章地准备接下来的医学课程时，学生们的表现却让他大失所望了。他说学生们欠缺雄心和毅力，有如那些江湖郎中一样，但求有个曾和洋人在一起的资历，而无意克服在学习英文时面临的困难，只图所学的一点皮毛可以派上用场即已满足。[2]结果先学习了三年英文，还没进入医学专业课程便告失败结束。

四、重新开始与教学情况

原有的台湾本地学生限于英文水平而难以造就，梅威令也从挫折中领悟到必须改弦更张，招收条件较好与求知欲望较强的学生，

---

① *Customs Medical Report,* no. 23 (1882), p. 24, Myers, 'Report ... for the Year ended 31ˢᵗ March 1882.' 鹰取田一郎撰《台湾列绅传》(台北：台湾总督府，1916；台北：华夏书坊影印本，2009) 页308有林玑璋简介，但没有记载他曾任慕德医院配药助手。

② Ibid., no. 28 (1884), pp. 32–33, Myers, 'Report ... for the Year ended 30ᵗʰ September 1884.'

才比较适合研习科学,而西医教育的计划也才有可能成功。他想到英国殖民地香港公立中学的华人学生应该具有英文能力,也比较习于西方文明,于是在1883年向香港的首席大法官费立浦(George Phillippo)爵士求助,费氏转请香港政府秘书史钊域(Frederick Stewart)帮忙。史钊域曾长期担任香港著名的公立中央书院(The Government Central School)首任校长,他再请该书院当时的校长胡礼(George H. B. Wright)协助,代为招徕愿意来台习医的学生。梅威令承诺由慕德医院负担学生的食宿,并给予零用金;至于修业年限,由于中央书院的学生不必再先修英文,可以直接进入医学课程,梅威令只要求至少在台学习两年。①

梅威令的招生行动获得了回应,有两名中央书院的应届毕业生愿意来台: 李荃芬(Li Tsun-Fan),21岁,籍贯广东番禺县;陈呈棨(Chan Ching-Kai),24岁,籍贯广东东莞县。②梅威令表示,其中一位是家境小康的读书人之子,另一名则是广州海关的华人文案梁苏之甥。这两名学生既不必从英文学起,而且家境背景都不错,可说完全符合梅威令到香港招生的期望,难怪他会觉得如此算是幸运了。③

1883年11月,两名学生抵达打狗,梅威令的医学教育计划也进入了专业课程的新阶段。他为此订定一些规则,例如修业年限为两年,分成两个阶段: 第一年课程有解剖学、生理学、基础化学、系统外科学四门课,一年结束后,学生前往香港或上海接受多国籍医生

---

① *Customs Medical Report,* no. 28 (1884), p. 33, Myers, 'Report ... for the Year ended 30th September 1884.'

② W. W. Myers, *Report to the Subscribers to the Medical Education Scheme*, no pagination, 'Photography II: Copy of Final Diploma.'

③ *Customs Medical Report,* no. 28 (1884), p. 35, Myers, 'Report ... for the Year ended 30th September 1884.'

组成的委员会考试；通过后回到打狗继续至少一年的课程，有妇产学、临床、手术与药学等，一年结束后，学生再往香港或上海接受另一个多国籍的委员会考试，考试及格者发给证书。[①]这些规则实施后有些改变，最明显而重要的是修业年限从两年延长为四年，两个阶段各两年。[②]

关于梅威令和李荃芬、陈呈棨两人之间的教与学实际情形，梅威令也有描述如下[③]：

一、上课：在第一年中，两名学生非常认真地学习，每天早晨七点就到梅威令的住宅上课，直到晚上七点为止，中间只有一小时的正餐时间。梅威令每天每门课教一小时，教学方式主要是以对话的形式进行解释和个别教导，而非一般上课演讲的模式。在上课中，师生充分利用一副从巴黎购买的"最完美"的解剖模型、一具可分解的骨架模型、一些最新而完整的医学书籍及图片等。

二、考试：每三个月考一次笔试。梅威令在第28次（1884）《海

① *Customs Medical Report,* no. 28 (1884), pp. 33–34, Myers, 'Report ... for the Year ended 30th September 1884.'

② Myers, *Report to the Subscribers to the Medical Education Scheme*, p. 3, 'Regulations under which students are granted a certificate of competency in Medicine, Surgery and Midwifery from the David Manson Memorial Hospital.' 在梅威令于1889年编印的结束报告中所附"慕德医院学生获得医学、外科学与妇产科学及格证书规则"，包含六条条文，内容与文字都相当严密，并注明为1879年10月订于打狗（p. 3）。但是，这项年月并不可信：第一，慕德医院在1880年中才开始兴建，至1881年间落成启用，梅威令如何能早在1879年所订的规则名称中即标明"慕德医院"？第二，此项内容严密的规则若确实订于1879年10月，何以在此后数年间梅威令关于修读课程的描述都比这份规则简略得多，在那数年中他甚至从未提到有这项规则。第三，李荃芬、陈呈棨两人于1883年入学后，梅威令在1884年《海关医学报告》中以很长的篇幅论及修读规定，但不论内容或文字都不如所谓1879年的规则严密。例如1884年所订修业年限为两年（分两阶段，各一年），竟然还低于所谓1879规则所订修业四年（分两阶段，各两年）的标准。基于以上这些极不合常理的情况，笔者认为所谓的1879年规则，应该是在1884年梅威令为《海关医学报告》撰文以后，至1886年他准备带学生赴香港接受初试以前，为了这项初试的目的才订立的，并且倒填年月为1879年10月。

③ *Customs Medical Report,* no. 28 (1884), pp. 35–38, Myers, 'Report ... for the Year ended 30th September 1884.'

关医学报告》的打狗健康报告中附有第一、二次季考的考题,每门考卷有六至十个问答申论题,考试时间最少的一门三小时,最长的达到十小时。梅威令认为两名学生的回答正确地反映了所学的内容,他还特地将第一次季考答卷寄给香港关心两名学生的人士,也将第二次季考答卷寄给在上海的《海关医学报告》主编哲玛森(Robert A. Jamieson),请他毫不保留地批评。哲玛森回应说这些答卷的内容"惊人地良好"(astonishingly good),他(哲玛森)自己学生时期(1856—1861)的一般医学生答卷内容也比不上打狗这两名学生。①

五、香港与上海的初试

依照学习的规则,李荃芬、陈呈棨两人第一阶段两年的学习在1883年11月开始,应在1885年11月期满,但受到中法战争的影响,师生三人直到1886年5月才前往香港初试。②

梅威令邀请香港英军军医、香港政府医官、开业西医等七人(含德国、中国各一人)组成考试委员会③,考解剖学、生理学、外科学与化学四科④,每科各考笔试与口试。香港代理总督马殊(William H.

---

① *Customs Medical Report,* no. 28 (1884), p. 39, Myers, 'Report ... for the Year ended 30th September 1884.'

② Myers, *Report to the Subscribers to the Medical Education Scheme,* p. 4. *Customs Medical Reports,* no. 32 (1886), p. 45, Myers, 'Report ... for the Two and a Half Years ended 30th September 1886.'

③ 考官名单: Deputy Surgeon-General Hungerford, P.M.O. (主任委员), Staff-Surgeon Preston, R. N., Patrick Manson, M. D., L.L.D., Colonial Surgeon, P. B. C. Ayers, C. Gerlach, M. D., Wm. Young, M. D., C. M. 与Ho Kai(何启), M. B., C. M., M. R. C. S.。

④ 在梅威令于1889年编印的结束报告中,这四科的名称是全体阐微、全体功用、外科略详及化学初阶(页49, Photograph I: Copy of Official Diploma)。

Marsh）特地出借立法会（Legislative Council）的会议厅作为试场，1886年5月13日、14两日笔试，15日口试。结果李荃芬获得74.6分通过（其中解剖学一科90分），陈呈棨获得70.5分通过（其中化学一科85分）。①

考试通过后，1886年5月28日举行及格证书颁发典礼，特地选在两名考生出身的中央书院礼堂进行。先由梅威令报告打狗医学教育的情形，再由代理总督亲自颁发证书并致词；而三年前促成其事的政府秘书史钊域、此次的各位考官、海关税务司，以及许多华洋名流都出席观礼。香港《孖剌西报》（*Hongkong Daily News*）也以长达2,500字左右的篇幅报导颁证典礼的盛况。②在稍早两人考试时，香港《德臣西报》（*The China Mail*）已有大篇幅报导并且附登试题，表示："终于有人系统性地尝试对中国学生进行确实、详尽而美好的医学教育。" ③

香港初试的结果显示，梅威令的西医教育计划可说已经成功了一半。而此次师生三人香港之行所得不仅如此，还有两项锦上添花的收获，即香港商界可观的捐款与新增一名学生。

两名香港的学生成功通过初试，也获得当地媒体热烈的赞许。梅威令便把握机会在当地发起募捐，结果获得怡和洋行（Jardine, Matheson & Co.）、太古洋行（Butterfield & Swire）、旗昌洋行（Russell & Co.）、义记洋行（Holliday, Wise & Co.）、仁记洋行（Gibb, Livingston

---

① *Customs Medical Report,* no. 32 (1886), p. 45, Myers, 'Report ... for the Two and a Half Years ended 30th September 1886.'

② *Hongkong Daily News*, 29 May 1886, p. 2. 在 Myers, *Report to the Subscribers to the Medical Education Scheme*, pp. 16–18, Appendix B 也收入此篇报导，但日期误记为1886年6月3日。

③ *China Mail*, 20 May 1886, p. 3, 'The Education of Chinese Medical Students.' 在 Myers, *Report to the Subscribers to the Medical Education Scheme*, pp. 14–15, Appendix A 也收入此篇内容。

& Co.）等十四家公司，以及史钊域、遮打（Catchick Paul Chater）、夏朴（Granville Sharp）等二十名个人解囊相助，一共募得1,170元捐款。梅威令表示这笔钱很有助于减轻慕德医院支持医学教育的负担。[1]

可能比获得捐款更重要的是多得了一名新学生吴杰模（Goh Kit-Moh）。他来自马来半岛的槟榔屿，年20岁，祖籍福建海澄县，家境富有，毕业于槟榔屿的官立中学，英文能力非常优越，回华在传教士所办广州博济医院的佛山诊所学习了一段时间。在香港的吴杰模的父亲读到梅威令师生初试的报导后，向梅威令表达让儿子来台学医的愿望，而且食宿等费用都自行负担。[2]

梅威令当然欢迎条件如此良好的学生，而吴杰模也很快准备妥当，和梅威令师生一起从香港到打狗。由于吴杰模先已有佛山诊所学习的经验，到打狗以后的学习进度很快，第一阶段原本两年的课程，他只费时一年两个月读完，便准备进行初试，但考试地点不在香港，而是上海。

1887年7月12至16日，吴杰模进行为期四天笔试与一天口试，地点在上海公共租界最高行政中枢的工部局会议厅。笔试为外科学、解剖学、化学与生理学四科，每天一科，口试则一天考完。考生只有一人，但由各国医生组成的考试委员会却有八人之多[3]，又特别请一位英国海军军医专门在考场监督考生，可说相当严密。结果吴杰模通过初试，获得评分为解剖学70分、外科学70分、化学80分、生

---

[1] Myers, *Report to the Subscribers to the Medical Education Scheme*, pp. 5, 43, Appendix L.

[2] Ibid., pp. 5, 19. *Customs Medical Report*, no. 32 (1886), p. 48, Myers, 'Report ... for the Two and a Half Years ended 30th September 1886.'

[3] 考官名单：L. S. Little（主任委员），W. J. Milles, Edward Henderson, F. J. Burge, Neil Macleod, C. Zedelius, R. A. Jamieson 与 L. Pichon。

理学73分，平均73.25分。①上海的《字林西报》(*North China Daily News*)报导吴杰模考试的经过与结果时，特地说明梅威令在打狗实施的西医教育，是以他自己接受过的苏格兰西医教育制度为基础，而梅威令证明了在中国为中国学生进行英文西医教育是可行的。②

吴杰模通过初试后，也有颁发证书的仪式，场面与观礼人数甚至比在香港所办者更为盛大。典礼于1887年7月23日下午在先前作为试场的工部局会议厅举行，并由工部局总董伍德(A. G. Wood)担任主席，出席者包含英、美、法三国总领事与丹麦领事，上海英国最高法院首席法官，以及当地最高级别的中国官员上海道台龚照瑗等高官名流。主席致词表示，为远在打狗慕德医院附属医学校的一名学生所办的这场颁证典礼，是上海没有过的创举，由于梅威令致力为中国培育中国人西医的行动令人感佩，所以工部局乐于提供会议厅作为试场与举行颁证典礼，相信观礼者都乐见将来会有更多中国青年出现在同样的场合，等等。主席致词后随即邀请同样身着学术袍服的梅威令与考试委员会主任委员李陀(L. S. Little)医生两人，以及美国总领事甘乃迪(John D. Kennedy)相继致词，上海道台也通过翻译发言表示祝贺。③

在上海期间，梅威令又获得协助他医学教育的捐款448元，数量远不及前次在香港所得，但相对于香港捐款者全是外国人，上海的捐款者绝大多数为华人，只有五名外国人。有三十八名华人捐

---

① *North China Herald*, 22 July 1887, pp. 102–103, 'Medical Education of Chinese in China.' 在Myers, *Report to the Subscribers to the Medical Education Scheme*, pp. 19–21, Appendix C 也有此篇内容，收自*North China Daily News*, 19 July 1887。此项报导附有这次初试四科的考题。

② Ibid., pp. 102–103, 'Medical Education of Chinese in China.'

③ Ibid., 29 July 1887, pp. 127–129, 'Medical Education of Chinese in China-Presentation of Certificate.' 在Myers, *Report to the Subscribers to the Medical Education Scheme*, pp. 22–24, Appendix D 也有此篇内容，收自*North China Daily News*, 24 July 1887.

款,其中半数是洋行的买办,半数则以店铺名义捐款。①

六、上海的复试

吴杰模从上海回到打狗,和李荃芬、陈呈棨一起修读第二阶段的课程。本阶段的课程着重在分科实务,其中临床医学、外科手术与药学都不是问题,慕德医院的条件可以提供足够的机会,但是产科学却相当为难。上海的考官要求这科的通过标准,是学生至少要有五次接生的经历。梅威令很清楚这在传统而保守的打狗是相当困难的门槛。

他决定从打狗当地帮人接生的产婆下功夫,先邀请当地所有产婆到医院中喝茶建立交情,向她们展示那具来自巴黎的解剖模型,还让她们自行探索模型以破除她们原有的一些错误观念。梅威令又主动表示愿意为她们每星期上三次课,讲解相关的医学知识。结果梅威令接连为产婆们讲了六个星期的课,双方建立了相当的互信,他才提出希望学生有参与产婆接生的机会,并承诺每次给予产婆一些"谢金"(douceur),好不容易终于让每个学生达到了考官要求的门槛。②

1888年7月初,梅威令带着三名学生抵达上海参加第二阶段的复试,李荃芬、陈呈棨照规定学习已满两年,吴杰模则仅仅一年而已,这也许是他的表现优异所致,但梅威令没有说明原因。

由于复试相当着重医学实务,进行的方式和初试大有不同。一是考试科目增加为六科:产科学、内科学、外科学、西药学、临床医

---

① Myers, *Report to the Subscribers to the Medical Education Scheme*, p. 43, 'Appendix L.'

② Ibid., pp. 7–8.

学、救护与急救①；二是考试委员会因此扩大为六组②；三是考试场地也增加，除笔试与口试仍借工部局会议厅外，内科临床在专治西人的公济医院（General Hospital），外科与手术在专治华人的仁济医院（Chinese Hospital），救护与急救则在工部局的空地举行。考试日期从1888年7月13日到同月21日，长达九天。

考试的结果是三人都获得通过，至于成绩则以只修读一年的吴杰模分数72分最高，其次是陈呈棨64分，李荃芬则为60分。复试和初试的成绩平均后，也以只修读两年的吴杰模72分最高，陈呈棨68分，李荃芬66分。其中吴杰模的内科临床与临床医学两科还分别高达90分与85分。③

1888年8月1日举行三人的及格证书颁发典礼，地点仍在工部局会议厅，也由该局总董伍德主持。冠盖云集的观礼者更多于前一年吴杰模的初试颁证仪式，除上海道台龚照瑗外，有英、法、德、美、比五国总领事与丹麦领事，江海关税务司，以及考官等。伍德在颁证给三名学生时，特地分别向三人表示，佩服他们能以英文修读医学课程并获得通过；而穿着学术袍服出席的考试委员会主任委员爱德华·韩德森（Edward Henderson）医生也在致词时表示，自己要公开宣布，这三名通过考试的学生确实已是完全合格的内科医生、外科医生和产科医生。④

---

① 在梅威令于1889年编印的结束报告中，这六科的名称是妇科接生、内科全书、外科全书、西药总论及各科用器诸艺，至于救护与急救未计入正式的考试科目（页49，Photograph I: Copy of Official Diploma）。

② 考官名单：Edward Henderson（主任委员），R. J. Sloan, L. Pichon, D. J. Reid, R. A. Jamieson, C. Zedelius, W. J. Milles, H. W. Boone 与 F. J. Burge。

③ *North China Herald*, 27 July 1888, pp. 104–105, 'The Medical Education of Chinese in China;' 4 August 1888, pp. 137–138, 'Medical Education of Chinese in China.'

④ Ibid., 4 August 1888, p. 138, 'Medical Education of Chinese in China.'《申报》1888年8月2日第一、二版，《领凭志盛》；8月7日第一版，《书本报领凭志盛事后》。

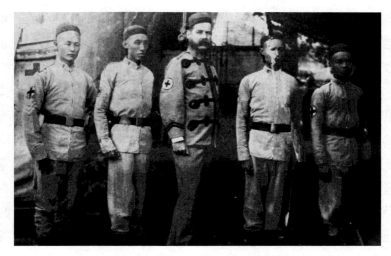

图7-2　梅威令及其医学生（1889）

　　颁证典礼后，上海道台龚照瑗于8月3日移樽就教到梅威令师生下榻处拜访，总董伍德和医生爱德华·韩德森也在场。龚照瑗表示特意来感谢梅威令培养中国西医的行动，并因听说梅威令即将北上天津见北洋大臣、直隶总督李鸿章以寻求支持，主动撰写一封给津海关道台的亲笔介绍信，以方便梅威令到天津后的活动。①

七、寻求李鸿章支持

　　其实，在前一年（1887）吴杰模初试通过后，梅威令已经北上天津见过了李鸿章。到当时为止，他以个人之力开办西医教育，已获

---

　　①　*North China Herald*, 4 August 1888, p. 123.《申报》1888年8月4日第二版，《致谢医生》。

得一定程度的成功，当然希望能在传统守旧的中国继续推动或扩大这项新事业。若能获得强有力的高官大吏支持，会比较容易见到成效。他的目标人物就是位高权重的北洋大臣、直隶总督李鸿章。

经由英国驻天津领事璧利南（Byron Brenan）的介绍，梅威令先见到李鸿章的英文幕僚罗丰禄，再于1887年8月底由罗氏引见于李鸿章。梅威令事先准备一份说帖，说明自己在打狗的医学教育，以及鼓吹中国需要培养西医人才，尤其是军队更急迫需要大量的军医，这显然是针对掌握北洋军队的李鸿章而设定的说词。梅威令在说帖中提出四项具体的建议：第一，授予他的医学生适当功名，好让他们在重视功名的中国社会受到尊重；第二，成立军医单位，并请李鸿章函嘱台湾巡抚刘铭传办理，梅威令愿意承办；第三，支持梅威令扩大医学教育，招收更多学生学习；第四，请李鸿章给予梅威令适当的幕僚名义，便于办事。[①]

李鸿章对这四点建议的反应如下：第一，同意只要三名学生通过复试，即授予功名及任职，又进一步希望明年学生通过复试后由梅威令带到天津相见；第二，同意成立军医单位有其必要，并立即写信给刘铭传，对梅威令提供必要的协助；第三，对于扩大梅威令的医学教育不置可否，而梅威令在考虑自己和慕德医院的条件后，也自行取消了此议；第四，李鸿章在1887年8月31日任命梅威令为北洋大臣与直隶总督行辕的"医学随员"。[②]

获得李鸿章上述的回应后，梅威令满意地回到打狗。不料刘铭传另有打算，希望若成立军医单位，应就近设于台北省城以便指

---

① Myers, *Report to the Subscribers to the Medical Education Scheme*, pp. 6–7, 25–30, Appendix E., 'English Version of Dr. Myers's Memorial to H. E. Li Hung Chang, when introducing the scheme to H. E.'s notice for the first time in August, 1887.'

② Ibid., pp. 7, 46, Appendix N. *North China Herald*, 9 March 1888, p. 267.

挥运用，而非远在南部的打狗。梅威令只能放弃创立军医单位的目标，退而在自己能力可及的范围成立一个"担架救护班"（Stretcher Detachment）。因为至少需要四人，他只有三名学生，于是补上慕德医院的配药助手，也就是先前英文没学好而放弃习医的林玑璋。梅威令自豪地表示，其救护班的四名成员中竟然有三名是合格的医生。[1]四人在上课与工作之外，由梅威令教以各种救护知识与技巧，又请打狗当地曾任军官的一名英人给予基本军事训练。经过将近一年的演练后，在上海复试的最后一天（1888年7月21日）下午五点半，在工部局空地举行救护与急救演习，有众多的中外群众围观。梅威令师生五人身着卡其制服，佩戴着红十字臂章，进行各种伤患的救护演习[2]，这是历史上在中国第一次公开出现红十字标志。8月1日颁发复试及格证书典礼结束后，梅威令师生再度进行了同样的演习，地点仍在工部局的空地。

1888年8月27日下午，梅威令师生五人在天津北洋武备学堂的操场举行第三次操演。李鸿章在大批文武官员簇拥下亲自检阅，还有许多天津外国人在场。结束后李鸿章当众慰勉梅威令，赏给100元奖金，并交代属下安插三名学生任职。[3]天津这场盛大的操演是梅威令医学教育活动的最高潮，多年的努力终于获得权倾一时

---

① Myers, *Report to the Subscribers to the Medical Education Scheme*, p. 7.

② *North China Herald*, 27 July 1888, p. 104–105, 'The Medical Education of Chinese in China.' Myers, *Report to the Subscribers to the Medical Education Scheme*, pp. 33–34, Appendix, F.《申报》1888年7月22日第二版《试演医伤》，谓演习在河南路老巡捕房花园草地上举行。同报1888年7月28日第一版《论梅威令医生教习之认真》谓："梅君率其徒三人，并有佐助者一人，合为四人，如法试演，奔救援拯，其捷如风，其应如响，其平日之教练认真，于此可见。观该学生等之究心艺事，克底有成，亦足多焉，故与考诸医生无不啧啧称羡。"

③ *North China Herald*, 7 September 1888, pp. 269–270, 'Tientsin.' Myers, *Report to the Subscribers to the Medical Education Scheme*, pp. 9, 41–42, Appendix K.《申报》1888年9月4日第二版《录用医生》。

的李鸿章检阅与奖赏认可，完全符合梅威令自己的期待，而且多家中外文报纸也大幅报导与评论，一切都可说是进行得很顺利。不料，情势却突然急转直下，三名学生的任职迟迟没有着落，梅威令打听的结果说是因为事无前例，需要从长计议，等了两个多月后只好让学生先回打狗，他自己到北京一趟。回天津后仍然没有进展，事实是此后再也没有结果，他办了九年的医学教育在达到巅峰时刻之后，李鸿章的郑重承诺却突然就此不了了之！

　　三名学生等候了将近一年没有下文，只能另谋出路，但台湾、香港与偌大的中国大陆都无机会，结果是楚才晋用。正值开发北婆罗洲的英国北婆罗洲公司（British North Borneo Co.）招雇大批华工前往垦殖，急需华人医生就地照料受伤染病的华工，待业中的梅威令的学生成了最适合的医生人选。1889年7月间他们前往北婆罗洲[①]；两三个月后，李荃芬写信给梅威令报告近况，说自己负责一个有三十张病床的小医院，还描述了热带丛林常见的疾病等，又说："我要遗憾地告诉您，这里的气候与住民都比打狗还差！"[②]此后就再也没有李荃芬和陈呈棨的音讯，不知是留在北婆罗洲还是回到了中国内地或香港。至于吴杰模则转往新加坡开业行医[③]，他还成为孙中山的朋友，1900年时曾经协助孙氏营救被新加坡当局拘禁的日本友人宫崎寅藏。[④]吴杰模在新加坡行医之外，也积极参与华人

---

① *North China Herald*, 1 June 1889, p. 667; 6 July 1889, p. 25.《申报》1889年6月29日第一版,《论人才之可惜》。

② *North China Herald*, 8 November 1889, p. 563. 李荃芬此信的内容由梅威令抄写一份寄交《北华捷报》发表。

③ 新加坡《海峡时报》(*The Straits Times*)1902年11月8日第五版, 'Parallel Cases', 报导在桥南路(South Bridge Road)开业的华人医生吴杰模, 由于未通报传染病个案被当局罚镑100元的消息。

④ 颜清湟著, 李恩涵译,《星马华人与辛亥革命》(台北: 联经出版事业公司, 1982), 页57—58。本条及以下两条注释内容,均为笔者新加坡友人庄钦永博士提供,谨致谢忱。

社会各项事业，为1902年创建新加坡孔庙学堂的一名董事[①]，又是1907年创建义勇演武亭的捐款人之一。[②]

八、争议、批评与结束

梅威令以个人之力进行的这项费时九年的医学教育，可说是开始于台湾，完成于香港、上海，却应用于南洋。过程中既有许多掌声与赞许，也有一些批评与质疑，加上报刊舆论的积极介入而推波助澜，相当引人瞩目。

给予掌声与赞许者认为，梅威令愿意以个人之力培育中国人西医，实在是难得的仁心义举，而且还是在中国以英语进行教与学，在当时更是不容易的事。他的创举不仅证明在中国以英语对中国人实施西医教育可行，而且西方医学在中国的发展前景，以及中国人将因此在健康卫生上获得的巨大利益，都将明显可待。赞许者将梅威令此举视为此后一连串对中国逐一正面扩大效应的开端，因此香港与上海的商界、医界、媒体与掌权者，许多人都乐观其成，分别以前文所述的捐助经费、担任考官、发表舆论、提供考场，以及举行和参加颁证典礼等行动，表达对梅威令西医教育的支持；而且不只是西人如此，中国人如上海道台、捐款的商人以及屡次刊登报导与评论的《申报》也都如此。

---

① 梁元生，《宣尼浮海到南洲：儒家思想与早期新加坡华人社会史料汇编》（香港：香港中文大学出版社，1995），页122、124。

② 陈荆和、陈育崧编著，《新加坡华文碑铭集录》（香港：香港中文大学出版社，1970），页324。

在纷纷叫好的声浪中，却有在华传教医生表达不同的意见，不过他们自称并不是反对梅威令和他的西医教育，而是认为这项教育的意义与成就被过度渲染了。尤其是上海著名的英文姊妹报《北华捷报》与《字林西报》，都以贬抑传教医生的作为来衬垫梅威令西医教育的高度，这让传教医生们不能不挺身而出维护自己的声誉。例如1887年7月22日《北华捷报》报导吴杰模在上海的初试时，连带批评各地传教医生对于中国学徒的训练相当薄弱（feeble），因为一者传教医生非常忙碌，再者只要学徒获得入门知识，就被传教医生派往各地乡村贩售药品与分发传教书刊。①一年后的1888年8月4日《北华捷报》又以大篇幅社论颂扬梅威令的医学教育，认为这可能成为改变中国的先驱行动，并再度提及中国各地的传教医生虽然也有训练学生的零星举动，但是他们的目的是拯救灵魂甚于医治身体，因此总是以训练出可以配药或治疗小病的学徒为满足，比不上梅威令是以培育达到高标准、可以有效行医的学生为目标，等等。②

《北华捷报》这篇社论一发表，上海美国圣公会同仁医院的传教医生文恒理（Henry W. Boone）同一天就撰写篇幅比社论更长的一篇投书，《北华捷报》也在同月10日予以刊登，却加上了"同行相嫉"（Professional Jealousy）的标题。文恒理先表明自己是参与梅威令学生复试的考官之一，也说那些学生的表现的确值得嘉许，但对于上述社论贬低传教医生的观点不能苟同，接着就细述多年来各地传教医生教育中国学生的种种事实；文恒理还说，相信梅威令必然不乐见此种以贬低别人来抬高自己的做法。③

---

① *North China Herald*, 22 July 1887, pp. 102-103, 'Medical Education of Chinese in China.'

② Ibid., 4 August 1888, pp. 121-122, Front Page.

③ Ibid., 10 August 1888, p. 167, 'Professional Jealousy.'

应当就是文恒理投书的缘故,稍后梅威令在编印其医学教育的结束报告中,虽然收入了1888年8月4日的《北华捷报》社论作为附录之一①,却刻意删除了其中批评传教士的内容。但是,梅威令自己在结束报告中对在华传教医生的各种努力表示赞佩时,不知何故却又指称他们只是教学生一些使用药物和仪器的简易知识而已。②这种说法引起另一位传教医生的批评,认为梅威令"在不知不觉中采取了和特定报刊同样的论调"③。尽管这位批评的传教医生表示不愿明指是哪家报刊,应该就是指《北华捷报》了。不过,这位批评者基本上还是肯定梅威令的努力与成就,也祝福他的学生能有收入丰厚的前途。

批评者不只传教医生而已,还包括一位曾任海关医生的梅威令同行,也是他熟识并且担任李荃芬与陈呈荣香港初试考官之一的万巴德(Patrick Manson)。1887年10月1日,万巴德在他主持的香港华人西医书院(Hongkong College of Medicine for the Chinese)开学典礼的致词中,将梅威令和较早的合信(Benjamin Hobson)、嘉约翰(John G. Kerr)以及同时的马根济(John K. Mackenzie)三人相提并论,认为他们致力于华人医学教育令人敬佩,但批评他们单枪匹马的个人行动成果很有限,他们的"小"学校完全仰赖一个人的健康、精神、随心所欲(caprice)与生命,随时都可能中断消失。④

---

① Myers, *Report to the Subscribers to the Medical Education Scheme*, pp. 39-40, Appendix, H.

② Ibid., p. 1.

③ *China Medical Missionary Journal*, 3: 3 (September 1889), pp. 120-122, S. R. H., 'Review: Report to the Subscribers of the Medical Education Scheme, by W. Wykeham Myers.'

④ *The China Review*, 16: 2 (1888), pp. 65-73, Patrick Manson, 'The Science and Practice of Western Medicine in China-An Inaugural Address, delivered at the opening of the College of Medicine for Chinese, Hongkong (October 1st 1887).'

万巴德的批评还算是客气的。1888年8月13日的香港《德臣西报》出现了简短却直率的严厉批评。该报在评论香港西医书院第一次初试的成绩时,得意地宣称远东未来的医学教育必须依赖香港才有的各科医学专家,又说:"我们无法理解在一个不可能聚集各科专门教师的地方所进行的教育方法,……一个人不能自以为什么都可以教的,即使他有的是时间。"[①]可是,两年前(1886)当梅威令两名学生在香港通过初试时,《德臣西报》还如前文所述对他大表赞扬:"终于有人系统性地尝试对中国学生进行确实、详尽而美好的医学教育。"不料时隔两年后,却翻转为负面的批评了。难怪一直对梅威令相当友善的《北华捷报》主编公开为他打抱不平:"对此最好的回应是:梅威令的学生就是在香港通过初试的,而且考官正是《德臣西报》所指称的远东仅有的那些各科医学专家。"[②]

　　梅威令当然很在意万巴德批评和《德臣西报》嘲讽的"一人教学法"(one-man system),也在他编印的结束报告中大力反驳,认为只要这种方式确实能让学生获得所有应该有的各科知识,就没有什么可以苛责的。尤其是他的教学采用个别指导的方式(tutorial method),师生之间维持长期而密切的关系,这比起西方医学教育通常采用班级上课的演讲方式(lecture system)更有助于学习,也更适合于正在起步初期的中国西医教育。梅威令说事实胜于雄辩,就结果而言,他的学生经过初试与复试共十五位(应是十八名)独立而卓著的考官考验合格,其医学知识水准是一点也不容置疑的![③]

　　1888年与1889年之交,梅威令久等不到从李鸿章处来的音讯,

　　① *The China Mail*, 13 August 1888, p. 3, 'Hongkong College of Medicine for Chinese.'
　　② *North China Herald*, 15 September 1888, p. 291.
　　③ Myers, *Report to the Subscribers to the Medical Education Scheme*, pp. 10–11. 梅威令计算的考官人数,应该是忘了上海复试新增的三人。

决定停止进行了九年的医学教育。他的决定还不失为明智之举，因为在这九年间中国西医教育的情势已经大有转变，各地医院先后开办医学校①，其中对梅威令的医学教育最有影响的是以英语教学的南北两个学校：

南方的香港华人西医书院成立于1887年，网罗十五六名教授，开设将近二十门科目，并提供奖学金，又以新颖的雅丽氏纪念医院（Alice Memorial Hospital）作为教学医院，其招生广告上还标榜"香港总督赞助"（under the auspices of the Governor of the Colony）②。这所西医书院的成立意味着梅威令难以再从香港招徕学生到打狗学医了。

北方的天津传教医生马根济获得李鸿章支持，在1881年12月成立"医学馆"，从撤回的留美学生中挑选八人作为第一班医学生，学习三年，学成后分送北洋陆海军担任军医，也获得九品官等与更高的虚衔；医学馆在1883年与1884年又招收第二、三班学生。③这种情形很清楚地显示，当梅威令在台湾开始医学教育不久，李鸿章已经着手培育自己的北洋西医，也具体支持特定的外国人西医。梅威令或许不了解个中内情，还一直企图攀附李鸿章，结果只能得到敷衍推托的回应。

香港华人西医书院与天津北洋医学馆都在体制内，得到掌权者的赞助支持，学生、经费与师资都不成问题，而梅威令只凭个人独力奋斗，又僻处于资源不足的打狗，实在没有与人竞争的条件。他盱

①　关于这段期间中国各处医院附设医学校的情形，参见K. Chimin Wong and Wu Lien-Teh, *History of Chinese Medicine* (Shanghai: National Quarantine Service, 1936), pp. 436–462, 'Period 1880–1885' 与 pp. 463–505, 'Period 1886–1893'。

②　*North China Herald*, 15 September 1888, p. 310, advertisement, College of Medicine for Chinese, Hongkong.

③　*China Medical Missionary Journal*, 1: 3 (September 1887), pp. 100–106, J. Kenneth Mackenzie, '"Viceroy's" Hospital Medical School.'

衡情势后,只能结束自己的医学教育活动。

结　语

当台湾本土学生无法克服学习英文的困难而放弃习医,梅威令改为寻求香港学生来台就读时,台湾最早的西医教育已产生关键性的改变:本来是专为改善台湾医疗情况而开办的西医教育,从此转变方向为培养中国人西医。这种转变可以从此后梅威令的言论与报告都着眼于中国而不再限于台湾得到验证。

梅威令并未完全排除台湾的因素,事实也无法排除,因为这项教育就是在台湾进行的。但是除了最初的开办动机和实施的地点这两者以外,很难再说这项西医教育和台湾还有什么紧密的连结,或者对台湾产生了什么具体的影响。李鸿章函请刘铭传协助梅威令在台试办军医制度,本是一个深化与扩大台湾西医教育与事业的契机,也可以让梅威令的西医教育多少回归到以台湾为主体的初衷,结果刘铭传在台北而梅威令在打狗的空间距离(很可能这也只是表面的借口),阻断了这样的机会。即使梅威令的担架救护班包含了一名本地的成员,也只是为了凑足必要的人数而已。尽管这名台湾本地人在上海的演习中获得主考官的口头奖励,也在天津的演习后得到李鸿章赏给北洋五等奖章,但是对照李鸿章无意实践对三名养成医生的任职承诺,最终导致楚才晋用的后果,这些口头奖励与北洋奖章都轻若鸿毛了。

无论如何,梅威令开办的台湾最早的西医教育培养出三名合格医生,这是不能否认的历史事实,也证明此项教育本身是成功的,却也留下了不少的遗憾：第一，没有台湾本地的学生就读，或者说本地学生不到半途即废；第二，养成的西医没有机会留在台湾工作；第三，甚至连这项西医教育都无以为继，也没有对台湾后来的医学教育产生影响。对台湾而言，这可说是一项过早来到的全英语西医教育。

8

广州女传教医生赖马西与明心书院

绪　言

赖马西（Mary West Niles, 1854–1933）于1882年自美国来华，在广州生活长达四十六年，直到1928年才退休回美。在广州将近半世纪期间，她先任职于博济医院，是该院第一位女医生，但于1899年辞职，改为直接向中国妇女传教，并在所属美国长老传教会反对的不利情况下，自行开办为盲女而设的明心书院。明心书院从1891年创立时只有四名学生并租借校舍，到1913年时有130名学生并建有宽敞的校舍，成为基督教界在华规模最大的盲人学校。

赖马西何以来华？她在博济医院的工作情况如何？她何以会放弃有着高度专业的形象和地位的博济医生职务，改为直接向中国妇女传教？传教会为何反对她开办明心书院？她又如何坚持开办明心书院，并终于获得斐然的成果？这些都是令人好奇而值得一探究竟的问题。

一、来华的背景

1854年1月20日，赖马西出生于威斯康星州的沃特镇（Watertown, Wisconsin），这是她父亲向印第安人传教的地方。赖马西的祖父、父亲和两名兄弟都是美国长老会的牧师，这样的家庭环境培养了赖马西成为传教士的志向。她出生几年后全家搬回东部纽约州的司特本郡（Steuben County），她的父亲先后担任当地两个长老教会的牧师。1875年赖马西从纽约州的艾密拉（Elmira）学院毕业，前往纽约市在公立学校教了三年书，再进入纽约妇幼医院（New York Infirmary for Women and Children）附设的女子医学院（New York Medical College for Women）学医，至1882年毕业。[①]赖马西未及行医，即获得长老传教会派遣，

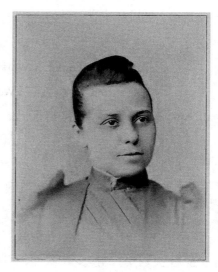

图8-1　赖马西像（*ca.* 1897）

1882年6月出发来华，而于同年10月19日抵达广州。

医药治病、印刷出版和学校教育三者向来是基督教辅助传教的工具。十九世纪初年基督教传教士开始来华后，早期传教士马礼逊、郭实猎等人也从事一些医药活动。从1834年的伯驾起，开始有以专业医生身份来华的传教医生，但都是男性。因为十九世纪前期从欧美到海外异教徒国家传教，是相当辛苦并多少有冒险成分的工作，所以是男性专有的事。女性则在国内捐助或从事宣传等支持辅助角色，或者以助理传教士身份随着传教士丈夫而来，等等。同时，到1850年为止，欧美各国的医生工作也是男性的专利，美国直到1847年才有第一位获准入读医学院的女性。就是从十九世纪中叶开始，欧美女性的自我意识普遍觉醒，她们不再甘于只是贤妻良母

---

　　①　关于赖马西来华前的早年经历，参见 *Ming Sum School for the Blind, Fong Tsuen, Canton, China, 1889–1939* (Hong Kong: Printed by the Standard Press, 1939), p. 13, 'Outstanding Events in the Life of Mary W. Niles.'

的角色，而要对社会有直接而更大的贡献。在传教方面也是如此，女性不愿只是配角，而要进一步到海外直接传教，并喊出口号——"妇女为妇女工作"（Woman's Work for Woman）。1860年纽约成立了全部由妇女组成的"女公会"（Women's Union Missionary Society of America）传教团体，派遣自己的女性传教士，而传统以男性为主的各传教会为顺应女性争取自己当家的趋势，从1869年起陆续在内部成立半独立运作的女性传教部门，并派遣女传教士到海外，和男传教士一起工作。[1]这种风气很快地促成女传教医生的东来。

在中国的男性传教士和医生也认为，在讲究男女有别、男女授受不亲的传统中国社会，女传教医生应该会受到中国妇女（尤其是上层社会妇女）的接受和欢迎，可以争取到不让男性传教医生看病的大量中国妇女，这必然有助于传教工作。于是从1873年第一位女传教医生寇慕贞（Lucinda Combs）来华，到1882年赖马西抵达以前的九年间，共有各传教会派遣的十三名传教女医来华，分布在北京、九江、福州、芝罘、天津、汕头、登州和张家口等地[2]，赖马西则是第一位到广州的传教女医。

二、博济医院第一位女医生

赖马西的四十六年广州岁月，可以1898年、1899年之交分为两

---

[1]　欧美女性来华传教的起源概略，参见Kenneth S. Latourette, *A History of Christian Missions in China* (Taipei: Ch'eng-Wen Publishing Co., 1975, reprint), p. 395.

[2]　这十三名最早来华的传教女医，参见*China Medical Missionary Journal*, 1: 2 (June 1887), pp. 46–59, J. C. Thomson, 'Medical Missionaries to the Chinese.'

个时期：在此以前她是博济医院的医生，以医疗协助传教；在此以后则辞去博济的职务，投身直接传教与经营明心书院。1928年退休回美国，五年后于1933年1月18日过世，享年七十九岁。

赖马西于1882年10月19日抵达广州后，到1885年初正式任职博济前的两年多时间，主要在努力学习中国语文并协助博济的医疗工作。事实上她抵达广州时距离年底不过四十来天而已，但博济医院的1882年年报中已有感谢她屡次协助博济的声明了。[1]在1883年和1884年的博济年报中，赖马西的名字也分别出现多次，包括感谢她在治疗妇产科各种病例上的大力帮忙[2]，有如主持博济的嘉约翰（John G. Kerr）所说：

> 本年（1883）中赖马西医生掌理妇女病房好几个月，病人都很高兴有个同性别的女医生，便于诉说自己的病情。中国上层妇女宁可忍受极大病痛，也不愿意接受现代医学必要的诊断与治疗。由于我们对本地人身体机能的极度不了解，以及他们多数家庭妇女成员与外界隔绝和谨慎的态度，让女医生在中国有无限发挥的空间。[3]

嘉约翰接着说，这年赖马西协助进行了两个卵巢肿瘤的手术，此外也在妇女生产和外科手术方面尽力帮忙。[4]事实上，博济医院并非赖马西所属长老会的医院。早从伯驾主持的时期起，博济就是在华医药传教会（Medical Missionary Society in China）的产业，这个团体先和属于美部会的伯驾合作，伯驾离华后再和长老会的嘉约

---

[1] *Report of the Medical Missionary Society in China for the Year 1882*, p. 5.
[2] Ibid., 1883, pp. 5, 7, 8, 10, 17, 18, 19; ibid., 1884, pp. 7–8, 9, 11, 15, 16.
[3] Ibid., 1883, p. 10.
[4] Ibid., pp. 17, 18, 19.

翰合作,由长老会派遣传教医生并负担其薪水,至于医院建筑、设备、药品、助手及经费等都由在华医药传教会负责。

1885年1月29日,博济医院的管理委员会在年会中通过决议,任命赖马西为博济的女医生。委员会认为赖马西可以提升医院为中国病人治病的效率,也能减轻主持博济的男医生工作负荷;委员会同时决定新建女病房,容纳预期中会因赖马西的任命而增加的女病人。[1]

进入博济医院后,赖马西的工作相当繁重忙碌,从她的档案和博济医院的年报中,可以了解她的工作包括医疗和相关工作两类。医疗工作有:(1)妇幼门诊、手术与住院;(2)在各地诊所门诊;(3)前往病家出诊;(4)各地巡回医疗;(5)在博济附设医学班教学。相关工作有:(6)主持博济基督徒进德会;(7)主持博济女子日校;(8)主持明心书院等。

博济医院的日常作业是门诊、手术、教学各两天:门诊在星期一、五,手术在星期二、四,教学在星期三、六,而星期天则是礼拜日。博济的门诊、住院与手术病人数量,可以从以下每隔五年的三个年度情形略窥一斑:

		1885	1890	1895
门诊	男性	8,343	16,193	21,633
	女性	2,481	4,544	6,558
住院	男性	506	918	1,286
	女性	215	407	418
手术	男性	(合计)1,505	1,392	1,142
	女性		712	720

上表显示,门诊的女性大约都是男性的三成;住院的女性比例

---

[1]   *Report of the Medical Missionary Society in China for the Year* 1884, p. 7.

较高,是男性的四成或高一些;动手术的女性比例更高一些,1885年的数目是男女合计,1890年和1895年手术的女性分别超过男性的一半和六成。虽然妇女与儿童的病人数量明显少于男性,但赖马西还有男医生所无的另外三项工作:开设诊所门诊、前往病人家中出诊,以及在广州以外各地巡回医疗。这三项工作的目的都在深入中国社会甚至家庭中,医治男性传教医生无法接触到的女病人,同时寻找适当的机会传播基督教福音。赖马西先后在十三甫、四牌楼和花地三个地方开设诊所,每星期匀出两个半天在诊所工作。其次,赖马西经常应邀到病人家中出诊,例如1889年的博济年报记载,这年她和助手共出诊275次,其中有68次助产:正常分娩的只有8次,有4次在她到达前产妇已经死亡,10次在她到达前已经生产,还有21次需要动手术,包含14次动用产钳夹出婴儿,等等。[①]赖马西在1892年博济年报中的一段描述,很能表达她出诊助产行动的辛苦:

> 助产工作是我所有任务中最辛苦的一种,这些病例要花费比其他医疗更多的时间,而且很可能是在半夜或其他最不方便的时刻。这年中有六次前往乡村助产,到马涌(Ma Chong)那次,去程一半乘船、一半坐轿,回程则是乘船,那是一趟漫长累人的半夜赶路。另一趟到碧江(Pik Kong)的路程,雇了一艘蒸汽小船,卜丽思(Bliss)女医生好意陪着我去并协助,我们从晚上九点出发,直到第二天早上八点才回家。[②]

赖马西有时也进行每次一两个星期的巡回乡村义诊兼传教。

---

① *Report of the Medical Missionary Society in China for the Year* 1889, pp. 27, 29.
② Ibid., 1892, p. 40.

例如1887年她三度进入乡村地区医疗,共费时六周。[1]1896年她又前往三宁和延平两地向当地妇女传教和义诊。[2]

以上赖马西在博济医院的各项工作,虽然繁忙辛苦,但她尽力而为,也很有成就,获得许多人的赞赏。就在她正式负责博济的妇幼部门满一年后,代理嘉约翰主持博济的汤姆森(Joseph C. Thomson)、博济管理委员会,以及从美国回到广州的嘉约翰等人,都不约而同地在1885年的年报中赞扬她,甚至连赞扬的用词都相当一致,说她尽责、有效率、有活力及热忱等。[3]

又过了五年,在1889年的在华医药传教会年会中,一位从1843年起就来华的前辈传教医生玛高温(Daniel J. Macgowan),针对赖马西经常出诊到乡村助产的工作说:

> 赖马西医生平均每周一次在晚间到偏远地方的脏乱
> 小屋中为人进行接生或子宫手术,这比其他人医疗工作的
> 总和,更能消弭中国人对外国人的敌意。[4]

在一般百姓以外,赖马西也有不少机会接触上层官员。她刚到广州不久的1884年,已应邀为广东巡抚和广东布政使的妻子医病。[5]在1889年的布道站年报中也说:"赖马西医生应邀到广东几乎所有高级官员的家中看诊,医学技术也因此为传播基督教打开了许多关闭着的大门。"[6]

---

[1] *Report of the Medical Missionary Society in China for the Year* 1887, p. 33.

[2] BFMPC/CH, v. 51, Canton Reports, '*Report of the American Presbyterian Mission in Canton, 1896.*'

[3] *Report of the Medical Missionary Society in China for the Year 1885*, pp. 7, 8, 9.

[4] Ibid., 1889, p. 9.

[5] BFMPC/CH, vol. 52, China Reports, 'Report of the Canton Mission for the Year Ending December 31, 1884.'

[6] *Report of the American Presbyterian Mission in Canton,* 1889, p. 29.

赖马西的努力工作赢得了赞许,1894年美国长老传教会又增派两名女医生到博济医院工作。一切看起来都很顺利,不料赖马西却在1898年底辞职了。在1898年10月29日召开的广州布道站会议中,她提议请布道站同意自己从博济医院辞职,回归到布道站担任医疗和传教工作;而布道站也接受了她的提议。[1]博济医院随后在1899年1月中举行的年会上决议:接受赖马西的辞职,并感谢她过去在博济的工作,同时任命另一位长老会的女医生富马利(Mary H. Fulton)继任博济的女医生。[2]

离开博济是赖马西在华生涯的巨大改变,放弃高度专业形象并常有机会与高官往来的博济职位不是容易的事。在二十世纪前期担任博济医生和院长的嘉惠霖(William W. Cadbury),在他著名的《博济医院百年》(*At the Point of a Lancet: One Hundred Years of Canton Hospital, 1835-1935*)书中说,赖马西是为了将全部时间都用在创办明心书院而辞职。[3]这种说法似乎言之成理,以嘉惠霖的身份这么说也很有权威性,因此后来关于赖马西的研究都追随他的说法,但事实并非如此简单。

赖马西离开博济医院改为直接传教的原因有些曲折。在辞职的一年八个月前,赖马西于1897年2月写信向长老传教会要求,让她从在博济的诊金收入中每月支取32元,租用位于博济旁边一户宽大的新建房屋,作为她自己的住屋、明心书院的校舍,还有多余空间分租给博济医学班的几名女生住宿,其中明心的部分由书院经费

---

① BFMPC/CH, vol. 50, Canton Minutes, A. A. Fulton to F. F. Ellinwood, Canton, 29 October 1898, 'Minutes of the Annual Meeting of the Canton Mission, for 1898.'

② *Report of the Medical Missionary Society in China for the Year 1898*, p. 9.

③ William W. Cadbury and Mary Hoxie Jones, *At the Point of a Lancet: One Hundred Years of Canton Hospital, 1835-1935* (Shanghai: Kelly & Walsh, 1935), p. 150.

自付,如此她便于兼顾博济的工作和照料明心书院。①博济医院本来是免费医疗,自1880年代开始向病人收费后,诊金收入由长老传教会和在华医药传教会分享,长老会得到的一部分并不归于医生个人,而是作为广州布道站经费的来源之一。赖马西认为这32元是她在博济为长老传教会挣得的收入,其中包含她在夜间辛劳出诊的代价,因此她认为传教会应该会同意才是,而且广州布道站也已经同意了她的要求,没想到却遭到传教会的驳回。理由有两点:一是布道站年度预算中没列这笔钱;二是她花了太多精神力气在明心书院上。传教会秘书劝告赖马西,希望她专注于自己热爱的医疗工作,不要分心于其他如明心书院的事。②

秘书的上述说法让赖马西非常意外也很不服气。首先,所谓预算中没列这笔钱,同一时间博济的男医生关约翰(John M. Swan)申请以他的诊金收入购买一副显微镜,也未列在预算中,传教会却同意了,如此因人而异让赖马西觉得不平。其次,秘书要她专注于自己热爱的医疗工作,不要太分心于其他事务,赖马西回答:"我的第一也是主要的信念,不是医疗工作,而是带领人们信奉基督。"③事实上赖马西先已签约租下那户大房屋,她和明心书院也都已经迁入了,而每月32元的房租超过她月薪50元的一半,传教会既然不准她动用公款,她决定要自助天助,离开博济去想办法筹措。

赖马西辞职的另一个原因是博济医院的人事问题。博济一向由嘉约翰主持,1884年关约翰加入以后逐步改变。关约翰从原是嘉约翰的助理,到两人共同管理,再到进一步单独负责日常院务,架空

① BFMPC/CH, vol. 38 (1897), no. 21, M. W. Niles to F. F. Ellinwood, Canton, February 16, 1897; ibid., no. 44, M. W. Niles to F. F. Ellinwood, Canton, 27 May 1897.

② Ibid. 笔者未能在长老传教会中查得秘书驳回赖马西的信,但赖马西于1897年2月16日写给秘书的信中引述了秘书的话。

③ Ibid.

了嘉约翰的权力,而且两人对医疗的理念不同,彼此的个性差异也很大。[1]赖马西一向受嘉约翰的照顾指导,并长期住在嘉约翰的家里,因此很感念嘉约翰,也对关约翰的咄咄逼人、企图取代嘉约翰的态度很不以为然。1894年时赖马西就曾写信给传教会秘书,认为如果博济不需要两名男性医生,应该将关约翰调离才是。她还说在华医疗传教会肯定会赞同自己这个主张,除非他们被关约翰给误导蒙骗了。[2]

可是,事情的发展并不如赖马西希望的一般。就在1899年博济医院管理委员会的年会接受她辞职的同一个场合,宣布了关约翰是博济唯一主持医生的消息,也就是说嘉约翰不再是医院的负责人之一。[3]事先完全不知情的嘉约翰也立刻声明辞去医生一职[4],结果他和赖马西两人同时离开了博济医院。

三、宁当一般传教士

从1899年初开始,赖马西在广州的生活主要有三个面向:传教、医疗和明心书院。在传教工作上,她主要是巡回各地向妇女传教;在医疗活动方面,她自行开设几家诊所看病,也在学校教妇产学与生理卫生,并且翻译出版医书;在明心书院方面,校务逐年发展,声誉提高,获得捐款增加,从勉强维持转为改善提升。本节先讨

---

① 关于关约翰和嘉约翰两名医生间的争执不合,详见Sara Tucker, 'The Canton Hospital and Medicine in Nineteenth Century China 1835-1900' (Ph.D. dissertation, Dept. of History, Indiana University, 1982), pp. 204-283, 'Growing Professionalism, Diversity and Partial Disintegration, 1880-1900.'

② BFMPC/CH, vol. 28, no. 31, M. W. Niles to F. F. Ellinwood, Canton, 23 April 1894.

③ *Report of the Medical Missionary Society in China for the Year 1898*, p. 8.

④ BFMPC/CH, vol. 51, Canton Reports, '*Annual Report of the Canton Mission of the American Presbyterian Church*, 1899.'

论她的传教与医疗活动两者，下节则专门探讨明心书院。

（一）传教活动

从城市大医院的医生变成乡村巡回传教士，要适应这两种相去甚远的角色转换肯定不容易，但是赖马西身体力行自己的新角色。她传教的对象是广东妇女，方式则以在各地乡村巡回传教为主。她描述自己的工作情形说，由于气候的因素，每年只有六个月适合前往广州以外的乡村传教，她在那六个月中和另一位女传教士（Lucy Durham）配合，每人每月轮流下乡半个月巡回传教。赖马西负责带领在顺德和东莞等地的八名圣经妇女（Bible woman）工作，以及照料在大良的一间女子日间学校。这些圣经妇女是布道站雇用的女基督徒，分别在各地向妇女讲解《圣经》、劝人信教、找人参加礼拜聚会，等等。赖马西在各地活动时都由这些圣经妇女陪同，主持女性参加的聚会、建立主日学，以及拜访当地人家，等等。她说自己所到之处，不论家庭或教堂都有许多民众在场听讲，等候搭船是很好的向女性讲道，并邀请她们到教堂的时机。[①]赖马西又谈到访问一个特殊的地方，即广州东边约四公里外的麻风村落，她每个月到麻风村一次，在当地的长老会教堂里，和一位圣经妇女安和（Un Ho）一起主持聚会，安和是一位失明的麻风病人。赖马西说前往麻风村的路途并不方便，但每次看到当地主日学成员欢迎她的笑脸，她就觉得有所回报了。[②]

---

① BFMPC/CH, vol. 54, Canton Reports, Report of Mary W. Niles, Canton, September 1906.

② Ibid., Canton Reports, Report of Mary W. Niles, Canton, September 1906. Lucy Durham 是 1902 年从美国来华的义务传教士，自己负担所有旅费与生活费，直到 1910 年时成为编制内的传教士。她和赖马西想法一致，不但乐于下乡巡回传教，也成为赖马西开办明心书院的左右手。

在赖马西的档案中,类似上述巡回传教的记载很多。以当时的交通和生活环境而言,一次下乡长达半个月,不会是舒适方便的工作,她却乐此不疲。她在1902年12月1日写回美国的信上说:

> 这些年来没有人比我更努力于请求派来女传教士到乡村工作,因为我们急需要这样的人手。女传教士在这种类型的工作上有无限的成功机会,如果有一些女传教士完全奉献在乡村巡回传教上,我将诚挚地感恩。①

在1909年2月11日的另一封信上,赖马西强调:"我认为巡回传教最为重要,广州布道站至少应有三名女传教士完全做这方面的工作。"②可以说,她一方面大力提倡乡村巡回传教的重要性;一方面努力实践自己的这种新工作。

(二)医疗活动

离开博济医院后,赖马西自己开设诊所为中国人看病。在第一年(1899)中,她到病人家里出诊263次(其中新病例144次),在诊所的门诊162次,在巡回传教中看诊568次(全部是新病例),在四牌楼新开诊所两个月看诊406次,合计这年看诊1,399人次,其中新病例1,062人次。③问题是她既然离开博济改为直接传教,为何又自己开设诊所看病? 原来赖马西成为一般传教士后,虽然仍有相同的

---

① BFMPC/CH, vol. 43, no. 86, M. W. Niles to F. F. Ellinwood, Canton, 1 December 1902.

② Ibid., vol. 50, no. 12, M. W. Niles to A. J. Brown, New Berlin, 11 February 1909. 写这封信时,赖马西正返美休假。

③ Ibid., vol. 51, Canton Reports, 'Annual Report of the Canton Mission of the American Presbyterian Church, 1899.'

薪水可领，但是工作上若需要用钱，就得自己想办法。赖马西这种情形不是唯一的特例，长老传教会也不是唯一如此做法的传教会。因为传教会的经费总是有限，而有些传教士充满热忱，积极开拓新的工作项目，但是开办医院或学校等都需要钱，传教会不愿意负担过重，也不可能有求必应，便希望经费问题尽量就地解决。于是传教士或向当地的外国人募款，或各凭本事，而赖马西凭的就是以医学专业为中国人看病收费。

她的收费标准是每次到病家出诊收3元，轿费和药费另计；到诊所门诊收1元，若是各学校的学生看病则是免费。①事实上大多数是免费的病人，例如1907年赖马西的门诊病人超过300人，但只有少数付费，大多数是免费的学生。②但是，赖马西自行开业收费和先前在博济医院任职时的诊金不同，在博济的收入她无权支配，自行开业后的收入则全部由她管理，用于各项传教工作支出，主要的支出项目是中国助手的工资和诊所的房租。1906年8月27日赖马西写信给传教会秘书谈经费情况，说过去一年自己的经费需求都还能应付，而解决之道就是她为中国人看病的收入；她雇有七名圣经妇女和一名出售传教书刊的人，传教会只负责这些人的房租和巡回旅费，她自己得承担她们的薪水；另外，传教会同意她雇用两名医生协助看病，但这两人的薪水同样必须由她自行负担。③一年以后，赖马西在1907年9月1日撰写的当年度工作报告中也说，她依赖看病的收入来支付诊所的租金、中国助手莫医生（Dr. Mo）的薪水、抄写修订医书内容的人的工资，

---

① BFMPC/CH, 1899; ibid., 1900.
② Ibid., vol. 54, Canton Reports, Report of Mary W. Niles, 1 September 1907.
③ Ibid., vol. 47, no. 77, M. W. Niles to Arthur J. Brown, Canton, 27 August 1906.

还有她手下那些圣经妇女的薪水。[①]以上这些信件和年报都显示，赖马西要奉献于传教工作，还得自己赚钱养活手下约十名的助手。

在忙于巡回传教和看诊以外，赖马西还找得到时间和余力从事医学教学与译著。她离开博济医院后，1901年起先后在三个学校兼任教职：夏葛女子医学院（Hackett Medical College for Women）、公医学院（Kung I Medical College）和真光书院（True Light Seminary）。她每周到夏葛和公医各两次教妇产学与内科学，每周到真光一次教师范科的生理卫生。[②]因为学生上课需要教科书，而在华传教医生共同组成的博医会（China Medical Missionary Association）也正致力于中文医学教科书的出版，于是双方合作，由博医会为赖马西出版两种医学教科书，先是译自伊大卫（David J. Evans）英文原著的《伊氏产科学》[③]，1908年出版后，赖马西继续修订，至1923年时已出至第五版，到1935年时仍在发行当中[④]；再就是由1883年嘉约翰所著《西医内科全书》修订而成的《嘉氏内科学》，1909年出版，至少也修订出至第三版。赖马西这两种医书的屡次再版，显示两者在二十世纪前期的中国医学教育上有显著的影响力。此外，赖马西曾于1911年出版一种关于肺结核病的小册[⑤]，到1923年时又出版两册关于广东话拼音书写的书，教导文盲和盲

---

① BFMPC/CH, vol. 54, Canton Reports, Report of Mary W. Niles, 1 September 1907.

② *Report of the American Presbyterian Mission in Canton,* 1901, p. 27. *Annual Report of Board of Foreign Mission of the Presbyterian Church in the U.S.A.,* 1910, p. 193; ibid., 1913, p. 179.

③ David James Evans, *Obstetrics: A Manual for Students and Practitioners.* Philadelphia: Lea Brothers & Co., 1900.

④ 《申报》1935年2月26日，第二张，"广协书局"广告。

⑤ *Annual Report of Board of Foreign Mission of the Presbyterian Church in the U.S.A.,* 1911, p. 129.

人阅读与书写广东话,但这两种书名待考。①

四、明心书院的开办与经营

从1910年以后,赖马西的生活逐渐置重于明心书院,一者明心自有的校舍在这年兴建落成后,校务快速发展,需要她全力办理;再者到1914年时赖马西已年满六十岁,体力上比较不便经常下乡巡回传教或看诊,因此她的书信文献中的内容大都在明心书院方面。以下讨论明心书院的创办与困难、经营与教学,以及学生出路与成果,时间上从她于1889年还在博济期间酝酿创立明心,直到1928年她退休回美国为止,前后约四十年间事。

(一)创办与困难

赖马西为什么要创办明心书院?她是医生,明心书院则是一所盲人学校,是特殊教育事业,并不在医生的职责以内。尽管如此,创办明心书院的念头还是起源于她在博济医院工作的时候。1889年2月,赖马西在长老传教会妇女部编印的月刊《妇女为妇女工作》(*Woman's Work for Woman and Our Mission Field*)上,发表一篇题为《广州盲女》(*Blind Girls in Canton*)的文章,这是关于明心书院历史的第一种文献。文章附有一张插画,六名盲女乞丐一手持杖,一手彼此搭肩,在街上结队而行。文章开头就说,她在广州街上步行半

---

① *South China Mission of the Presbyterian Church in the U.S.A., Minutes of the Annual Meeting,* 1923, p. 29.

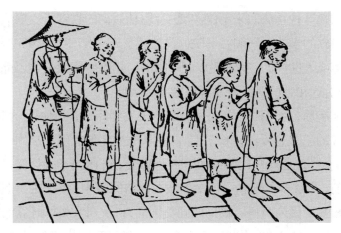

图 8-2　赖马西绘广州女性盲人群像（1889）

个钟头，就遇上六组像这样成群结队的盲女乞丐，更令人难过的是每当黄昏时刻，一些被人刻意装扮得花枝招展的盲女，由掌握她们命运的老妇人带进酒色场所卖唱赚钱。[①]

赖马西接着说，每年都有不少失明而被卖掉的女孩到博济医院来看病，和这些生活悲惨的卖唱盲女谈话后，她总会感到难过、不忍和同情，甚至为了这些可怜女孩的遭遇而在晚上辗转失眠。在写这篇文章的几个星期前，有人从街上捡到一名三岁女孩带来博济治疗眼睛，表示若能医好就收养，否则只好给人当卖唱的。赖马西诊察后表示女孩的眼睛已经无法医治，接着说服对方将女孩留给她。赖马西自己并没有时间照顾，而是每月付2元请一名妇人照料。赖马西在文章里表示，这名女孩也许会是一家盲女收容所的开端。[②]事

　　① *Woman's Work for Woman and Our Mission Field*, 4: 2 (February 1889), pp. 36–37, Mary W. Niles, 'Blind Girls in Canton.' 这张插画是赖马西模拟一张照片所画，照片中还有嘉约翰，但插画中则无。此张照片现存美国耶鲁大学医学图书馆（Peter Parker Papers, Photograph Album of Canton Hospital, Identifier: PPS6B9F03_001）。

　　② Ibid.

实证明她这种想法后来不仅实现了,还从最初的收容所发展成教育学生自立的学校——明心书院。从这篇文章可知,赖马西完全是出于人道或人性中的仁爱恻隐之心,同情广州这些盲女的遭遇而想帮助她们,这和她的医学专业并没有太大关联。

半年后,赖马西又在同一种杂志上发表短文,也附上一张她已经收容的三名盲女的画像。只是其中一人就在她写文章的前晚生病过世。[1]此后赖马西继续收养广州盲女,到1890年她休假一年回美国前,共收养了五名。盲女都住在博济医院中,委托主持医院的嘉约翰妻子代为照料。赖马西回美国后,向父母和姊妹吐露想要帮助广州盲女的心愿,也获得家人支持,等她再到广州不久,便成立了明心书院。[2]

关于明心书院成立于哪一年,研究者各有不同的说法。但赖马西自己再三确切表示,明心成立于1891年。例如1905年她编印一本介绍明心的小册(*A Sketch of the Light Giving School for Blind Girls Canton*),不但在封面上记载着"1891年开办"(Opened 1891),书内也说1891年开办了一所只有四名盲女的小学校。[3]到1909年时她在一篇文章中又说,明心创办于1891年。[4]因此关于明心成立年份的其他说法都是有问题的。更进一步说,长老会广州布道站1892至1893年的年报中,关于明心的部分表示:"1891年11月1日

---

① *Woman's Work for Woman and Our Mission Field*, 4: 8 (August 1889), pp. 208–209, Martha Noyes Kerr, 'Fruits of the Hospital School in Canton.' 赖马西的短文附在嘉约翰妻子的这篇文章之末,没有另起标题。

② *Ming Sum School for the Blind*, p. 13, 'Outstanding Events in the Life of Mary W. Niles.'

③ M. W. Niles, *A Sketch of the Light Giving School for Blind Girls Canton* (Shanghai: Printed at the American Presbyterian Mission Press, 1905), cover, p. 3.

④ *Woman's Work for Woman and Our Mission Field*, 24: 7 (July 1909), pp. 156–157, M. W. Niles, 'School for Blind Children, Canton.'

起开始读书的女生们，已经能够读出为她们所写的任何内容，有些女生也能写字了。"①1891年11月1日，应该就是明心开学的日子。也就是说，1889年赖马西开始收容盲女时，想的是办一家慈善性的收容所（asylum），但随后她修正想法，确定自己办的应该是一所教育性的学校。

　　明心开办时的规模很小，面临的困难却不少，主要有长老传教会总部的反对、经费的筹措和校舍的问题三者。关于传教会总部的反对，1889年赖马西开始收容盲女不久，传教会已获得消息，便由秘书在这年8月20日写信给广州布道站，表示理事会已经讨论过赖马西为盲女建立孤儿收容所的问题，并决议反对在任何情况下做这件事，因为这些盲女"必然"会成为布道站的负担，也不可能期待她们能够对其他华人发挥影响力；秘书又说，对于关注可怜的盲女并且想为她们尽点心力的人，理事会深表同感和遗憾，但是限于经费严重不足，不能不对工作的形式和方法有所选择，以期发挥最大效果并能维持长久，传教士应该就有限的经费选择最有助于传教的事来做，例如办学校可以培养帮忙传教的助手，但收容盲女没有这种效果就不宜进行。②

　　尽管秘书代表传教会明确表示反对，赖马西并没有停止收容盲女，还进一步转型开办了学校。于是秘书在1892年11月10日再度写信给广州布道站，当时长老会面临另一个类似的麻烦，就是嘉约翰医生也计划建立一家精神病院，所以秘书将两件事一起谈，表示长老传教会长久以来经常面临有人偏离传教工作主轴的困扰，因此必须将这部拯救世人的传教列车稳定保持在轨道

---

① BFMPC/CH, vol. 50, Canton Mission Report, 1892–93, 'School for the Blind.'

② Ibid., vol. 70, no. 146, F. F. Ellinwood to the Canton Mission, New York, 20 August 1889.

上，避免断电或各种枝节问题，盲女收容所或精神病院等人道救助工作有其价值，但毕竟不同于拯救灵魂的传教大业，等等。①一星期后，秘书又特地写信给赖马西个人，劝她不要在不知不觉中逐渐陷入一些昂贵的工作项目，传教经费非常有限，必须集中力量于明显有效的项目，而非做些只是有用的或人道的事，否则将会使所有的传教工作陷入泥淖，传教士该做的是借传播福音促使中国人自行照顾不幸的同胞；秘书最后说，任何事不论多么良善，在没有征求布道站的意见以及获得本会同意之前，都不应该贸然尝试。②

尽管秘书这三封信软硬兼施，希望赖马西放弃收容盲女，但赖马西却不为所动，坚持要办这所被秘书认为是枝节而不会有效果的小学校。秘书对她这种态度当然不会愉快，所以有如前文所述，当赖马西后来请求从自己在博济医院的诊金收入中，每月动用32元支应房租时，秘书便以预算中没这笔钱为由而驳回，同时却同意了另一名医生也是预算中没有的请求，还告诉赖马西要专注于自己热爱的医疗工作，不要太分心于明心书院，这让赖马西大感不公平，成为她离开博济的主要原因。

除了传教会反对，赖马西也面临明心书院的经费与校舍的困难，而且这两者密切相关。赖马西为明心筹钱建校的行动并不很顺利，一直没有获得个别的大善人捐款，结果前后费了二十年的功夫筹款积累，直到1910年明心书院自有的校舍才兴建完成。这种情形比起同时在广州的另一位传教女医富马利相去甚远。当1898年底赖马西辞职离开博济后，富马利随即接替她的职位，在此后数年

---

①　BFMPC/CH, vol. 72, no. 124, F. F. Ellinwood to the Canton Mission, New York, 10 November, 1892.

②　Ibid., vol. 72, no. 130, F. F. Ellinwood to M. W. Niles, New York, 18 November 1892.

间,富马利接连建立柔济妇幼医院、夏葛女子医学院,以及丹拿护士学校,很快就有人捐献大笔的款项,让她很顺利地买地建造医院和两所学校。赖马西比富马利早十来年进行筹款,却晚了好几年才盖成明心书院的校舍。

以往关于明心书院的研究总是忽略的一件事,是中国人对明心书院的筹建经费有相当显著的贡献。1891年,两广总督请赖马西到官邸治疗妻子的病,事后派人传话,问赖马西有什么需要帮忙。赖马西要传话的人带回一本捐款簿,请总督和高级官员捐些钱给开办不久的明心书院建造校舍。结果,几周后捐款簿连同1,000银元一起送回。[①]赖马西没有说明这位总督是谁,但无疑就是李瀚章。他从1889年起担任两广总督,第二年起又兼任广东巡抚,到1895年才因病开缺。十六年以后的1907年,另一位两广总督张人骏又对明心书院感到兴趣,除了几次派人参观,还亲自访问,赖马西说这是美国驻广州总领事波贺劳(Leo Allen Bergholz)的好意安排,总督带着大批随从官员来学校访问,看完后表示惊讶和满意,随后主动要总领事送来捐款簿。结果总督和六名官员合捐600银元。[②]

除了地方最高级官员捐款,广东老百姓也出钱相助。赖马西表示,广州的一些中国基督徒虽然穷苦,却共同捐献1,400多银元,远多于总督和官员的捐款,其中一部分还是这些信徒向非信徒募来的。[③]许多在美国的中国人也捐款协助明心书院,赖马西在一篇文

---

① Niles, *A Sketch of the Light Giving School*, p. 3. *Woman's Work in the Far East*, 16: 1 (May 1895), pp. 1–7, Annie Wood (Wesleyan Mission, Canton), 'Better Days for Blind Children in Canton.' *Report of the Ecumenical Missionary Conference on Foreign Missions* (New York: American Tract Society, 1900), vol. 2, p. 243.

② BFMPC/CH, vol. 54, Canton Reports, Report of School for Blind, Canton, September 1907.

③ Ibid.

章中提到这件感人的事，原来是1909年她休假返美，顺便在东部纽约州一带募款，而西部旧金山一位美国妇女（Donaldina Cameron）知道此事后，转告给当地一家中文报纸的主编，主编随即在报上披露这项消息，结果获得华人读者的响应，捐款累计多达3,105元，交给赖马西带回广州。[①]这也是到当时为止，赖马西收到的最大一笔捐款，而本来盖了一层楼后就缺钱停工的明心书院，也才能继续盖成三层楼的校舍，在第二年（1910）完工。

除了中国人捐款外，还有来自美国、德国、新西兰等地捐助的经费。在个别的外国人捐款中，明心书院受惠最大的是以下两人：一位是在广州的美国医生谢乐敦（Charles C. Selden），他深为赖马西教育中国盲女的义举所感动，在1906年将位于珠江南岸花地的自有土地面积十五亩，只以当初买进的一半价钱（7,500元）廉让给赖马西，而赖马西进一步估计这样的售价大约只是市价的四分之一。[②]就因为有谢乐敦的慷慨廉让这块土地，赖马西才得以实现建立明心书院的校园。另一位是曾任广州税务司吉罗福（George B. Glover）的遗孀（Lucy Happer Glover），她是长老会第一位广州传教士哈巴安德（Andrew P. Happer）之女，过世后明心书院于1917年获得其遗赠17,834金元（gold dollar）[③]，这也是赖马西历年所获最大的一笔现金捐款。

到1915年时，赖马西报导由于广东政府在这年捐了一笔2,000元的建筑费，加上其他捐款，明心书院终于不再负债了。[④]

---

①　*Ming Sum School for the Blind*, p. 14.

②　BFMPC/CH, vol. 48, no. 53, M. W. Niles to A. J. Brown, Canton, 27 July 1907.

③　*South China Mission of the Presbyterian Church in the U.S.A., Minutes of the Annual Meeting, 1919*, p. 57. *Ming Sum School for the Blind*, p. 14. 金元是十九世纪美国历次所铸1元金币，至二十世纪初每1元金币收藏价值约在1.6至2美元之间。

④　*Annual Report of Board of Foreign Mission of the Presbyterian Church in the U.S.A.*, 1915, p. 180.

（二）经营与教学

　　1910年明心书院的校舍落成，这是明心书院历史上明显的分界线。在此以前，从1891年到1910年的21年间，书院的规模很小，学生人数不多，创校时只有4名学生，到1909年也不过35名而已。在经营上并不容易，最困扰的是学校先后搬了八次，迁徙不定，自然很难有所发展。创校时（1891）是借用博济医院的空间，第二年搬到珠江南岸租用的民房，1895年为了避免学生受到鼠疫传染而搬到澳门，两年后迁回广州借用真光书院的房舍，接着再搬进一位女传教士新盖出租的屋子，然后再度迁往澳门避免鼠疫，过后再回到广州。到1906年时买下花地的土地后，限于经费只能先盖临时性的三间茅屋作为校舍，再盖砖造校舍，因为经费不足只建一层即告停工，加盖茅草屋顶后将就使用，可说是筚路蓝缕、因陋就简，直到1910年砖造校舍落成为止。

　　1910年自建校舍落成，明心书院从此进入全新而扩充的时期。学生人数显著增加，1912年时应新西兰长老会的要求与捐款而新增男生部，称为明理书院；隔年（1913）又应民国第一任广东警察厅厅长陈景华的要求与拨款支持，增设正心书院，专门收容警察局查获的卖唱盲女予以教育。在1913年时原来的明心有43名女生，新增的明理有16名男生，正心则多达71名女生，三者合计为130名学生。①明理和正心都在明心书院的校园中分别新建校舍，也分开教学和生活，各有经费来源，有如"一个校园、三所学校"，但在行政管理上都由赖马西统筹。1919年时，因为第一次世界大战结束后，香

---

　　① *Annual Report of Board of Foreign Mission of the Presbyterian Church in the U.S.A.*, 1913, p. 176.

港政府遣送德国人离境,又将原来德国人所办的心光盲人学校的学生49人送到明心就读,全校学生达到180名左右。^①1920年时在全中国二十九所基督教界所办的盲人学校中,明心书院的学生人数多达184名,远远超过其他学校,次多的福州圣公会所办灵光盲人学校不过54人而已。^②

增办招收男生的明理书院是应新西兰长老教会之请并赞助的结果。1906年,新西兰长老教会派遣代表来华筹建一所失明男生学校,代表发觉明心书院办理良善,便转而建议赖马西兼办男生部,并允诺给予经费支持。当时明心已有2名男生就学,随后又增收1名,赖马西认为他们学成可以留校任教,于是接受建议兼办男生部。^③此后四年中,新西兰方面持续筹款,以1,650英镑为目标,而赖马西也在明心书院校园中整地建造明理大楼,准备容纳40名男生住宿与就读。^④1913年明理校舍落成启用,入学男生16名。^⑤由于新西兰方面希望明理学校开办后能自筹维持的经费,所以入学的男生原则上要缴纳至少一部分的学费与生活费,这项规定影响了家长送孩子入学的意愿,因此男生人数一直没有大量增加。到1924年,明理

---

① *Annual Report of Board of Foreign Mission of the Presbyterian Church in the U.S.A.*, 1919, p. 175.

② Milton T. Stauffer, ed., *The Christian Occupation of China: A General Survey of the Numerical Strength and Geographical Distribution of the Christian Forces in China* (Shanghai: China Continuation Committee, 1922), p. 366.

③ BFMPC/CH, vol. 54, Canton Reports, Report of School for Blind, Canton, September 1907; ibid., vol. 49, no. 34, M. W. Niles to A. J. Brown, Canton, 20 April 1908. 事实上到1913年明理书院成立时,先前的这3名男生已经毕业离校,分别担任传道人、医院按摩师,以及进入神学院深造了〔*Woman's Work for Woman and Our Mission Field*, 34: 1 (March 1913), pp. 15–18, Lucy Durham, 'Meng Sam School for Blind'〕。

④ BFMPC/CH, vol. 50, no. 49, M. W. Niles to A. J. Brown, Canton, 30 December 1909. *Annual Report of Board of Foreign Mission of the Presbyterian Church in the U.S.A.*, 1910, p. 99.

⑤ *Annual Report of Board of Foreign Mission of the Presbyterian Church in the U.S.A.*, 1913, p. 176.

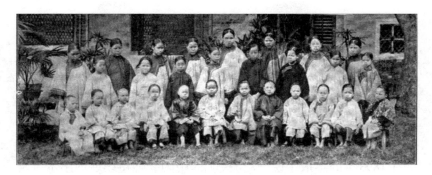

图8-3　1900年代初明心书院学生

学校有男生25名，而从1906年至1935年的三十年间，总共也只有57名男生入学。①

　　和明理几乎同时开办的正心书院则有不同的缘起和过程。1912年中华民国成立，广东第一任警察厅厅长陈景华就职后，强力取缔长期以来控制与剥削卖唱盲女（瞽姬）的民间恶习。他先在当年6月走访明心书院，希望赖马西协助安置和教育查获的瞽姬，也承诺每月由警察厅拨经费办理此事，并分期共捐赠15,000元兴建大楼。赖马西同意收容100名十岁以下的瞽姬，为她们开办一所正心学校。结果1912年8月间，警察厅分两批送来共66名瞽姬，其中有不少超过十岁者，也有许多年仅三至五岁的幼童，赖马西还得为她们开办幼儿园。②1913年9月中，陈景华被广东都督龙济光以勾结乱党之名逮捕枪决，而容纳学生住宿与读书的正心大楼于1914年4月开工时，建筑费尚有4,000元未自警察厅拨到，赖马西屡次交涉无

---

①　Alice M. Carpenter, '"Light through Work" in Canton, China: Ming Sum School for the Blind, 1889–1937.' (M. A. thesis, Graduate School of Education, Harvard University, 1937), Addenda, p. 2.
　　②　*Annual Report of Board of Foreign Mission of the Presbyterian Church in the U.S.A.,* 1913, p. 176. *Woman's Work in the Far East*, 34: 1 (March 1913), pp. 15–18, Lucy Durham, 'Meng Sam School for Blind.'

果，便于1915年2月除夕傍晚到警察厅办公室静坐不去，长达六小时，直到4,000元付清为止。[1]此后警察厅也继续拨出正心每月的经费，从1921年起才改由教育厅拨款支持。[2]

在教师方面，赖马西从一开始就聘有专职的老师负责。第一位老师是1891年至1896年的林修（Lin Shau），她是香港德国人办的孤儿院出身，也是失明的女性，赖马西几次提到她都相当称赞。例如在1893年的年报中说，这位失明的中国老师持续展现出不寻常的教学能力，也能令学生保持整洁并守规矩，还教会所有学生读出写给她们的全部点字，教会部分学生书写，也教会所有学生编织。[3]另一年的年报中又说，林修教学能力良好，学生们在阅读、书写、编织、音乐和背诵方面都有进步，当时明心有12名学生和一名成年的妇人。[4]林修在1896年离职后，接任的老师是原来任教于真光书院的周惠慈。她不是盲人，但在明心服务长达33年，擅长音乐和《圣经》两科的教学，直到1929年才退休离职，赖马西很满意她奉献盲女教育的精神。[5]

明心的校舍落成后，学生人数增加，又开办明理与正心两校，因此老师也相对增多，而且最迟从1905年起有毕业生留校任教[6]，1916年时有4名毕业生留校任教。[7]除了中国人教师，有一些外国

---

[1] *Ming Sum School for the Blind*, p. 14.

[2] Ibid., p. 14.

[3] BFMPC/CH, vol. 50, Canton Mission Report, 1892-93.

[4] Ibid., '*Annual Report of the Canton Mission of the American Presbyterian Church, 1893.*'

[5] *Report of the American Presbyterian Mission in Canton,* 1897, p. 16. BFMPC/CH, vol. 50, '*Annual Report of the Canton Mission of the American Presbyterian Church, 1902.*' p. 27. 关于周惠慈，参见 *Ming Sum School for the Blind*, pp. 16-17。

[6] Niles, *A Sketch of the Light Giving School*, p. 7.

[7] *Annual Report of Board of Foreign Mission of the Presbyterian Church in the U.S.A.,* 1916, p. 181.

人主动到明心兼课，例如岭南大学的一位女士（Mrs. C. N. Laird）从1914年起在明心教按摩，连续长达25年，而她最早的一名学生李雪姬学成后，从1917年起留校专教这门课，到1939年时仍然在职。[①]1937年时，明心书院有13名专任教师（6名失明），其中有两名长老传教会派遣的美国女教师，另外还有几位兼课的外国人。[②]

在学生方面，若是被人遗弃的孩子，或是由政府送来的卖唱盲女，赖马西都会接受，因为她们都已被家长或他人卖掉而无家可归；若是由家长主动送孩子入学，家长必须承诺在寒暑假和毕业后要将学生带回家中团聚，这是为了增进家长的责任感以及学生和家庭间的关系。赖马西接受学生的原则是："我们坚持不收当成礼物送来的孩子。"[③]

由于明心书院是学校而非收容所，因此学生在校是有期限的。到1910年为止，明心书院学生的修业年限为六年，自从花地的新校舍启用后，环境和设施较为完善，因此从1911年起延长一年，为七年。[④]在1920年的全国基督教界所办盲人学校调查表中，列出明心书院的修业年限也是七年。[⑤]但是1922年教育部颁布新学制，统一规定全国小学、初中、高中修业年限分别为六年、三年、三年，因此相当于小学的明心书院修业年限也从1924年起改为六年，但五岁及以下入学者先在幼儿园就读。[⑥]

在课程方面，赖马西等人历年提到过的学习科目可以归纳成

---

① *Ming Sum School for the Blind*, pp. 55, 80.

② Carpenter, '"Light through Work" in Canton.' p. 4.

③ *Woman's Work in the Far East*, 34: 1 (March 1913), pp. 15–18, Lucy Durham, 'Meng Sam School for Blind.'

④ *Annual Report of Board of Foreign Mission of the Presbyterian Church in the U.S.A.,* 1911, p. 133.

⑤ Stauffer, ed., *The Christian Occupation of China*, p. 366.

⑥ Carpenter, '"Light through Work" in Canton.' p. 17.

以下四大类：（1）日常生活能力；（2）一般知识与基督教知识；（3）职业技能训练；（4）体操健身及音乐等休闲活动。

　　第一类的日常生活能力包括个人生活与家事能力，例如吃饭、收拾碗筷、穿衣、铺床叠被、扫地、打水、洗衣活动等。这些对正常的人来说是简单不过的基本能力，但是对从小失明的明心学生来说却是困难而需要学习的，以免任何事都得仰赖别人。但明心书院不教学生做饭，因为必须用火，对失明的孩子本身及公共安全都是过于危险的事。

　　第二类的课程是一般知识与基督教知识，包括国文、算术、珠算、地理、历史、基本生理卫生、《圣经》知识，以及选读的英文。这类课程的内容（《圣经》知识除外）和一般正常学生没有太大的差异，所以明心的学生也具有和一般人相当的基本知识。不同的是在学习方法上，除了老师口头讲授，还通过阅读盲人点字书（Braille System）吸收知识。赖马西由在香港的德国传教士（F. E. W. Hartman）协助，将西方语文及北京先用的官话点字书改造成广东话发音的点字书。学生学会这种阅读工具后，也必须自行制作自用的点字书，进一步还制作点字书送往广东各地教会主日学，作为盲人阅读的教材。娴熟点字的明心学生可以书写得比汉字还快，1919年加拿大籍布道家顾约拿单（Jonathan Goforth）到广州举办系列讲道，邀请明心书院的女生记录讲道内容，讲道以英文进行并请人即席译成中文，报导的女生一面听取中文翻译，同时以点字快速记下内容，讲道结束时也记成了完整的内容，由女生读出点字内容，听者再写出汉字即成。①

　　第三类课程是职业技能训练，这是培养学生在经济上自立及服

---

　　① *Annual Report of Board of Foreign Mission of the Presbyterian Church in the U.S.A.*, 1920, p. 183.

务社会大众的能力,也是明心课程的重要特色。初期赖马西注重培养教会及医院需要的工作人员,因此注重《圣经》知识和弹琴唱诗技能,以便学生毕业后担任传道人、圣经妇女、教堂司琴等职务。此外,编织衣物也是技能训练的重点,赖马西屡次报导学生的编织产品销售情形很好,有不少外来的订单,学生们可以获得收入,有些毕业生回家后仍将作品送到学校代售。①1910年校舍落成后,因为学生人数大为增加,而教会工作职缺有限,为了增加学生就业机会,明心的职业技能训练范围也扩大,增加编制竹片或棕叶制品(如斗笠、竹帚、棕帚、床垫、竹帘、草席、坐垫、篓筐等),以及制造各种毛刷与牙刷等,也包含学习按摩、中英文打字等。②明心在校内布置了一家实习工厂,制造各种竹制或棕叶制品,自愿进入工厂学艺的学生必须待满两年,各种技术纯熟才能毕业。③

第四类课程是体育和音乐等健康休闲活动,这是增进学生身心体能的课程。明心书院初期健康不佳的学生不少,容易因病夭折,所以赖马西一直想要购地建造足够活动空间的校舍。在1906年买下花地的校地并先建临时校舍后,赖马西就报导在宽广和空气清新的新环境中,学生的精神已有明显改善。④后来明心校园中也相继增设各种体育休闲设施,如哑铃、木球、栏杆、秋千、滑梯等,让学生

---

① BFMPC/CH, vol. 50, *Annual Report of the Canton Mission of the American Presbyterian Church,* 1904, pp. 49, 56; ibid., vol. 54, Canton Reports, Report of School for Blind for 1909. M. W. Niles, *A Sketch of the Light Giving School*, pp. 7, 10. *Annual Report of Board of Foreign Mission of the Presbyterian Church in the U.S.A.,* 1918, p. 143.

② *Annual Report of Board of Foreign Mission of the Presbyterian Church in the U.S.A.,* 1921, p. 181.

③ Ibid., 1918, p. 143.

④ BFMPC/CH, vol. 54, Canton Reports, Report of School for Blind, September 1907. *Woman's Work for Woman and Our Mission Field*, 24: 7 (July 1909), pp. 156–157, M. W. Niles, 'School for Blind Children, Canton.' *Annual Report of Board of Foreign Mission of the Presbyterian Church in the U.S.A.,* 1907, p. 158.

有较多室外活动以增进体能。音乐课也是明心的重要课程,学生常在校外人士前来参观时表演歌唱,也在圣诞节等节庆表演。

(三)学生出路与成果

明心书院办学的目标是培养盲女在生活上与经济上自立的能力,进一步成为社会上有用的人,因此从学生毕业后的前途来考察,可以相当程度地了解明心书院的教育成果。

1905年赖马西介绍明心书院时,表示到这年为止入学的学生共56人,其中有10人已经过世,1人在毕业离校后过世。毕业生共有14人,其中两人已经结婚成家,生活美满,一人编织技术很好,经常从老远的家里将作品送请学校代为销售,另一人也是有用的人。赖马西接着逐一点名,亚蝉(A Shim怡姑)在连州的妇幼医院担任向病人读《圣经》的工作,传教士对她非常满意,她还能唱出每一首赞美诗。金爱(Kam Oi)在柔济妇幼医院担任圣经妇女,金曲(Kam Kuk)跟着一位女传教士在肇庆工作,亚霞(A Ha)进入了女子医学院,亚西(A Sai)由女传教医生波格丝(Dr. Boggs)雇用在诊所向病人读《圣经》,亚明(A Ming)留在明心书院当助教,亚莺(A Un)教一名失明的男生读点字书,男生再转教给两名男人。[①]13名健在的毕业生中,赖马西提到9人,她们或者结了婚,或者担任圣经妇女或老师的工作。如果没有就读明心书院,她们至少都得在生活上与经济上依赖别人,甚至在他人剥削控制下卖唱或卖身。

上述由传教女医波格丝雇用的亚西,她的经历应该很有代表性。早在1895年,循道会(Wesleyan Mission)广州布道站女传教士伍安妮(Annie Wood)在一篇关于这些盲女的文章中提到亚西,说

---

① Niles, *A Sketch of the Light Giving School*, p. 7.

她即将被母亲卖掉时，一位街坊邻居的信教妇女劝亚西的母亲，何不将女儿送到明心书院受教育，几年后能读能织便可以自立。那位母亲想到卖掉女儿可以获得二三十元好处而有些犹豫，最后才勉强同意让女儿进入明心书院。[1]到十年后的1905年，亚西已是波格丝医生在花地诊所的圣经妇女。又过两年（1907），亚西应邀前往顺德的桂洲地方教书，学生17名，每人每年交学费1元，出席率高者到年底时退费一半。赖马西说自己查考亚西的学习成果，很令人满意。亚西在教书之外又是当地教会的司琴，每天晚上还主持礼拜仪式。亚西虽然才十八岁，但她教书、司琴和主持礼拜都很庄严而稳重，让赖马西感到相当惊讶。[2]如上所述，亚西本来将被卖掉成为瞽姬，但得以进入明心书院接受教育，成为圣经妇女、学校教师和教会礼拜主持人，不仅生活和经济自立，还能在宗教信仰和知识上服务他人，并受人尊重。其间亚西个人的转变相当巨大，也充分显示了明心书院的教育成效。

1915年时，明心书院的毕业生几乎都在基督教界工作，分别由不同的传教会雇用：其中12人从事传教工作；有7人担任学校教师，分布在开平、肇庆、广州东山、西宁、德庆各地，她们的学生从3名到36名不等；有1人在丹拿护士学校教按摩，2人教女传教士中文，2人在学习幼儿教育，1人在梧州协和师范学校读书，还有4人留在明心书院教书；此外有男生2人在博济医院担任按摩师等。[3]若和1905年比较，到1916年时明心的毕业生出路扩大许多，在工作性质上有人担任直接传教，也有不少人在教书和教按摩，不仅为长

---

[1]　*Woman's Work in the Far East*, 16: 1 (May 1895), pp. 1–7, Annie Wood, 'Better Days for Blind Children in Canton.'

[2]　BFMPC/CH, vol. 54, Canton Reports, Report of M. W. Niles, September 1, 1907.

[3]　*Annual Report of Board of Foreign Mission of the Presbyterian Church in the U.S.A.*, 1915, p. 181.

老会工作,也受雇于其他宗派,在工作地点上也从广东扩大到广西。在已知的明心书院毕业生中,工作地点离广州最远的一人是余恩爱,1922年时应邀独自前往昆明创办滇光盲人学校。①

　　到赖马西退休离华的1928年为止,明心书院一直是小学程度的特殊教育学校,每年毕业的人数也只有数人至十余人。但随着二十世纪初年中国教育程度逐渐提升和学校教育向前发展,明心的学生毕业后继续升学者不少,这是传统社会的盲人罕见甚至难以想象的事。1900年代明心毕业生一年只有三五人,其中升学者大约一人而已。最早的一位是前述赖马西于1905年报导进入女子医学院的亚霞,只是此后赖马西再也没有提起她的情形。再如1907年有1人升学进入丹拿护士学校学习按摩课程,毕业后在赖马西教导下继续学习人体构造的知识。②又如1909年毕业4名学生,其中最优秀的一位进入真光书院就读。③

　　1910年以后,明心的学生人数明显增加。1910年代中期后每年毕业生经常在10人以上,而继续升学者也随之增多。例如1915年时有3人分别就读梧州幼儿教育传习所、梧州协和师范学校和花地的培英中学。④1922年升学的毕业生11人,分别就读广州协和师范学校、梧州协和师范学校、梧州圣经学校、梧州幼儿教育传习所、广州真光书院、佛山循道会中学等。⑤1924年时有2名校友分别从

---

① *Ming Sum School for the Blind*, p. 78.

② BFMPC/CH, vol. 54, Canton Reports, Margaret Strathie, 'Report of the Turner Training School for Nurses [for 1907];' ibid., Canton Reports, School for the Blind. *Annual Report of Board of Foreign Mission of the Presbyterian Church in the U.S.A.,* 1908, p. 159.

③ BFMPC/CH, vol. 54, Canton Reports, Report of School for Blind [for 1909].

④ *Annual Report of Board of Foreign Mission of the Presbyterian Church in the U.S.A.,* 1915, p. 181; ibid., 1916, p. 179.

⑤ *South China Mission of the Presbyterian Church in the U.S.A., Minutes of the Annual Meeting,* 1922, p. 47.

284

梧州的协和师范和圣经学校毕业,还有4名女生也即将从广州的协和师范学校毕业等。[1]

　　明心书院的以上这些毕业生从事传教、教书和按摩等各种工作,都是服务他人、贡献社会的事,而继续升学当然也是为了将来进一步服务他人、贡献社会。这些毕业生服务的对象绝对不只是同样失明的人而已,也包括视力正常的人。一位在广州的华南水上布道会(South China Boat Mission)传教士芮宜智(E. W. Raetz)说,自己在1923年初到中国时,见到一位明心的毕业生在教导几个明眼的船娘学习读《圣经》,这种盲人教导明眼人如何阅读的奇异景象一直深刻在心头,历经十多年也难以忘怀。[2]又如前述娴熟点字书的明心书院女生,能书写得比汉字更为快速,可以在牧师讲道时担任记录,这是明心学生服务正常人的又一个杰出实例。[3]以这些情形对照前述1889年传教会秘书反对赖马西收容盲女的信上说,这些失明的孩子"必然"会成为布道站的负担,也不可能期待她们能够对其他中国人产生影响,秘书的这种判断毫无疑问是错误的,和明心书院学生的实际表现完全相反。

结　语

　　赖马西不顾传教会的反对,坚持为教育广东失明女孩而设立明

---

[1]　*Report of the Work of the South China Mission for the Year 1923–1924*, p. 29.

[2]　*Ming Sum School for the Blind*, p. 112.

[3]　*Annual Report of Board of Foreign Mission of the Presbyterian Church in the U.S.A.*, 1920, p. 183. Stauffer, ed., *The Christian Occupation of China*, p. 365.

心书院，创校初期的规模很小，条件不足，发展的过程也很不容易，也不被看好会有什么成果。但经过第一个十年（1890年代）的奋斗力争上游，在第二个十年（1900年代）内显现出成果，不仅学校基础稳固下来，也开始有学生成材贡献于社会；到第三、第四个十年（1910、1920年代）有更进一步的发展，成为全国学生人数最多并遥遥领先的盲人学校。明心的校友也在广东、广西和云南各地发挥影响力，明心书院还成为示范性的盲人学校，两广总督亲自参观，并屡次派人观摩学习，也是广西梧州、云南昆明、香港九龙等地同类学校效法模仿的对象。

赖马西在1928年退休返美，明心书院仍继续发展，抗日战争期间陷入勉强维持的困境，1949年以后被整并到其他机构，但目前广州市盲人学校的校史是追溯到明心书院的，也就是说，明心书院的精神存续至今。对照十九世纪末、二十世纪初广州很多盲女生活悲惨，成为受人控制下卖唱甚至卖身的"瞽姬"，明心书院的学生都掌握了一定的知识，也有一技之长和料理自己生活的能力，还能服务他人，成为社会上有用之才。作为广东第一所盲人学校，明心书院规模虽小，其实大有意义和成就。

9

笪达文与仁济医院

绪　言

英国人笪达文（Cecil John Davenport, 1863-1926）从1905年起担任上海仁济医院的院长（Medical Superintendent），直到1926年过世为止，在职二十二年之久，是仁济自1844年创立至1950年为止任期最长的院长。笪达文接任院长一职很有象征性，这是仁济由上海的外国人社区医生（community doctor）主持了将近四十年（1866—1904）之后，从笪达文开始又回到创立初期由传教医生（medical missionary）主持管理的"传统"，并因为成果卓著，在他过世后继续由传教医生经营，直到1942年第二次世界大战期间被日本人接收为止。

在主持仁济医院期间，笪达文发挥传教士牺牲奉献的精神，以温和稳健但坚定的领导风格，摒除医院先前的暮气，建立病人付费制度，增加医护人员并设立护士学校，改善空间和扩充规模，多方争取捐款来源等，以提升医疗服务的水平，使得作为上海第一家西式医院的仁济医院，在二十世纪初期上海医疗事业整体突飞猛进之际，得以维持历史性的领先地位，称职地扮演上海首屈一指的大医院的角色。

笪达文是二十世纪初期中国医学史上非常重要但为研究者所忽略的人物。本文主要利用他所属的伦敦传教会现存档案，并参考当年仁济医院年报和上海中外报纸等文献，探讨笪达文其人，仁济医院在十九、二十世纪之交的变化，以及笪达文院长任内的各项重要建设，以呈现二十世纪初期仁济医院的样貌。

一、早年的经历*

1863年5月26日，笪达文出生于澳大利亚南部的阿德莱德（Adelaide）。他的父亲在1843年时从英国牛津移民澳大利亚，有七名子女，笪达文排行最小。他从阿德莱德的阿尔弗雷德王子学院（Prince Alfred College）毕业后，只身前往英国伦敦的圣巴索罗缪医院（St. Bartholomew's Hospital）学医，这是一家著名而古老的大医院，创立于十二世纪，笪达文在1887年5月获得外科医生资格，即留院担任住院医生。

笪达文是虔诚的基督徒，学医期间已发愿担任传教士。成为医生后不忘初衷，于1888年10月写信向伦敦传教会报名担任传教医生。伦敦会于同年12月接受他的报名，并派他到中国重庆开办医药传教的工作。[1]他先从伦敦回到澳大利亚家乡省亲，再从澳大利亚搭船来华，于1889年底抵达上海，转往汉口停留大半年后，在1890年11月初抵达目的地重庆。[2]

笪达文是伦敦会重庆布道站第一位传教医生，他抵达后租屋作为诊所，开始为华人医疗，并在1891年底前往上海结婚，再偕同妻子回到重庆。1892年，笪达文在木牌坊街购买房地建立重庆仁济医

---

　　* 本篇曾于2017年3月27日在上海仁济医院第一届院史论坛报告，修订后收入本书。

　　① LMS/CP, no. 890, Cecil John Davenport to R. Wardlaw Thompson, 11 Christchurch Road, Hampstead, 4 October 1888; LMS/CM/CE, 11 December 1888.

　　② LMS/CH/CC/ 7.1.D., C. J. Davenport to R. W. Thompson, Chung King, 13 November 1890.

院①，并一度在布道站欠缺讲道的传教士期间，独自肩负布道站的全部工作。在重庆工作四年后，他于1895年初休假一年回到澳大利亚。

在澳大利亚期间，笪达文接到伦敦会秘书信函，表示该会在武昌仁济医院的医生过世，希望他前往接办。1896年11月，笪达文休假期满抵达武昌，他感受到武昌的"西化"程度较高，不少中国官员和民众都认同并赞助他的医疗工作，因此他在当地的工作比重庆胜任愉快。②他在武昌实施的一些新措施，例如对病人收费、男女病人分别就医等办法，后来他到上海后也依样实行。

1900年夏间，笪达文染患伤寒，由家人陪同在牯岭养病。因发生义和团运动，笪达文仓促由牯岭径往上海避难，再搭船返回英国。笪达文利用在英期间到伦敦热带医学研究所（London School of Tropical Medicine）进修后，于1902年初再度来华，仍在武昌行医，直到1904年底抵达上海接掌仁济医院。巧合的是笪达文在华行医的三家医院，名称都是仁济。

二、接掌仁济的原因与经过

仁济医院由伦敦会的传教医生雒颉（William Lockhart）创立于1844年，伦敦会却在1860年代中失去仁济医院的经营权，直到二十世纪初由于上海英国商人的提议并赞助薪水，伦敦会和当时拥有仁济产权的保产委员会（Trust）之下的医院董事会协商，最终

---

① LMS/CH/CC, 7.3.D., Davenport to Thompson, Chung King, 7 October 1892.《申报》1893年7月6日第2版，《蜀东余墨》。

② Ibid., Reports, 2.5, C. J. Davenport's Report for 1897 & 1898.

接受了董事会要求的严格条件后，才得以派出笪达文在1905年主持仁济。造成伦敦会如此曲折委屈才重获经营的权利，是仁济医院有别于一般传教医院的管理制度和伦敦会传教士无能失职的结果。

雒颉租屋创立仁济两年后，于1846年购地兴建医院自有房舍。为了节省伦敦会的负担，雒颉向上海的英国商人劝募兴建经费，落成后的医院也成为捐款人组成的保产委员会所有，但交给伦敦会的传教医生主持经营。[①]1857年雒颉离开上海后仍然如此，到1865年和1866年时情况丕变，先是伦敦会对主持仁济的该会医生韩雅各（James Henderson）产生误会，认定他兼差为西人看病的行为不当，又进一步误认他将辞去传教医生的职务，于是要求他退还该会先前为他付出的450英镑赴中国船费等支出。[②]但是伦敦会此项要求的信件到达上海时，韩雅各不幸已先死于赴日本休假的旅途中。他的两名遗嘱执行人对于伦敦会的要求相当气愤，回信表示韩雅各在上海为中国人看病五年，人尽皆知他的辛劳付出，伦敦会有何道德诉求或法律权利要索还450英镑？他们进一步批评，伦敦会在给韩雅各的信中，称仁济医院为"传教医院"（Mission Hospital）甚至是"伦敦会医院"（London Mission Hospital）的说法实为无稽之谈，因为该院的建筑与土地都是上海本地英国人拥有与管理。他们甚至直率地说："如果医院的保产委员会决定要切断和伦敦会的所有关系，本地的西医将会有人乐意并义务来主持。"[③]

---

① *Statement Regarding the Building of the Chinese Hospital at Shanghae* (Shanghai: 1848), p. 2. LMS/CH/CC, 1.1.C., W. H. Medhurst & W. Lockhart to the Directors, Shanghai, 14 October 1846.

② LMS/BM, 30 May 1865.

③ LMS/CH/CC, 3.2.B., James Johnston & R. Maclean to A. Tidman, Shanghai, 2 September 1865.

韩雅各死后，当时伦敦会上海布道站唯一的传教士慕维廉（William Muirhead），也是仁济医院保产委员会的一员。他没能积极维护伦敦会经营仁济的权利，却天真地认为如果伦敦会派来传教医生，最好是派往苏州，胜于到洋化气氛浓厚的上海，在苏州可以更自由地发挥医学专业和实现借医传教的目标。[①]1866年7月间，慕维廉表示仁济医院已经由上海的社区西医庄斯敦（James Johnston）主持经营了，而伦敦会布道站和医院的关系"如前"（same as before），伦敦会可以省下经营医院的费用负担，因此觉得"没有遗憾"（no occasion for regret）。[②]他所谓关系"如前"，指的是布道站的人仍然可以进到医院中对病人传教，至于医院由谁经营他就不在意了。从此以后直到1900年慕维廉过世前，他不但没有感到遗憾，还几乎每年都在仁济医院的捐款人大会中，致词感谢社区医生为仁济医院付出的辛劳和取得的成就，浑然不觉因为自己无能失职导致伦敦会失去了一个重要的传教据点，也让远在英国的伦敦会秘书百思不得其解，一再质疑[③]，究竟是什么原因使得慕维廉和伦敦会放弃了在上海的医疗传教事业？

从1866年到1904年，专为华人服务的仁济医院由社区西医经营长达三十八年，庄斯敦主持到1883年，再由一家联合诊所的多名西医长期轮流主持。这些西医虽然自愿在为外国人看病之余义务照料仁济医院，但他们毕竟不能专注于仁济医院，又是每人轮流一段时间前来兼顾，而且他们都不说中文，得通过翻译和病人及医院人员沟通；他们也只是选择性地医治重症病人，至于一般医疗和

---

① LMS/CH/CC, 3.2.C., W. Muirhead to A. Tidman, Shanghai, 22 May 1866.

② Ibid., W. Muirhead to Joseph Mullens, Shanghai, 20 July 1866.

③ LMS/CH/GE/OL, box 27, R. W. Thompson to H. Ll. W. Bevan, London, 17 July 1903; ibid., Thompson to W. H. Poate, 17 July 1903.

医院行政都委诸中国医生和其他助手处理。①社区医生这种种表现都和传教医生的全心全力奉献有别，长期下来便导致仁济医院暮气沉沉。笪达文描述自己刚上任时见到仁济的情景，无法和上海其他西医院竞争，情况很不理想，呈现"一种极为随意和散漫状态的中国式风格"（a very free and easy state of things existed '*a la Chinoise*'）②。

上海的有些英国人感受到仁济医院需要一些改变。当长期领导伦敦会上海布道站的慕维廉在1900年10月过世后，同会传教士包克士（Ernest Box）获选递补为仁济医院保产委员。他在1902年初写信给伦敦会的秘书说："在仁济医院的支持者当中，有越来越多的人觉得，一名传教医生应该会比现在的社区西医做得更好才是。"③

有这种想法的人之一是隆茂洋行（Mackenzie and Company）的总经理波特（William H. Poate）。④他在1903年出手捐赠银一万两，供伦敦会派遣一名传教医生主持仁济医院，为期五年。⑤于是伦敦会由上海布道站代表和仁济医院保产委员会之下的董事会展开协商，伦敦会希望所派的传教医生能全权管理仁济医院，不受医院董事会的指挥监督，同时伦敦会只负担传教医生的薪水，至于仁济医

---

① 从1891年起在仁济负责女性病患护理工作的女传教士哈蕾（Ethel M. Halley）曾报导，自己为病人进行"许多"较小的手术如脓疮、疖肿、指头疽等（LMS/CH/CC, Reports, 2.4, E. M. Halley's report for 1897），但她并非医生，也不是专业护士，只是受过短期护理训练而已。

② LMS/CH/CC, Reports, 6.2, C. J. Davenport, 'Decimal Report of Shanghai Medical Work.' 1901年哈蕾描述的一件个案，很可以代表当时仁济医护人员的态度。一名十岁女童因肺炎及营养不良入院，中国女护士嫌烦而要求赶快送走已濒死亡边缘的女童，医生则表示再尽力也不会有什么效果。经哈蕾细心照料几天后，女童病情好转，让医生大为惊讶（ibid., 3.3., E. M. Halley's Report for 1901）。

③ LMS/CH/CC, 13.1.A, Ernest Box to George Cousins, Shanghai, 5 February 1902.

④ 波特和伦敦会有一层特别的关系，他在1891年和伦敦会上海站的女传教士 Clara J. Gilfillan 结婚，其妻婚后辞去传教士职务。

⑤ LMS/CH/CC, 14.3, E. Box to G. Cousins, Shanghai, 22 May 1903.

院的经营费用则由董事会负责。①但仁济董事会另有想法，他们虽然同意由伦敦会的医生担任仁济医院的院长，条件却非常严苛：该名医生必须接受董事会的唯一指挥与监督（exclusive direction and control），同时董事会还要为仁济任命一名兼有董事身份的顾问医生（Consulting Surgeon）。也就是说伦敦会所派并负担薪水的院长，只能听命于仁济的董事会而非伦敦会，并且还有一位监督与制衡院长的顾问医生。②

伦敦会当然不能接受将一名传教医生连同其薪水平白送人的不合理条件，于是由上海布道站要求仁济董事会修改条件，将担任院长的传教医生接受董事会唯一指挥监督的范围限于医院事务，以维持院长个人的传教士身份，便于主持或参与医院以外的传教活动③；仁济董事会也接受了这项修订意见。此外，董事会还有其他严格的条件，例如院长任何时候要离开仁济外出必须先得到董事会同意，以及院长虽然有权指挥院内中国人医生和助手，但未得到董事会事先同意不得予以解雇，等等。不过伦敦会上海布道站认为，仁济董事会愿意修订放宽对院长的控制权已相当难得，事实上还有两名董事反对让步，试图阻止董事会通过修订后的合约。上海布道站为避免节外生枝，"强烈"（strongly）建议伦敦会接受修订后的合约④，伦敦会也终于在1904年6月14日的理事会议中批准。⑤

在双方协商谈判期间，伦敦会征求笪达文接掌上海仁济工作的意愿。他一开始并无意接手，因为他在武昌的工作相当顺利而不想

① LMS/CH/GE/OL, box 27, R. W. Thompson to H. Ll. W. Bevan, London, 17 July 1903.
② LMS/CH/CC, 14.4, Copy of letter received from the Secretary of the Hospital Committee, dated Shanghai, no day, December 1903.
③ Ibid., 15.1, H. Ll. W. Bevan to R. W. Thompson, Shanghai, 28 April 1904.
④ Ibid.
⑤ LMS/BM, 14 June 1904, 'Shanghai D.C.'

调换地点。稍后他考虑到上海的气候水土可能比较适合妻子，才改变心意而接受了这项任务。^①1904年12月20日，笪达文和家人抵达上海，在1905年1月1日就任仁济医院的院长，这时伦敦会才算是失而复得重新获有仁济医院的经营权利。

三、性格与作风

在大都市上海担任规模可观如仁济医院的院长，对外要能满足社会环境对医院的需求，积极争取中西各界的资源，还得面对其他医院的竞争；对内则要领导中外医护人员做好医疗服务，同时自己也要有精湛丰富的医术，院长角色和工作的复杂艰巨，不是只需专注诊治病人或主持小型医院的大多数传教医生可以相提并论的；尤其仁济医院不同于一般传教医院的性质，在所有权与经营权分立，而且前者凌驾于后者之上的形势中，如何在成员以商人为主的医院董事会之下顺利承担院长一职，还要有助于自己所属的伦敦会传教工作，这实在不是一件容易的事，有如1913年笪达文所说，自己同时为两个团体工作，必须兼顾双方的利益，这是一个困难而敏感的职位。^②

所幸笪达文的个性温和稳健，没有强势的领导作风，也不追求锋芒毕露，待人总是设身处地与人为善，对事则务实而立场坚定，因此普遍受人欢迎与尊重，非常有利于推动院务，连先前设下严密防

---

① LMS/CH/CC, 15.1, C. J. Davenport to R. W. Thompson, Wuchang, 10 February 1904.

② Ibid., 24.1, C. J. Davenport to F. Lenwood, Shanghai, 30 January 1913.

范院长规定的医院董事会,都转而支持甚至依赖他。

董事会是仁济医院的决策部门,成员人数不定,保产委员、院长、顾问医生、司库、秘书等为当然董事,另外由每年的捐款人大会推举数名董事组成。笪达文形容董事会是个强力、积极而有实权的团体,成员在意的是仁济医院的最佳利益[①];董事会的一些成员是有拼劲勇往直前的生意人,他们的要求就是仁济医院应以生意手法好好经营,而不在乎什么传教方法或目的。[②]1905年笪达文上任这年,董事会有十二名成员,多达八人是上述他形容的英国商人,其他四人是担任保产委员的伦敦会传教士包克士、秘书百立欧(Neil Macleod)、顾问医生梅乐士(W. J. Milles)以及笪达文自己。百立欧和梅乐士都是上海的社区医生,也都担任过仁济院长,梅乐士更是笪达文的前任,他们对于失去仁济的舞台多少是介意的,梅乐士坚持使用院长宿舍到最后一天,宁可让提前到上海准备接任的笪达文一家人分散借住传教士家[③];而百立欧则一直到笪达文接任院长六年后的1911年时,还试图取回仁济的经营权,并扬言中国人会比较欢迎社区医生而非传教医生。[④]

这种情形对笪达文自然不太有利,不过他温和内敛,又能经由包克士了解董事会的情势,而且促成伦敦会重回仁济的波特也在1905年当选保产委员兼董事会的总董,成为笪达文经常咨询请教的对象,这些因素让笪达文很快就赢得董事会的支持。他上任三个月后,波特在写给伦敦会秘书的信中说:"笪达文医生似乎正以正确而适当的方式推动医院的工作,我想也因此得以消弭了反对。"[⑤]笪

① LMS/CH/CC, C. J. Davenport to F. Lenwood, Shanghai, 18 March 1913.
② Ibid., 26.2, C. J. Davenport to F. H. Hawkins, Shanghai, no day May 1915.
③ Ibid., 16.1, C. J. Davenport to George Cousins, Shanghai, 23 January 1905.
④ Ibid., 22.2, C. J. Davenport to G. Currie Martin, Shanghai, 18 May 1911.
⑤ Ibid., 16.1, W. H. Poate to G. Cousins, Shanghai, 31 March 1905.

达文任职整整一年后，波特又因为很满意他推动院务的方式，特别捐助500两银给伦敦会上海布道站。[1]波特并没有明指笪达文的方式究竟如何，不过，1908年初笪达文曾向伦敦会报告："董事会一直以最好而体谅的方式待我，没有摩擦，也不带情绪，几乎可以说没有拒绝过我的要求。"[2]在同一年稍后，上海布道站的传教士毕敦（W. N. Bitton）也写道："很少有人能像笪达文一样，做得如此成功而鲜少与人摩擦。"[3]可见笪达文和董事会之间的良好互动关系是他成功的重要因素。他自己就任一年后，给伦敦会的年报中说：

> 在医疗工作方面，我很高兴地说进行得平稳顺利，我原先担心的许多困难并未出现，原来的医护人员、董事会成员以及中国医护人员都非常亲切有帮助。虽然介入一个老旧的机构并改变它的运作是一件困难而敏感的任务（尤其是在保守的中国），但是我要感恩地说，我在仁济医院已经做了一些改变，我相信没有做坏，未来也会做得更多更好。[4]

同时，笪达文在另外写给伦敦会秘书的信上也表示：

> 院务进行得非常顺利，我也不怀疑将会继续如此下去，五年期满后我不相信又会回复到以前的老样子。我敢说只要我仍然在职，会是促使波特先生继续慷慨捐助，而董事会也将和伦敦会续约的有力因素。[5]

---

① LMS/CH/CC, 17.1, E. Box to G. Cousins, Shanghai, 4 January 1906.
② Ibid., 19.1, C. J. Davenport to G. Cousins, Shanghai, 18 January 1908.
③ Ibid., W. N. Bitton to G. Cousins, Shanghai, 1 March 1908.
④ LMS/CH/CC, Reports, C. J. Davenport's Report for 1905.
⑤ Ibid., 16.4, C. J. Davenport to G. Cousins, Shanghai, 28 December 1905.

这些说法不是凭空自夸，而是努力工作后的自信。事实也证明这种自信是对的，五年期满后，医院董事会果然主动和伦敦会续约，此后也都是如此，直到笪达文于1926年过世为止。

　　笪达文不仅和董事会互动和谐，和属下医护人员也有良好的关系。他相当关心部属的工作与生活状况，而且总是不分中外医护人员一体尊重，经常在书信、公开的年报或会议中赞扬并感谢中国医生和护士的表现。[①]仁济医院原有一位资深的潘姓中国住院医生，颇得笪达文的赞赏，可惜在他接任院长一年多以后病故，笪达文相当难过，在这年的医院年报中以不少篇幅报导此事，并摘译了一家中文报纸所刊纪念潘医生的文章内容，认为是仁济医院的重大损失，也是这年仁济医院的两件大事之一。[②]递补潘医生遗缺的是毕业于北洋医学馆的张汝舟，笪达文曾比较潘、张两人，认为前者保守，是典型传统的中国人，但富于组织的能力；后者则进步开明，更适合情势迅速变化的现代中国。[③]笪达文对张汝舟医疗工作的热忱与能力屡次表示满意，到1912年时已将大部分内外科医务交给张汝舟[④]；又一年后笪达文休假返英，据新到仁济不久的英国住院医生卜来士（Arthur C. Price）表示，笪达文将院务交由张汝舟负

　　① 例如在1919年的医院年报中，笪达文就表示，仁济医院的成功，多归功于四位中国籍住院医生与全体中国工作人员的坚守工作岗位，应对他们的能力与奉献表示感谢（*The Seventy-Third Annual Report of the Chinese Hospital Shantung Road, Shanghai, for the Year 1919*, p. 9）。又如在1920年的捐款人年会中，主席赞扬笪达文的贡献时，他随即表示这都是中外医护人员的功劳，"特别是负担最重的中国医护人员"（*The Seventy-Fifth Annual Report of the Chinese Hospital Shantung Road, Shanghai for the Year 1921*, p. 7）。

　　② LMS/CH/CC, Reports, C. J. Davenport's Report for 1906. *The Sixtieth Annual Report of the Chinese Hospital Shantung Road, Shanghai, for the Year 1906*, pp. 5, 7–8. 另一件大事为兴建女医院大楼。

　　③ LMS/CH/CC, 5.1, C. J. Davenport's report for 1906.

　　④ Ibid., 18.2, C. J. Davenport to G. Cousins, Shanghai, 29 May 1907; ibid., Reports, 5.3, Davenport's Report for 1907; ibid., 6.2, Davenport, 'Decimal Report of Shanghai Medical Work;' ibid., 6.3, Davenport's Men's Hospital Report for 1912.

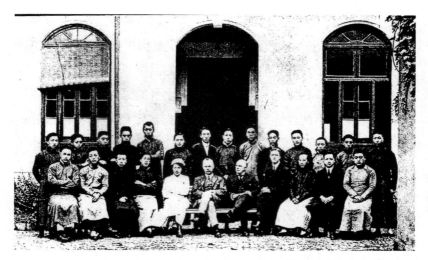

图9-1　笪达文与仁济男医院医护人员（1916）

责[1]，可见对他是相当信任的。

　　对于院内中国医护人员的贡献或另有高就，笪达文不忘表达谢意或祝福。例如一位梁庚长医生，在1905年少年时进入仁济医院担任学徒，逐渐晋升为药剂师、内外科助手、住院医生与病理专家，1915年由东三省防疫处总办伍连德聘往设在哈尔滨的附属医院任职，薪水远高于仁济医院。定案以后随即发生卜来士要离职从军参加第一次世界大战之事，梁医生考虑到仁济医院将因此严重缺乏人手，于是主动向笪达文表示愿意放弃哈尔滨的职务，继续留在仁济服务。笪达文在给伦敦会的书信和1915年的医院年报中分别报导此事，就梁医生对仁济的忠诚和自我牺牲表达最诚挚的感谢。[2]1920年梁医生决定辞职自行开业，笪达文又在这年的医院年

---

　　① LMS/CH/CC, Reports, 7.2, Arthur C. Price's Men's Hospital Report for 1913.

　　② Ibid., 26.3, C. J. Davenport to F. H. Hawkins, Shanghai, 17 August 1915. *The Sixty-Ninth Annual Report of the Chinese Hospital Shantung Road, Shanghai, for the Year 1915*, p. 6.

报中披露此事，叙述梁医生在院内的经历及曾经为仁济放弃高薪的往事，认为仁济虽然将因梁医生离去而蒙受损失，却也显示仁济达成了为社会培育医学人才的更宽广崇高的目标。[1]

以上几位都是在中国接受西医教育出身的医生，而留学英国习医的牛惠霖则不同。他具有英国医生的资格，自1918年起担任仁济的住院医生，笪达文屡次称赞他对于仁济的帮助极大，不料牛惠霖却遭到院内英国护士的抵制。原来这些深具优越感的英国护士不愿屈居牛惠霖之下，也不愿接受他的指示进行护理工作，甚至企图排除他参加一向只有外国医护人员出席的医院每月会议，但笪达文坚持牛惠霖既然具有英国医生资格，和其他英国医生的地位和权利也相等，不能只因为是中国人而受到歧视。[2]

笪达文对中国医护人员的关心与尊重获得相当的回报。1923年5月26日他六十岁生日当天，仁济医院全体中国人为他举办祝寿茶会，由中国医生主持、演讲及致赠生日礼物，并合拍照片，参与的中国人从工役到医生共五六十人。[3]上海的中英文报纸都刊登了这项祝寿茶会的消息，笪达文自谦称不敢当，但他也说茶会的气氛就像一个大家庭的团聚一般。[4]

笪达文当然也关注英国医护人员。例如有位住院医生杜维（John E. Dovey）到职不久，工作相当专注，但逢妻子新生一子，杜维

---

① LMS/CH/CC, Reports, 8.5, C. J. Davenport's Report for the year 1920. *The Seventy-Fourth Annual Report of the Chinese Hospital Shantung Road, Shanghai, for the Year 1920*, pp. 11-12.

② Ibid., 30.2, C. J. Davenport to F. H. Hawkins, Shanghai, 28 August 1919.

③ 笪达文在一份报告中表示，1916年时仁济医院有中国职工53人，其中22人为医生、助理或护士（ibid., Reports, 8.1, C. J. Davenport's Report for 1916）。

④ Ibid., 34.2, O. G. R. Beynon to F. H. Hawkins, Shanghai, 29 May 1923; ibid., C. J. Davenport to F. H. Hawkins, Shanghai, 30 May 1923.《申报》1923年5月26日，第15版，《仁济医院为笪院长祝嘏》。*North China Herald*, 2 June 1923, p. 600, 'Presentation to Dr. C. J. Davenport.'

觉得自己难以在努力工作和照顾家庭之外还能学好中文。为体谅杜维的窘境并减轻他的压力,笪达文主动增加自己的门诊负担,从每周一天改为两天,让杜维能多出一天学习中文的时间。[①]又如因为上海的物价较高,生活费用昂贵,仁济医院的英国医护人员都具有传教士身份,领取的也是和传教士相同的薪水,生活并不宽裕,1919年笪达文向医院董事会争取每月补助水电瓦斯等费用,董事会同意每月补助单身25元、携眷50元。[②]此举引起伦敦会上海布道站的其他非医生的传教士要求伦敦会比照办理,而伦敦会深恐此例一开将增加该会大笔经费支出,因此一再要求仁济医护人员退还董事会的补助款以示公平。[③]笪达文据理力争,认为医护人员的工作性质不同于其他传教士,例如办学的教育传教士有寒暑假可以休息,医护传教士不但没有寒暑假,还得二十四小时轮值当班,发生意外事故急救病患时更是不眠不休,因此工作只会比其他传教士辛苦,既然不同工就应该不同酬,这才是真正的公平合理,连董事会都同意这项补助是对医护人员辛劳的合理回报。[④]

尽管笪达文为医护人员争取待遇时主张不同工不同酬,但他自己虽然是院长,职责繁重得多,却也是传教士的身份,因此领取的同样是传教士薪水,一点也不高于属下的医护人员,甚至只是非传教士身份的住院医生牛惠霖薪水的一半而已[⑤],却始终甘于此种牺牲奉献的待遇。不仅如此,伦敦会上海布道站的站务会议是合议制,

① LMS/CH/CC, 38.2, C. J. Davenport to F. H. Hawkins, Shanghai, 30 October 1925.

② Ibid., 30.1, C. J. Davenport to F. H. Hawkins, Shanghai, 26 March 1919; ibid., 30.2, Davenport to Hawkins, Shanghai, 2 April 1919.

③ LMS/CH/GE/CM, 17 & 18 November 1924; 16 & 17 November 1925; 13 March 1926.

④ LMS/CH/CC, 30.4, C. J. Davenport to F. H. Hawkins, Shanghai, 18 October 1919; ibid., 39.1, Davenport to Hawkins, Shanghai, 19 January 1926; ibid., 39.2, Davenport to Hawkins, Shanghai, 24 June 1926.

⑤ Ibid., Report, 8.3, C. J. Davenport's Report for 1918.

笪达文、他的属下及每位传教士的地位平等，有事需要投票决定时，他和其他人的票也平等。笪达文能在这种情形下获得仁济医院医护人员的敬重，并接受他的领导，是相当不容易的。

　　笪达文温和而自信、善与人处但坚持原则的人格特质，充分体现在上述与医院董事会的和谐关系，以及与属下医护人员的互相尊重之中。这些人格特质和良性互动关系，是探讨他院长任内仁济医院各项发展时不能忽略的重要因素。

四、任内的重要建设

　　进入二十世纪后，上海城市继续快速发展，人口大量增加，而新式交通工具和各种机械设施导致的意外事故也大增，需要更多的医院。笪达文在1910年报导，他刚到上海时只有四家医院，1910年已经增加到十五家以上，法国、德国、日本以及中国人都兴建了新式的医院，原有的医院也在扩建改善。笪达文觉得仁济必须迎头赶上，他说："留在原地就是退步。"（To stagnate is to retrograde.）[1]因为仁济医院专门服务中国人，所以笪达文特别注意上海新兴的中国医生与中国医院，他发觉最近从外国留学回华的中国医生很受同胞病人欢迎，而且他们主持的医院或诊所的规模都很可观，设备也相当新颖齐备。[2]

---

　　[1]　LMS/CH/CC, 6.2, C. J. Davenport's Decimal Report of Shanghai Medical Work. *Report of the Shantung Road Chinese Hospital Shanghai, 1909*, pp. 3–4.
　　[2]　Ibid., 6.1, C. J. Davenport's Report for 1909; ibid., 8.5, Davenport's Report for 1920; ibid., 9.1, Davenport's Report for 1921; ibid., 9.3, Davenport's Report for 1923; ibid., 39.2, Davenport to F. H. Hawkins, Shanghai, 24 June 1926.

面对这些医院群起竞争的新情势,笪达文在担任院长的二十二年期间,致力于多项重要的建设,包含:(1)建立病人付费制度;(2)增加医护人员与开办护校;(3)多方争取捐款来源;(4)改善医院空间与环境等。这些建设让原已显得老旧、欠缺竞争力的仁济医院得以与时俱进,在二十世纪初期上海医疗事业蓬勃发展的新局面中,维持仁济的历史性声誉,获得富有的英人雷氏德(Henry Lester)巨额遗赠,建成新式的现代化医院,为中国人提供更好的医疗服务。笪达文任内的重要建设并非全是他一人费心尽力即可成功,但是身为院长主持大计,从筹划执行到联系协调,他的任务最为艰巨。

(一)建立病人付费制度

在华传教医生一向免费义诊,从最早于1834年来华的伯驾(Peter Parker)开始就是如此。雒颉也不例外,1844年他在上海县城小南门外租屋开设医院时,还未定名"仁济",而是仿照中国人免费义诊的做法称为"施医馆",他印发的传单开宗明义:"本馆施医赐药,毫不索谢。"①在雒颉之后数十年间经营仁济医院的传教医生和社区医生,以及在华的所有传教医生,都是同样的做法。

十九世纪末年情况有所转变,各地传教医院开始向病人收取低廉或只是象征性的费用。笪达文在重庆期间是免费义诊,在1896年调到武昌以后,从第二年起开始收费,例如门诊病人收20文钱,不久又涨到40文钱,到病人家中出诊则收3元,等等,但凡是穷苦病人仍然免费。笪达文表示没有病人抱怨付费,甚至求诊人数还增加

---

① 此张传单附在雒颉刻印的《新种痘奇法》书末,刻印年份不详,但传单最后署"馆设上海小南门外"等字样,而雒颉从1844年5月底在小南门外租屋,至1846年7月迁至北门外租界内新建房舍,故《新种痘奇法》一书及所附传单应是刻印于1844年5月至1846年7月之间。

了，这是中国人已经感受到西方医药与传教医生的价值，既然获得利益就应付费，同时有些不需要上医院却贪图免费而来的人会因为收费而却步，因此减少医疗资源的浪费，使得真正需要治疗的贫穷病人受惠更多。[①]

到上海以后，笪达文也立即着手推动仁济医院实施收费制度，并在他第一次参加的1905年的捐款人大会上提出讨论。不过，由于仁济医院免费施医的传统已长达六十年，总是有人觉得收费不尽符合前人开办医院的慈善宗旨，因此收费的提案虽然获得超过四分之三的多数同意通过，并授权董事会决定收费标准[②]，但是历年捐款人大会罕见有议案经讨论后不是全体一致同意通过的，可见从免费改为收费确是非常重大的改变，很难一下子就说服所有的人，《北华捷报》(*North China Herald*)报导仁济医院这项新制度时也评论说，仁济医院从此将是"半慈善半自费"(semi-charitable and semi-self-supporting)的性质了。[③]

董事会决定的收费标准，凡穷苦病人以及雇主是仁济医院捐款者的病人不收费，其他的病人一般门诊每次10文钱，正常时间外的门诊每次1元，一般住院病房每天100文钱，个人病房每天1元等。[④]这些金额比起先前笪达文在武昌的收费标准有高有低，但以病人数量最多的一般门诊而言，仁济医院只收象征性的10文钱，远低于武昌的40文钱。如果说收费后武昌的病人数量不减反增，则

---

① LMS/CH/CC, Reports, 2.4, C. J. Davenport's Report for 1897; ibid., 2.5, C. J. Davenport's Report for 1897 and 1898.

② *North China Herald*, 21 April 1905, p. 125, 'The Chinese Hospital-Shantung Road;' ibid., 28 April 1905, p. 206, 'The Shantung Road Hospital-Annual Meeting.'

③ *North China Herald*, 21 April 1905, p. 125, 'The Chinese Hospital-Shantung Road.'

④ *China Medical Missionary Journal*, 20: 5 (September 1906), pp. 231–232, 'Fifty-Ninth Annual Report of the Chinese Hospital (Shantung Road), Shanghai, 1905. 这些收费标准后来有所修订。

仁济更应该如此才是，结果却非如此。从1905年6月开始收费后，这年仁济医院的病人数量减少了，门诊从1904年的96,747人显著降低至1905年的80,573人，住院也从1,372人降为1,221人；而全年都收费的1906年病人数量再度降低，门诊只有72,450人，住院也降为871人；此后数年的门诊人数都在六、七万人之间，1909年门诊降至最低的61,552人，1912年才又回升到95,776人。[①]

对于收费导致病人明显减少的现象，笪达文认为这并不是坏事，一方面以往大量的病人实在难以好好看诊，收费可以阻却许多其实不需到医院来的人，并使真正的病人获得更好的医疗服务；而且每名病人所付不多，但合起来却是可观的收入，可以相当程度地支援医院的"自养"（self-support）。[②]笪达文这种看法并非病人减少后的自我安慰，他的确非常重视以收费来支持医院的经营，"自养"一词也经常出现在他的书信和年报中。仁济医院一向依赖捐款维持，但来源和多少并不稳定，易受到人事变动和经济景气等因素的影响，几乎每年捐款人大会的讨论都要涉及收支平衡的难题，因此由病人合理付费不失为可靠稳定得多的财源，有利于医院的经营和预定工作计划。仁济医院完整收费的第一年（1906），病人付费3,359.21两银，占这年医院总收入11,795.32两的28.5%，已经接近三成；到1915年时，病人付费12,210.51两，占医院总收入28,493.59两的42.85%，已超过了四成；再到1925年时，病人付费41,138.02两，

---

① *China Medical Missionary Journal*, 20: 5 (September 1906), p. 231. *The Sixtieth Annual Report of the Chinese Hospital Shantung Road, Shanghai, for the Year 1906*, p. 8. *Report of the Shantung Road Chinese Hospital Shanghai, 1909*, p. 10. *The Sixty-Sixth Annual Report of the Chinese Hospital Shantung Road, Shanghai, for the Year 1912*, p. 10;

② LMS/CH/CC, Reports, 5.1, C. J. Davenport's Report for 1905; ibid., Davenport's Report for 1906. *The Sixtieth Annual Report of the Chinese Hospital Shantung Road, Shanghai, for the Year 1906*, pp. 6, 8.

也占了医院总收入95,431.65两的43.1%。[1]这些资料都显示，病人付费制度对于笪达文期望仁济医院在经费和经营上能够"自养"的重要性。

除了门诊付费，病人住院也要付费，并分为一般病房（general ward）与个人病房（private ward）两种，前者和穷苦免费者同病房，但须付费；后者则另有单独的空间。个人病房在笪达文建构的付费制度中是相当重要的一环，他在仁济医院开设此种收费较高也较舒适的病房，一方面是掌握了许多病人对于隐私、自在和舒适的需求；另一方面则是了解此种病房对于医院的经费很有帮助。在武昌时，他已利用医院楼上的病房接待愿意多付费的中国病人[2]；到上海后，仁济医院在1907年新建启用的女医院也有个人病房，并经常住满病人。笪达文在同一年宣称：生活较好的中国人是开放的，已经愿意接受西医治疗与外科手术了，他们希望能住进个人病房，以期较为舒适并获得医院治疗的各种好处。[3]由于女医院个人病房的成功，笪达文接着积极筹设男性的个人病房，在1910年将自己的院长宿舍改建成15张病床的个人病房。此后笪达文、其他住院医生和报纸在报导中，屡次提到这些病房相当适合病人的需要，也经常住满了病人。[4]1911年的医院年报描述落成不久的男性个人病

---

① *The Sixtieth Annual Report of the Chinese Hospital Shantung Road, Shanghai, for the Year 1906*, p. 23; ibid., 1915, p. 16; ibid., 1925, p. 21.

② LMS/CH/CC, Reports, 2.5, C. J. Davenport's Report for 1897 and 1898.

③ Ibid., 5.3, C. J. Davenport's Report for 1907. *The Sixty-First Annual Report of the Chinese Hospital Shantung Road, Shanghai, for the Year 1907*, p. 6.

④ Ibid., 6.2, C. J. Davenport's Report for Men's Hospital, 1910; ibid., 6.3, C. J. Davenport's Report for Men's Hospital, 1911; ibid., 7.2, Arthur C. Price's Men's Hospital Report for 1913. *The Seventieth Annual Report of the Chinese Hospital Shantung Road, Shanghai, for the Year 1916*, p. 7. *North China Herald*, 8 April 1911, p. 97, 'The Chinese Hospital. The Lalcaca Memorial;' ibid., 9 March 1912, p. 641, 'Shantung Road Hospital-Annual Meeting.'

房正合中国人的心意，他们非常喜爱这些病房的安静、舒适、整洁和不受打扰，有些病人甚至因此而捐钱给医院以表感谢。[1]男性个人病房第一年（1911）接待119名病人，第二年随即达到253名，扩大了一倍还多，病床也增加为21张。[2]这些都证明了病人确实有此需求，而医院也能增加收入的双重好处。

或许有人会质疑，笪达文建立向病人收费制度也就罢了，又开设收费较高的个人病房吸引经济能力较好的病人，这种举动是否只顾营利、服务富人而忘了穷人，也背离了仁济医院的慈善宗旨？仔细研读笪达文的书信报告后，得知并非如此：

第一，他是基于医院经营的立场，避免专门依赖捐款而导致收入不稳定，也难以预订工作计划，为期增加经费收入，而以病人付费作为稳定的财源，希望最终能达到"自养"的理想目标。

第二，他没有忘记穷苦的病人，而是要以来自富人的收入用于医治穷人。他在1910年谈论个人病房时说道："这些新式病房将证明大有用处，也让富人分担穷人的需要（help the rich to provide for the poor）。"[3]以1916年为例，仁济医院的住院人数2,209人，其中住个人病房者260人，是到这年为止住个人病房人数最多的一年，但也只是全部2,209人的11.8%而已，可是这些病人付费6,888.35元，却占了所有病人各项付费合计25,330.22元的27.2%。[4]

第三，他希望借个人病房创造有利于传教的环境，吸引条件较好的中国人到仁济医院看病，让这些病人有机会接触基督教。以往

---

① The Sixty-Fifth Annual Report of the Chinese Hospital Shantung Road, Shanghai for the Year 1911, p. 7.

② Ibid., 1912, p. 7.

③ LMS/CH/CC, Reports, 6.2, C. J. Davenport's Report for Men's Hospital, 1910.

④ The Seventieth Annual Report of the Chinese Hospital Shantung Road, Shanghai for the Year 1916, pp. 7, 20.

的基督教传教士大都只能吸引底下阶层的中国人，十九世纪后期传教士借着学校、医院和出版品逐渐影响到中上阶层。笪达文在武昌时已和地方官员绅商多所往还，他到上海后继续借医传教，个人病房是很有吸引力的设施。其实，这些个人病房并非豪华奢侈，1911年仁济医院召开捐款人年度大会时，邀请与会者参观个人病房，《北华捷报》的记者参观后报导："这些病房虽小而简朴（small and plain），却是舒适和方便的典型。"[1]

因此，笪达文觉得个人病房的实用性（utility）和适当性（suitability）是无可置疑的，个人病房不只是对有能力负担的病人有好处，对支援医院整体经营而言，也是绝大的助力。[2]

（二）增加医护人员与开办护校

在十九世纪，仁济医院就是由一名传教医生或一名社区医生负责，以下有数名中国医生或学徒协助，开刀手术时如果有需要，再临时请上海的其他传教或社区医生帮忙，这也是当时许多传教或慈善医院的通例。

1905年笪达文接任院长后，由于工作日趋繁重，独自一人很难做好庞大的医疗工作，而且医学分科日渐专门，需要多人分工合作，因此他视情况陆续向董事会和伦敦会争取增加医护人员，包括增加男女住院医生、延揽本地兼职医生、增加护士与开办护士学校等。这些新增的医护人员显著提升了医疗服务的效率与品质，也是仁济医院从传统的传教或慈善医院蜕变成现代化大型医院的重要基础。

---

[1] *North China Herald*, 24 February 1911, p. 428, 'Shantung Road Hospital-Annual General Meeting.'

[2] LMS/CH/CC, Reports, 6.3, C. J. Davenport's Men's Hospital Report for 1912.

1. 增加住院医生

仁济医院增加人手从住院医生开始，先增加的是女医生。1906年仁济医院兴建一幢女医院期间，笪达文提议新增一名女医生因应未来的需要，但董事会没有接受。[①]对于依赖捐款维持的仁济医院而言，增加专职的住院医生不是简单的事，因为这会增加许多经费上的负担。女医院落成启用将近一年后，笪达文再度建议，这次他的要求是新增女医生或男医院的护理长，结果董事会选择了护理长，并愿意负担薪水。[②]伦敦会却另有盘算，希望将在厦门的女医生泰以理（Ethel N. Tribe）调往上海，因为泰以理是不领薪水的自费传教医生，伦敦会认为她调往上海将皆大欢喜，伦敦会不必负担她的薪水，却可以扩大在仁济的影响力；医院董事会同样不必付她薪水，却多了一名女医生。董事会果然接受了泰以理，她也在1909年5月到职。[③]

经费问题同样是增加男医生过程中的关键因素。1911年初作为男性个人病房使用的"利记医生纪念医院"（Lalcaca Memorial Hospital）落成启用，笪达文要求增加一名男医生为自己分劳，董事会和伦敦会都同意了，但双方都不愿负担薪水。幸好上海一名关切仁济医院的人匿名承诺支付五年的薪水，于是董事会的秘书和笪达文分别写信请伦敦会派人[④]，才有卜来士于1913年3月24日

① LMS/CH/CC, 17.2, C. J. Davenport to G. Cousins, Shanghai, 10 May 1906.

② Ibid., 18.4, C. J. Davenport to G. Cousins, Shanghai, 27 November 1907; ibid., 10.1, Davenport to Cousins, Shanghai, 18 January 1908.

③ LMS/CH/OL, no. 2565, G. Cousins to W. Nelson Bitton, London, 4 June 1908; LMS/CH/CC, 19.2, Bitton to Cousins, Shanghai, 29 June 1908; ibid., 19.4, Minutes of Shanghai D.C. meeting held on 4 September & 14 October 1908; ibid., 20.2, E. Box to Cousins, Shanghai, 19 May 1909.

④ LMS/CH/CC, 22.2, C. J. Davenport to C. Martin, Shanghai, 18 May 1911; ibid., Edwin J. Malpas to C. Martin, Shanghai, 20 May 1911.

到职。[①]

　　在笪达文担任院长期间，仁济医院的英国住院医生人数并不多，先后合计只有六人，但他们是医疗服务的主要力量，除了固定排班看诊外，还不分日夜随时应付急诊，工作量与压力都很大。他们放弃英国较好的医生待遇，自愿来华并领取低很多的传教士薪水，这种奉献的精神非常难得。何况他们来华后要先学习一年的中国语文才能行医，自己或家人也必须适应上海的气候水土和中西杂凑的社会生活，还要适应和英国不同的中国病人与较差的医疗设备，等等。这些困难交织成复杂的压力，形成对住院医生个人的严格考验，往往也造成仁济医院管理上的问题。例如泰以理服务三年后，自认难以承受繁重的工作而在1912年5月离职[②]，伦敦会和医院董事会都无意承担后继女医生的薪水，笪达文只能请上海的社区医生兼职照料女医院，直到1919年4月董事会同意负担专职女医生的薪水，伦敦会又费了一年功夫才觅得人选陶尔丝（Agnes E. Towers），陶尔丝于1921年12月抵达上海，转往苏州学习一年语文后，从1922年12月初起接下女医院工作。[③]也就是说泰以理离职十年半以后，仁济医院才又有了专职的女住院医生。幸好陶尔丝持续服务到1938年才回英国，是六名住院医生中在职最久也是仅有的超过十年的一位。

　　男医生也各有问题，例如卜来士是笪达文、医院董事会和伦敦会三方都预定培养的未来院长人选。他来华两年半以后，在1915年10月请缨担任军医参加第一次世界大战，1919年12月重回仁济

<hr />

　　① LMS/CH/CC, 24.1, A. C. Price to F. Lenwood, Shanghai, 25 May 1913.

　　② Ibid., 23.1, E. N. Tribe to C. Martin, Shanghai, 17 February 1912.

　　③ Ibid., 30.2, C. J. Davenport to F. H. Hawkins, Shanghai, 2 April 1919; ibid., 31.1, Davenport to Hawkins, Shanghai, 12 March 1920; ibid., 33.2, Davenport to Hawkins, Shanghai, 29 December 1922; ibid., Reports, 9.2, Agnes E. Towers, Report for 1922.

医院。笪达文很快就发觉卜来士的外科手术大为退步,尴尬的是竟然还不如卜来士自己的中国助手。①笪达文认为技术上的生疏过一段时间就可以恢复纯熟,令人烦恼的是卜来士的心理问题。他不但屡次抱怨难以承受繁重的医疗工作,而且不能和同事和谐相处,经常情绪失控,以粗暴的言语态度伤害中外同事,即使伦敦会秘书写信告诫,卜来士也表示忏悔,还特地前往北京协和医院接受心理治疗,却很快又故态复萌,笪达文经常在写给伦敦会秘书的信中讨论卜来士引起的困扰,认为他就是医院中唯一的麻烦问题;1924年11月,卜来士终于辞职离开了仁济医院。②

在住院医生中,中国人牛惠霖是唯一并非伦敦会派来的传教医生,而是由笪达文推荐经医院董事会接受的,因此牛惠霖的薪水是笪达文的两倍,他和董事会签约两年,在1818年3月到职,笪达文屡次赞扬他对仁济医院的帮助极大。③不过,牛惠霖也经常在外看病并到病人家里出诊,笪达文说这耗费了牛惠霖大量的时间和体力,"一个人是无法两头顾全的"④。两年服务期满后,牛惠霖自行开业,在仁济医院先改任兼职医生,再提升为顾问医生。

在牛惠霖以外,仁济医院还有一些中国本地养成的住院医生,男女都有。笪达文虽然公开或在书信中对他们的工作再三表达感

① LMS/CH/CC, 31.1, C. J. Davenport to F. H. Hawkins, Shanghai, 12 March 1920.

② Ibid., 32.1, C. J. Davenport to F. H. Hawkins, Shanghai, 5 February 1921; ibid., 34.1, A. C. Price to Hawkins, Shanghai, 16 January 1923; ibid., Davenport to Hawkins, Shanghai, 22 March 1923; ibid., 34.2, Davenport to Hawkins, Shanghai, 20 April 1923; ibid., Davenport to Hawkins, Shanghai, 30 May 1923; ibid., 34.4, Davenport to Hawkins, Shanghai, 27 October 1923; ibid., 36.2, J. H. Teesdale to Hawkins, Shanghai, 25 November 1924.

③ Ibid., 26.4, C. J. Davenport to F. H. Hawkins, Shanghai, 7 October 1915; ibid., 26.4, W. H. Rees to Hawkins, Shanghai, 6 November 1915; ibid., 29.1, Davenport to Hawkins, Shanghai, 27 March 1918; ibid., 29.2, Davenport to Hawkins, Shanghai, 25 June 1918; ibid., 29.4, Davenport to Hawkins, Shanghai, 1 October and 2 December 1918.

④ Ibid., 30.1, C. J. Davenport to F. H. Hawkins, Shanghai, 17 February 1919.

谢之意,不过中国医生在医院中的地位和待遇都不如英国医生和牛惠霖,不能参加外国医护人员的会议,也不列名在医院年报的医护名录中。[①]卜来士于1921年8月写给伦敦会秘书的信中就说,在仁济医院少有中国医生可以不在外国医生经常而仔细的监督之下独立工作,而且整个中国都是如此。[②]

除了上述的泰以理、陶尔丝、卜来士和牛惠霖四人,1925年间仁济医院又陆续新到三名专职的住院医生,但他们服务的时间都不长。[③]

2. 延揽兼职医生

仁济医院的英国住院医生人力不足,笪达文的对策是延揽兼职医生来弥补。但是,他对于兼职医生的印象前后却有大幅度的改变。延揽的兼职医生几乎都是上海本地的社区医生,因过去主持仁济的社区医生总想取回仁济,所以笪达文最初对于聘请兼职医生有些疑虑。1912年主持仁济女医院的泰以理辞职,当时仁济刚新增了作为男性个人病房的利记医生纪念医院,笪达文估计自己为此将增加约百分之三十的工作量,无法再承受泰以理辞职后留下的女医院重担,而伦敦会也因薪水问题无意加派专职医生递补,不得不另谋解决之道,请一位上海的社区男医生宝得力(H. Couper Patrick)来兼职,从1912年4月1日起主持女医院,每月酬劳100两银,还得由伦敦会支付。[④]

虽然解决了女医院的医生问题,笪达文自己却很不满意。他写

---

① 已知唯一的例外是1906年的仁济医院年报中,列有潘医生的名字。

② LMS/CH/CC, 32.3, A. C. Price to F. H. Hawkins, Shanghai, 6 August 1921.

③ 这三名住院医生是Robert V. Liddell、John E. Dovey及Dorothy Galbraith。Liddell来华半年后在1925年7月离职,Dovey服务两年后于1927年3月辞职,Galbraith则来华三年半后于1929年2月辞职。

④ LMS/CH/CC, 23.2, E. N. Tribe to C. Martin, Shanghai, 30 March 1912; ibid., Shanghai District Committee, Minutes of Meeting held on 14 June 1912.

信告诉伦敦会秘书,这是相当不幸的事,看起来就像是自己努力将一件事做得相当出色之后,却轻易地让别人来坐享其成。[①]不过,笪达文很快就发觉宝得力的工作非常令人满意[②],因此请他继续兼职下去,直到1919年停聘,但1920年又请宝得力恢复兼职。因为卜来士一再抱怨工作量太大,实在无法承受,笪达文于是再请宝得力协助,每星期到仁济三天,每月酬劳也增加为150两银,这相当于专职住院医生的月薪了。[③]

从宝得力开始,笪达文改变了对兼职医生的态度,仁济医院的兼职医生也逐渐增多,还开设眼科、耳鼻喉科等专科门诊,这对于医院和病人都有益处。不过,仁济医院的兼职医生进一步制度化,是1918年底公共租界工部局的建议促成的。当时董事会报请工部局大力补助经费,工部局的答复中包含兼职医生的问题,表示基于仁济医院对上海的贡献,工部局同意提高原有每年捐给仁济医院的5,000两银,但医院应参照英国大医院的做法,让上海的社区医生扩大参与仁济的医疗工作。[④]医院董事会接受了工部局的条件,笪达文也认为这是正确的做法,只要伦敦会派有数量适当的专职传教医生并且位居要津,就能掌握仁济经营管理的方向和进行教育训练,同时有助于传教工作。[⑤]

从1920年4月底起,仁济医院实施新订的兼职医生制度。[⑥]这

① LMS/CH/CC, 23.1, C. J. Davenport to C. Martin, Shanghai, 27 March 1912.

② Ibid., 23.2, C. J. Davenport to F. H. Hawkins, Shanghai, 25 May 1912.

③ Ibid., 31.2, C. J. Davenport to F. H. Hawkins, Shanghai, 27 April 1920. 直到1936年的仁济医院年报中,宝得力仍然名列兼职医生。

④ Ibid., 29.4, C. J. Davenport to F. H. Hawkins, Shanghai, 2 December 1918. 结果下年度(1919)工部局的捐款除原来的5,000两银外,新增特别补助金5,000两银。

⑤ Ibid., 30.4, C. J. Davenport to F. H. Hawkins, Shanghai, 6 December 1919; ibid., Reports, 8.4, Davenport's Report for 1919.

⑥ LMS/CH/CC, Reports, 8.5, A. C. Price's Report for 1920.

年仁济医生的结构,专职医生只有笪达文和卜来士两人,以及几名中国医生,兼职医生则有牛惠霖和外国医生等六人之多。这年仁济医院的病人门诊94,978人、住院2,794人、病床175张。兼职医生不仅担任门诊工作,同时也负责部分住院的病人,每名兼职医生掌握十几至二十几张病床,但他们不可能常在仁济医院,不在的时间就由中国医生照料住院病人。这项新制度扩大兼职医生的参与,减轻专职医生的负担,同时加重中国医生的责任。

兼职医生对仁济医院有益,但也有些问题。笪达文和属下传教医护人员都分别批评过,兼职医生有自己的事业,到仁济帮忙的时间有限,而且他们只关注涉及自己的部分事务,其他则不在意。他们也不说中文,得通过翻译和病人沟通,也不见得很了解中国人,他们对医院里的传教工作并不全然赞同,等等。[1]尽管有这些批评,笪达文在1923年谈论兼职医生制度时,有以下实事求是的四点看法:第一,兼职医生确实有助于仁济医院的工作。第二,有些工作兼职医生做得比专职医生更好。第三,仁济医院接受上海外国人社区的支持,也应接受社区医生前来仁济增加经验。第四,仁济不但获得兼职医生的协助与赞同,还通过他们获得外界更多的协助与赞同,例如最近仁济获得一笔75,000两银的巨额遗赠,是由医院董事会成员杰克逊(J. W. Jackson)医生热心促成的,而杰克逊合伙医院的一名医生就是仁济的兼职医生。笪达文的结论是,应该引进更多社区医生到仁济医院来共襄盛举。[2]可以说,仁济医院的兼职医生制度

---

[1]　LMS/CH/CC, 31.1, P. R. Acis Sharpe to F. H. Hawkins, Shanghai, 4 January 1919; ibid., 32.2, C. J. Davenport to Hawkins, Shanghai, 7 April 1921; ibid., 32.3, A. C. Price to Hawkins, Shanghai, 6 August 1921; ibid., 34.2, Davenport to Hawkins, Shanghai, 20 April 1923.

[2]　Ibid., 34.2, C. J. Davenport to F. H. Hawkins, Shanghai, 20 April 1923. 这笔遗赠金额据仁济医院1923年年报记载为50,000两银(*The Seventy-Seventh Annual Report of the Chinese Hospital Shantung Road, Shanghai for the Year 1923*, p. 9)。

是相当成功的。

3. 增加护士与开办护校

1905年笪达文上任时，仁济医院并没有合格的护士，只有一名受过训练但不具护士资格的女传教士哈蕾（Ethel M. Halley）照料女病人，还有几名女孩跟着她学习护士实务；至于男病人则由一些男性"看护工"（nurse-coolie）照料。笪达文发觉这些看护工沾染太深的旧中国坏习性，完全没有改变的希望，不利于病人，因此在1907年辞退了大部分看护工。[1]

和住院医生一样，要为仁济医院从头建立合格的护士队伍并不简单，先要得到董事会同意支付薪水和旅费；其次伦敦会要派得出愿意来华的合格护士，到职以后得先学习语文，并适应水土和生活的考验，等等。因此，笪达文只能依据医院发展的需要渐进地增加护士的人数。他先在1907年11月向董事会要求一名女医生或一名男医院的护理长，董事会选择了护理长[2]，于是仁济医院史上第一位合格护士柯雅丽（Alice Clark）在1910年1月抵达上海，担任男医院的护理长，一年后哈蕾离职，柯雅丽转任女医院护理长。她的能力很强，有非常突出的表现，在女医院的工作以外，又建立训练中国护士的护士学校，并从1912年起担任"中华护士会"（Nurses' Association of China）的秘书长。柯雅丽在职十年多以后，为争取自己的权益而与笪达文有些意见不合，从1920年5月起自请离开医院，转任伦敦会上海站的传教工作。[3]

----

[1] LMS/CH/CC, Reports, 5.3, C. J. Davenport's Report for 1907.
[2] LMS/CH/CC, 18.4, C. J. Davenport to G. Cousins, Shanghai, 27 November 1907; ibid., 19.1, Davenport to Cousins, Shanghai, 18 January 1908.
[3] Ibid., 30.2, C. J. Davenport to F. H. Hawkins, Shanghai, 28 August 1919. *The Seventy-Fourth Annual Report of the Chinese Hospital Shantung Road, Shanghai for the Year 1920*, p. 11.

第二位合格护士柯莉敦（Alice Clifton）于1911年12月到职，担任男医院护理长。不料柯莉敦身心都显得柔弱，难以胜任仁济医院的繁重工作，几经生病和休养后，于1915年5月返回英国。在后续的护士来华以前，笪达文幸运地找到一位随夫在上海的合格护士简·史密斯（Jane A. C. Smith）代理男医院护理长，她表现得非常能干，一再获得笪达文的赞赏，持续代理了八年之久，直到1923年4月才离职。

从1917年起，合格的护士陆续从英国来华，人数仍然很少，但总算比较稳定了。同一年笪达文谈论人力需求时，认为仁济医院最少应有英国护士六名，包括男女医院各一名护理长，与四名分配在男女病房、手术室及夜间值班的护士，但实际上当时只有三名。[①]1920年9月笪达文再度论及仁济医院的护士人力，仍表示理想的状况应有六名，最低限度也该有四名，而当时还是只有三名。[②]1921年7月终于有四名护士了，包含已任命尚未到职的一名[③]，算是勉强达到了最低的要求。

由于人手一直很有限，而病人的数量持续增加，因此护士的工作极为忙碌。1916年10月，柯雅丽以女医院为例显示过去七年间累积的工作负担：1910年住院病人经常在12名左右，1916年已增加到35名；1910年门诊病人每天平均20名，1916年则是50名；1910年意外事故的急诊伤患有224名，而1916年到10月为止已经超过了400名。[④]另一位在1917年3月到职的护士夏普（P. R. Acis Sharpe），一年后写信说明女医院的情形：

①　LMS/CH/CC, 28.2, C. J. Davenport to F. H. Hawkins, Shanghai, 11 May 1917.
②　Ibid., 31.3, C. J. Davenport to F. H. Hawkins, Shanghai, 22 September 1920.
③　Ibid., 32.3, C. J. Davenport to F. H. Hawkins, Shanghai, 27 July 1921.
④　Ibid., 27.4, A. Clark to the Hospital Committee, Shanghai, no day October 1916.

每天有四位(有时候五位)医生到班,这让我的工作变得非常复杂,在柯雅丽的时期就只有宝得力医生一位。明天我得准备好让四名医生为六名病人进行手术,后天我的几名学生护士要参加考试,我训练这些学生护士做到尽量不依赖我而病人也能满意的程度,但这不是容易的任务。[1]

这些忙碌的英国护士当然需人帮忙,而且从哈蕾在职的时候已经如此。她在1893年加入仁济医院工作后,1894年收了第一位中国见习护士,几个月后,那位见习护士觉得工作太辛苦而离开了。[2]此后哈蕾陆续又带了一些见习护士,教她们各种护理实务。笪达文曾在1907年时称赞哈蕾的五名见习护士表现良好,足以承担一些日常工作。[3]柯雅丽到职后同样带有一些见习护士。

从1914年起,仁济医院的中国护士教育有非常不同的面貌。1913年中华护士会为提升护士的资格与水准,公布全国一致的护士证书会考规则,其中规定考生必须在中华护士会认可的护士学校毕业,至少肄业三年,修完规定的理论与实务课程,持有护校发给的毕业证书者才能应考,考试及格者获得护士证书。[4]仁济医院因应这项规则,在1914年向中华护士会注册以女医院作为护校,开设规定的理论科目以教育学生,不同于从前只重实务的做法;1919年时再增加注册男医院为护校,仁济医院也从此具备完整的护士教育体系。[5]

护校初期由柯雅丽负责,1920年起改由夏普继任。最初数年

---

① LMS/CH/CC, 29.1, P. R. A. Sharpe to F. H. Hawkins, Shanghai, 15 April 1918.

② LMS/CH/CC, Reports, 2.2, E. M. Halley's Report for 1894.

③ Ibid., 5.3, C. J. Davenport's Report for 1907.

④ *China Medical Journal,* vol. 27, no. 6 (November 1913), pp. 411–412, 'Nurses' Association of China-Regulations Governing Candidates for the Association Diploma for Nurses.'

⑤ LMS/CH/CC, Reports, 8.4, A. Clark's Report for 1919. *Shanghai Times*, 13 March 1920, p. 3, 'Meeting of the Shantung Road Hospital.'

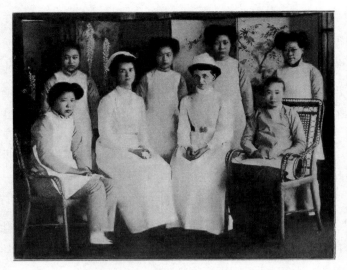

图9-2　仁济医院中外护士（1914）

的学生人数不详，1920年学生20人，男女各半[1]；1921年学生25人（男15人、女10人），分成高、中、初级三班[2]；1923年学生27人（男16人、女11人）[3]；1925年学生26人（男15人、女11人）。[4]读四至五年毕业，实务课程分别在男女医院进行，由英国和中国资深护士教导，理论课程则男女生集中一起学习。柯雅丽、夏普及上过课的卜来士等人都表示，男女生一起上课的效果很好。理论课程共有九至十门科目，每天都要上课，由医院的中外医生和资深护士授课，以中文进行。初期柯雅丽曾表示由于中文的医护课本都是文言文，她必须请来一位中国女士每星期两天协助讲解，而医院的外国药剂师也担任

---

①　LMS/CH/CC, Reports, 8.5, P. R. A. Sharpe's Report for 1920.

②　Ibid., 9.1, P. R. A. Sharpe's Report for 1921.

③　LMS/CH/CC, Reports, 9.3, C. J. Davenport's Report for 1923. *The Seventy-Seventh Annual Report of the Chinese Hospital Shantung Road, Shanghai for the Year 1923*, p. 13.

④　LMS/CH/CC, Reports, 9.5, P. R. A. Sharpe's Report for 1925. *The Seventy-Ninth Annual Report of the Chinese Hospital Shantung Road, Shanghai for the Year 1925*, p. 15.

调剂配药科目的教学。[1]住院医生卜来士负责教细菌学,他说学生们都很感兴趣,但期末考试的成绩并不理想,因为这科的教学内容本来就比较高深,对学生而言也是全新的知识。[2]在中国教师方面,三名中国医生教解剖学与生理学,女医院的卓姓(Tsok)女护士教护理学,男医院的吴姓(Woo)男护士长教药物学和营养学等。[3]

学生毕业后参加护士证书会考,通过者留在仁济医院工作,或者前往其他医院任职。1919年毕业的五名男生全部留在仁济医院工作,笪达文觉得很满意,因为护士学校可以持续不断地培育仁济医院需要的中国护士[4];而卜来士在1920年也表示,明显感受到医院的中国护士水准有大幅度的提升。[5]在1925年底参加中华护士会证书会考的六名仁济护校女学生中,五名获得优等(平均80分以上)通过,只有一名因几分之差而失败;同时应考的三名男生全数通过,其中之一获得优等。[6]仁济医院特地为这八名通过的男女生举行颁发证书茶会,由笪达文主持,医院董事会总董也出席祝贺,笪达文的妻子婚前原是伦敦圣巴索罗缪医院的护士,她也到场致词并颁发证书。[7]

(三)多方争取捐款来源

仁济医院是依赖捐款维持的慈善医院,大部分的捐款来自上海的外国机构团体与个人,大致可分为两类:一类是单纯慈善性不

---

① LMS/CH/CC, Reports, 8.1, A. Clark's Report for 1916.
② Ibid., 8.5, A. C. Price's Report for 1920.
③ Ibid., 8.4, A. Clark's Report for 1919; ibid., 9.1, P. R. A. Sharpe's Report for 1921.
④ Ibid., 8.4, C. J. Davenport's Report for 1919.
⑤ Ibid., 8.5, A. C. Price's Report for 1920.
⑥ *The Seventy-Ninth Annual Report of the Chinese Hospital Shantung Road, Shanghai for the Year 1925*, p. 19.
⑦ *North China Herald*, 15 May 1926, p. 302, 'Chinese Nurses Graduate.' *The China Press*, 14 May 1926, p. 4, 'Eight at Shantung Hospital Get Certificates as Nurses.'

求回报的捐款（donation）；另一类是让自己雇用的华人在仁济医院免费看病的捐款（subscription）。在笪达文任内，较引人瞩目的单纯慈善性捐款，例如上海跑马会（Shanghai Race Club）从1916年捐款100两银，此后逐年攀升，1923年时捐赠7,700元，到1925年时更达到11,100元。[1]只是这类的捐款金额多少或有无都比较难以确定，仁济医院也只能被动地接受。至于为了让自己的华人职工免费看病而捐款者，较显著的如下文讨论的租界工部局、公董局及一些外国企业。这类的捐款收入较为稳定，通常隔一段时间便会调高，因此医院董事会和笪达文比较多费功夫争取这类经费来源。

1. 租界工部局捐款

对仁济医院而言，工部局的捐款是每年金额最大的单笔收入，因此是非常重要的经费来源。以笪达文过世前一年（1925）为例，公共租界工部局捐款20,000两银，法租界公董局则是1,000两，合计21,000两，占了这年仁济医院总收入（95,431.65两）的22%。[2]对于医院董事会和笪达文而言，工部局捐款能达到这个数目并不容易，是经过多年积极争取才有这样的成果。

从1870年起，工部局给予仁济医院捐款，每年200两银[3]；1873年医院在山东路重建完成后，提高为每年600两[4]；持续将近三十

① *The Seventieth Annual Report of the Chinese Hospital Shantung Road, Shanghai for the Year 1916*, p. 23. *The Seventy-Ninth Annual Report of the Chinese Hospital Shantung Road, Shanghai for the Year 1925,* p. 21. *North China Daily News*, 9 February 1923, p. 9, 'The Shantung Road Hospital.'

② *The Seventy-Ninth Annual Report of the Chinese Hospital Shantung Road, Shanghai for the Year 1925*, p. 21.

③ *Municipal Council of Shanghai Report for the Year Ending 31st March 1871* (Shanghai: Printed at the *North-China Herald* Office), p. 73.

④ Ibid., *Municipal Council of Shanghai Report for the Year Ending 31st March 1874* (Shanghai: Printed at the *North-China Herald* Office), p. 118.

年后于1901年再提高至1,000两①,这也是笪达文上任(1905)时的金额,一年后(1906)再倍增为2,000两。②继续获得捐助不会有问题,但是在医院的工作和费用连年增多的情况下,董事会和笪达文总希望工部局能相对增加捐款,于是在召开仁济医院捐款人年度大会时,曾经三度特别安排请工部局的总董担任会议主席③,期望能拉近和工部局的关系,果然捐款从2,000两、3,000两递增到1915年起的5,000两,而1919年还在5,000两捐款以外,又获得5,000两的特别补助金④。

不料,1920年的捐款取消了特别补助金,又回到原来的5,000两。笪达文难以接受,就在医院年报中列举仁济对于工部局和上海租界的服务与贡献:第一,仁济医院事实上承担工部局医院的角色,在1920年内免费医治了1,648名工部局所属各单位的华人职工。第二,仁济医院承担租界员警的医疗工作,免费为各种刑案验伤,并出具书面证明或在法庭上作证,每年达数百件之多。第三,仁济医院承担上海各种意外事故伤患的救助工作,例如1920年急救各类自杀案件达592件,而交通事故伤患也从1916年的498人增加至1920年的1,093人。第四,仁济医院承担部分租界的公共卫生与健康工作,从事种牛痘与防治传染病,等等。因此,笪达文理直气壮地强调,仁济医院这些工作绝对值得工部局给予更多的捐款。⑤只

---

① *North China Herald*, 6 March 1901, p. 436, 'The Chinese Hospital Annual Meeting of Subscribers.'

② LMS/CH/CC, 16.4, C. J. Davenport to G. Cousins, Shanghai, 28 December 1905. *North China Herald*, 11 May 1906, p. 304, 'The Chinese Hospital. Annual Meeting of Subscribers.'

③ 1909年大会邀请总董兰杜(David Landale)主持,1915年和1918年大会两度邀请总董庇亚士(Edward C. Pearce)主持。

④ LMS/CH/CC, 29.4, C. J. Davenport to F. H. Hawkins, Shanghai, 2 December 1918. *Shanghai Times*, 15 March 1919, p. 3, 'Shantung Road Hospital-Annual Meeting.'

⑤ *The Seventy-Fourth Annual Report of the Chinese Hospital Shantung Road, Shanghai for the Year 1920*, pp. 9–11.

是他的说法没能改变工部局的决定。

《工部局公报》(*The Municipal Gazette*)刊出拒绝给予仁济医院特别补助金的消息后,《字林西报》的一位记者对此觉得好奇,特地走访仁济实地考察,并撰写了一篇长约1,500字的报导和评论,认为仁济真是被人过分忽略了,人们只要对仁济多一点认识,就会了解自己对这家成果显著的医院是有责任伸出援手的。[①]

1920年接下来的几年,仁济医院获得的工部局捐款都维持在5,000两银。1925年时情况不同了,医院董事会总董提斯德(John H. Teesdale)当选为工部局董事,随即大力促成将对仁济医院的捐款一举提升到20,000两银之多。[②]笪达文报导这件好消息时说:"现在我们有了稳固合理得多的基础。"[③]不仅如此,《工部局公报》刊登的局务会议纪录声称:"仁济医院可视为在相当程度上具有上海市立医院(Municipal Hospital)的地位,基本上和其他类似医院不同。"[④]这是租界官方第一次对仁济医院独特性的角色与功能予以认可,让笪达文感到相当欣慰。其实,工部局大幅度提高捐款是应该的,有如上文笪达文所述,1920年仁济医院免费医治了1,648名工部局所属的华人职工,1921年增至3,131名,几乎增长一倍,此后到1925年为止,每年到仁济免费看病的工部局职工人数都高居第一名,而且远多于其他大企业职工到仁济看病的人数。[⑤]

---

① *North China Daily News*, 9 September 1921, p. 7, 'Shantung Road Hospital: Noble Work in Ignoble Surroundings.' 此文又刊登在1921年9月10日的《北华捷报》,第797页。

② LMS/CH/CC, 37.1, J. H. Teesdale to F. J. Hawkins, Shanghai, 21 March 1925; ibid., 37.2, C. J. Davenport to Hawkins, Shanghai, 5 May 1925.

③ Ibid., 37.2, C. J. Davenport to F. H. Hawkins, Shanghai, 5 May 1925.

④ *The Shanghai Municipal Gazette*, vol. 18, no. 973 (14 May 1925), p. 197.

⑤ *The Seventy-Ninth Annual Report of the Chinese Hospital Shantung Road, Shanghai for the Year 1925*, p. 8.

2. 雇主捐款使职工免费看病

外国人捐款给仁济医院而让自己的华人职工免费看病的办法行之已久,但仁济原来就是义诊,所以这个办法的作用并不大。到了笪达文接任并对病人收费以后,情况和以前有了显著的差别。因为华人既有固定的工作收入,不能再享有免费医疗,必须持有雇主给予的证明才有这种优待,而看完病后,仁济医院会发给诊断书由病人带回,让雇主能确实了解其病情。如此病人得以免费看病,雇主也能了解其病情,而仁济医院还有捐款收入,可以说对三方都有好处。

在此种办法下,仁济医院有如捐款机构或个人的特约医院一般,前述的工部局就是此种情形。有些雇用华人较多的企业也相当欢迎此种办法,因为它们不需设置专门的医护部门和人员,只要付出一些捐款给仁济医院,便能解决职工的医疗问题。1910年一整年各外国人机构与个人所属的华人职工利用此法在仁济看病者总共1,560人次[1];到1925年时,利用这种办法看病最多的前两家企业职工都超过这个数目:第一,上海制造电气电车公司(Shanghai Electric Construction Co.)这年捐款1,500两银,其职工到仁济免费看病者1,678人次;其次,上海德律风公司(Shanghai Mutual Telephone Co.)捐款750两银,到仁济免费看病的职工1,579人次;第三家企业英美烟公司(British and American Tobacco Co.)捐款1,000元,到仁济免费看病的职工有1,450人次。[2]

这种由雇主捐款而职工免费看病的办法,在笪达文任内将仁济以往被动仰赖并感谢外国人的捐款施舍,相当程度地翻转成上海外国人感谢仁济医院的服务而付费,展现了仁济主动积极的新形象。

---

[1] LMS/CH/CC, Reports, 6.2, C. J. Davenport's report for Men's Hospital, Shanghai, 1910.

[2] *The Seventy-Ninth Annual Report of the Chinese Hospital Shantung Road, Shanghai for the Year 1925*, p. 8.

笪达文在1916年4月写给伦敦会秘书的信中说，自己收到许多商界人士来信感谢仁济医院的服务，这显示仁济在上海获得更大也更稳固的支持，当然也带来更大的责任与机会。[1]在1918年的医院年报中，笪达文表示有越来越多的外国人机构和个人认为，这种类似特约医院的办法对他们属下华人的健康很有帮助，过去五年中依此种办法到仁济免费看病者，从一年合计2,000人次大量增加到9,000人次，有的大企业欢迎此种办法而主动增加对仁济的捐款金额，许多小型商号和个人捐款者也乐意在雇人之前，先将人送到仁济医院进行健康检查，笪达文认为这样可以增加仁济的收入，也提升仁济的积极形象，对上海整体的公共卫生也有好处。[2]

3. 设立免费病床基金

笪达文为嘉惠穷苦病人，从1907年起呼吁公众认捐免费病床，每床每年费用为5英镑或50元，此后陆续有人认捐。[3]到1918年时，笪达文为扩大这项捐款的效用而发起设立免费病床基金，办法是捐款人每捐1,500元作为永久基金，其孳生的利息足以支持一张病床全年的费用，医院则在入口大厅和床头挂上捐款者或纪念者的姓名作为纪念，这个基金成立一年后，中国人的捐款已经足以支持6张免费病床，外国人则是7张。[4]又一年后（1920），病床基金累积到足

---

① LMS/CH/CC, 27.2, C. J. Davenport to F. H. Hawkins, Shanghai, 14 April 1916.

② 引自*Shanghai Times*, 15 March 1919, p. 3, 'Shantung Road Hospital-Annual Meeting.'

③ *The Sixty-First Annual Report of the Chinese Hospital Shantung Road, Shanghai for the Year 1907*, p. 10. *The Sixty-Sixth Annual Report of the Chinese Hospital Shantung Road, Shanghai for the Year 1912*, p. 9. *The Seventy-First Annual Report of the Chinese Hospital Shantung Road, Shanghai for the Year 1917*, p. 16. *Report of the Shantung Road Chinese Hospital Shanghai, 1909*, p. 5.

④ LMS/CH/CC, Reports, 8.4, C. J. Davenport's Report for 1919. *The Seventy-Second Annual Report of the Chinese Hospital Shantung Road, Shanghai for the Year 1918*, p. 17. *The Seventy-Third Annual Report of the Chinese Hospital Shantung Road, Shanghai for the Year 1919*, p. 11.

324

以支持18张免费病床，同一年仁济收治了609个免费住院的病人，合计住院14,704天，以每天每人费用0.5元计算，仁济医院共支出约7,000元，其中一部分由病床基金的孳息支应。[1]据卜来士的报导，这项基金的病床大多数用于安置生病或受伤住院的黄包车夫。[2]

到1925年结束时，免费病床基金已累积到25,963.34两银，一年孳生利息1,446元。[3]非常有意义的是笪达文在1926年过世后，他的亲友故旧，包括仁济医院现任与离职的中外医护人员在内，共同捐款2,600多元给病床基金，以纪念这位仁心的基金创始人。[4]此后这项基金也继续存在，笪达文过世十年后的1936年医院年报记载，病床基金已经增加到54,326.77元，一年孳息有3,054.02元。[5]

4. 来自华人的捐款

仁济医院专门医治中国人，但外国人捐款者一直不明白何以中国人很少捐款给仁济医院。在每年的捐款人大会中，几乎都会讨论到这个问题。为此1898年成立了名誉董事会，邀请六位中国绅商名流担任名誉董事，希望他们捐款并带动别人捐款。此举果然有效，中国人的捐款从前一年（1897）的255两银猛然跃升至1898年

---

[1] LMS/CH/CC, Reports, 8.5, C. J. Davenport's Report for 1920.

[2] Ibid., 8.5, A. C. Price's Report for 1920.

[3] *The Seventy-Ninth Annual Report of the Chinese Hospital Shantung Road, Shanghai for the Year 1925*, p. 25.

[4] *The China Press*, 8 September 1926, p. 2, 'Donations Given Honoring Memory of Dr. Davenport.' 此后同一报纸接连刊登这项捐款的后续消息长达两个多月，直到1926年11月28日为止，共有2,629元及58.6两银(*ibid.*, 28 November 1926, p. 21, 'News Brevities.')。据仁济医院1926年的年报所载，纪念笪达文的这项捐款，中国人捐了较多的1,500元，外国人则捐1,014元和133.88两银，中外合计为1,960.90两银(*The Eightieth Annual Report of the Chinese Hospital Shantung Road, Shanghai for the Year 1926*, p. 31)。

[5] *The Lester Chinese Hospital Shanghai Annual Report for the Year 1936*, appendix: 'Accounts.'

的3,776.98两,远多于同年的外国人捐款2,574.36两。[①]可是好景只有一年,1899年中国人捐款又下降至752.99两。[②]

此后名誉董事会仍继续存在,但中国人的捐款再也难得踊跃了,外国捐款人继续不解和批评中国人不愿慷慨解囊。1905年富商徐润的妻子遗赠10,000两银建造女医院,但这种大笔捐款只是偶尔一见。1910年时,仁济医院设定中国人的捐款以每年10,000两银为目标,结果不但无法达成,连年收到的金额都很有限。例如1912年竟仅仅收到十分之一,约1,000两而已,让笪达文只能感叹"完全失败"。[③]在1915年的捐款人大会中,担任主席的英国上海最高法院法官邵斯美(Havilland de Sausmarez)慨叹,中国人是很感谢仁济医院的服务,但他们1914年的捐款金额只有外国人的四分之一而已。[④]在1918年的捐款人大会中,担任主席的工部局总董庇亚士(E. C. Pearce)又说,前一年仁济医院支出费用35,391.03两银,而来自中国人的捐款仅有8,350两,这种现象是上海"中国富人的耻辱"(a disgrace to rich Chinese)。[⑤]1921年《北华捷报》的主编在检视了仁济医院年报的捐款名单后评论道,上海的两万名外国居民捐款15,651.1两银,而中国居民有七十万,是外国人的三十五倍,却只捐了5,850.95两,即外国人所捐的三分之一略多而已。[⑥]

---

① *North China Herald*, 27 February 1899, p. 342, 'The Shantung Road Hospital.' 中国人捐款除3,776.98两的一般捐款外,又捐了建筑专款2,742.40两,两者合计为6,519.38两银。

② Ibid., 21 February 1900, p. 316, 'The Chinese Hospital Annual Meeting.'

③ Ibid., 29 March 1913, p. 931, 'Shantung Road Hospital. Annual Report.' LMS/CH/CC, Reports, 6.3, C. J. Davenport's Reports of Men's Hospital for 1911 and 1912. *The Sixty-Sixth Annual Report of the Chinese Hospital Shantung Road, Shanghai for the Year 1912*, p. 10.

④ *North China Herald*, 27 February 1915, p. 608, 'Shantung Road Hospital. The Annual Meeting.'

⑤ Ibid., 9 March 1918, p. 594, 'The Shantung Road Hospital.'

⑥ Ibid., 5 March 1921, p. 575, 'The Shantung Road Hospital.'

外国人对于中国人支持仁济医院的期盼非常殷切。其实在笪达文的任内，至少有1906年与1916年这两年中国人捐款是超过外国人的。1906年中国人的一般捐款虽然只有199.38两银，但另外又捐了2,741两给医院的建筑基金，两者合计2,940.38两，超过了外国人所捐的2,873.07两。[①]1916年中国人捐款更为踊跃，合计达到9,764两银，超过了外国人所捐的8,913.36两。[②]这种难得一见的现象是由于以下两个缘故：

第一，在1916年的捐款人大会上，担任主席的庇亚士表示，当此世界大战炽烈的时刻，上海的外国人不可能再有更多余力支援仁济医院，希望中国人能承担更大的责任。庇亚士随即交给笪达文一个装有1,800两银及25元的封套，说明是自己为仁济向中国朋友劝募的所得，上海的中国人大都知道有仁济医院，只要有人肯进行劝募，相信就可以获得和他同样的结果。[③]庇亚士的呼吁和示范性的行动让仁济医院的几位中国名誉董事大有感触，他们约定分头展开劝募行动，并请《字林西报》配合分批刊登捐款名单，果然中国人的捐款源源而来。[④]

第二，1916年6月24日下午，仁济医院举办开放参观的活动，几位积极劝募的中国名誉董事也特地出面接待。全部院区包括病房在内都对外开放，而最吸引参观者的是实验室的各种仪器和人体器官标本。《申报》《北华捷报》与《字林西报》都报导了活动的情

[①] *The Sixtieth Annual Report of the Chinese Hospital Shantung Road, Shanghai for the Year 1906*, pp. 21, 22, 30.

[②] *The Seventieth Annual Report of the Chinese Hospital Shantung Road, Shanghai for the Year 1916*, p. 20.

[③] *North China Daily News*, 5 March 1916, p. 5, 'The Shantung Road Hospital: Annual General Meeting.'

[④] *North China Herald*, 30 June 1916, p. 736, 'China and Foreign Medicine.'

形①,《字林西报》还说,仁济主动邀请五百名中国人参加这项活动,约有三百人莅临,而上一次仁济医院在1911年举办同样的参观活动时,只有寥寥三十人左右应邀出席。结果在1916年的参观活动之后,《字林西报》又刊登了几批中国人的捐款名单。

可惜的是中国人捐款的热情没能持续长久,接下来1917年的捐款还能维持8,269多元的水准,1920年时却低落到只有5,850.95两,1922年又弹升至16,802.68两②;而1925年从1月至8月底只有1,801两,为此中国名誉董事在9月间开会,由各董事自行认捐并分头劝募,才达到全年8,948.53两的结果③,这些现象都说明了中国人对仁济医院捐款相当被动而不稳定的情况。

(四)改善医院空间与环境

早在1845年时雒颉购买11亩土地,其中的6亩1分兴建仁济医院,位于麦家圈的最西侧。到1861年时仁济董事会出售房地,改购入麦家圈东侧面临山东路的伦敦会土地2亩1分多,建造30张病床的新医院。1873年时又承租毗邻的伦敦会土地重建医院,病床增加至70张。④但太平天国运动之后,上海的发展极为

①　《申报》1916年6月26日第10版,《仁济医院成绩展览会纪事》。*North China Herald*, 30 June 1916, p. 736, 'China and Foreign Medicine: The New Wards at the Shantung Road Hospital.' *North China Daily News*, 26 June 1916, p. 10, 'China & Foreign Medicine: What Shantung Road Hospital Does for Her. A Visit to the New Ward.'

②　*The Seventy-First Annual Report of the Chinese Hospital Shantung Road, Shanghai for the Year 1917*, p. 24. *The Seventy-Fourth Annual Report of the Chinese Hospital Shantung Road, Shanghai for the Year 1920*, p. 27. *The Seventy-Sixth Annual Report of the Chinese Hospital Shantung Road, Shanghai for the Year 1922*, p. 41.

③　《申报》1925年9月27日第13版,《仁济医院华董筹捐会议》。*The Seventieth Annual Report of the Chinese Hospital Shantung Road, Shanghai for the Year 1916*, p. 30.

④　蔡育天编,《上海道契》(上海:上海古籍出版社,2005),卷1,英册第22号、第62分地;卷3,英册第875号、第882分地;卷16,第4544号。LMS / CH / CC, 34.1, C. J. Davenport to F. H. Hawkins, Shanghai, 22 March 1923, enclosure: 'History of the Shantung Road Hospital.' E. S. Elliston, *Ninety-Five Years A Shanghai Hospital* (Shanghai, 1941), pp. 11–12.

快速,人口大量增加,仁济医院在十九世纪末年已经面临空间不足与环境不良的问题。上述山东路新院舍落成后的1875年,门诊病人56,624人次,住院病人542人;到1899年时,门诊病人增加了3万多人次,达到86,908人次,住院病人也增加一倍以上,达到1,162人;再过五年到笪达文接任的前一年(1904),门诊病人更多达96,747人次,住院病人也有1,372人[1],以致医院空间不足与环境不良的问题极为严重,如何改善解决成为笪达文上任后的一大挑战。

从笪达文留下的书信档案可知,他在担任院长的前十年中,主要是以改善既有的空间环境为主,并完成新建女医院、利记医生纪念医院及增建旧医院三楼等三项具体建设。同时,笪达文也明白若要彻底解决空间环境的问题,势必要先有足够的土地才行。因此,他倡议陆续购买伦敦会尚存的麦家圈土地,等到这些土地全部到手以后,他在院长任期的后十年中,便筹划全盘重建医院,并获得雷氏德遗赠的重建经费。

1. 新建女医院

直到十九世纪末,仁济医院的男女病患虽然各有病房,却并不是分开独立的建筑。1894年起以每年200元向伦敦会租用毗邻的一栋闲置老旧平房,单独成立有12张病床的女病房,由女传教士哈蕾管理。由于房屋过于老旧,医院董事会有意重建,却因缺乏经费而未积极进行。1905年笪达文上任后,在4月举行的捐款人大会中主张重建。[2]同年8月上海富商徐润的妻子过世,经仁济医院中国名誉董事陈辉廷介绍,遗赠10,000两银作为女医院建筑费。自1906

---

① Elliston, *Ninety-Five Years A Shanghai Hospital*, p. 34, 'Services Rendered.'

② *North China Herald*, 28 April 1905, p. 206, 'The Shantung Road Hospital. Annual Meeting.'

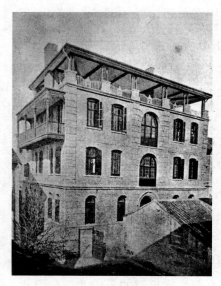

图9-3　仁济医院女医院(1907)

年2月动工拆除旧屋,至1907年1月24日新建女医院落成启用,共费14,027两银。[1]清朝大臣、红十字会会长吕海寰也参加启用典礼,上海的中外报纸如《申报》《通问报》《北华捷报》《字林西报》等都报导了女医院启用的消息。[2]

新建的女医院为一幢四层红砖楼房,病床数量较原来倍增为25张,而且空间宽敞、设备新颖,一楼为门诊、药房、急诊室,二楼为外科病房、手术室、个人病房与妇产科病房、护士宿舍,三楼为内科病房,四楼作为花园。女医院启用后由哈蕾带领五名中国女护士照料,第一年(1907)接待了177名住院病人,至于门诊病人则有12,385人次。[3]在兴建女医院的同时,笪达文又筹划增聘前文所述的专任女住院医生,但直到1909年5月才有泰以理到职。1911年,又在女医院四楼

---

① 徐润,《徐愚斋自叙年谱》(台北:文海出版社,1978影印本),页234。*North China Herald*, 25 January 1907, pp. 204–205, 'The Shantung Road Hospital-Opening of the Women's Hospital.'

② 《申报》1907年1月24日第17版,《女医院落成》;1907年1月25日,《仁济女医院落成志盛》。《通问报》1907年1月,第3页,《仁济女医院落成详述》。*North China Herald*, 25 January 1907, pp. 204–205, 'The Shantung Road Hospital-Opening of the Women's Hospital.' *North China Daily News*, 25 January 1907, p. 7, 'The Shantung Road Hospital-Opening of the Women's Hospital.'

③ *The Sixtieth Annual Report of the Chinese Hospital Shantung Road, Shanghai for the Year 1906*, p. 5. LMS/CH/CC, Reports, 5.3, C. J. Davenport's Report for 1907. 哈蕾报告的病人数目略有出入,住院178人,门诊12,373人(LMS/CH/CC, Reports, Halley's Report for 1907)。

的花园增建有七张病床的儿童病房、两间个人病房以及两间护士宿舍,儿童病房的三面墙壁都是装设玻璃的大窗户,通风良好而光线明亮。[1]

2. 新增利记医生纪念医院

女医院开业一个星期后,笪达文在向伦敦会报告这项消息的信中表示,接着要关注的是男医院。他的构想是自己搬到董事会新近向伦敦会购得的房屋中,让出院长宿舍,改建成男性个人病房,但经费是个难题。1909年远在伦敦的一件政治谋杀事件却促成其事,这年7月1日,一名英国印度殖民政府高级官员参加公开聚会时被人枪杀,站在旁边的印度人医生利记(Cawas C. Lalcaca)出手阻止而一并被害。这位利记医生从1880年代起就在上海行医,医治的对象包括许多中国病人在内,他又热心公益事业,是仁济医院的捐款人,也经常出席每年捐款人大会,还协助医院向中国人劝募。利记医生在伦敦被害的消息传到上海后,他的友人成立一个委员会接受捐款,准备建立纪念他的建筑。经笪达文和医院董事会出面争取,委员会决定将全部捐款5,907.08两银用于仁济医院[2],于是笪达文改建院长宿舍为男性个人病房的构想得以实现。两层楼的利记医生纪念医院在1911年2月启用,有15张病床。

3. 增建旧医院三楼

仁济医院于1873年建造的二层楼房,到十九、二十世纪之交已经非常拥挤。董事会也有意改善,但是一则经费有问题,再则究竟

---

[1] *The Sixty-Fifth Annual Report of the Chinese Hospital Shantung Road, Shanghai for the Year 1911*, p. 11.

[2] LMS/CH/CC, Reports, 6.1, Davenport's report for 1909. *North China Herald*, 8 February 1907, p. 320, 'The Chinese Hospital;' ibid., 15 April 1910, p. 155, 'The Lalcaca Memorial Fund;' ibid., 8 April 1911, p. 97, 'The Chinese Hospital-The Lalcaca Memorial.'

加盖一层或增建翼楼有些举棋不定,结果拖延下来。①笪达文在接连完成女医院和利记医生纪念医院后,深感这两者只是稍微缓和拥挤不堪的情形,空间仍然严重不足,有时必须临时在病房中增加病床。因此他在1912年提出加盖旧院舍三楼的计划,以期增加40张病床,董事会也了解这项计划的必要性而予以同意。②增建经费估计约10,000两银,笪达文在1913年4月报导,财源已经有了着落,工程在1913年7月开动。③动工前笪达文已获准休假回英,而工程也在1914年中完成,不料因为第一次世界大战爆发的缘故,笪达文延迟到1915年1月初才抵达上海,增建的三楼也在同年2月启用。④

到1915年初,笪达文接任院长恰好届满十年。仁济医院在这十年中,陆续新建了女医院、利记医生纪念医院,又增建旧院舍三楼,合计增加病床68张,相当于他上任时已有的70张病床。单以这些空间环境的建设与改善成果而论,已经可以印证前文所述,早在笪达文上任前,有些上海外国人对仁济医院的期许:一名传教医生应该会比社区医生做得更好才是。

4. 收购伦敦会土地

1905年笪达文上任时,仁济医院拥有两块毗邻共4.952亩的土地,都是从伦敦会买入的麦家圈土地。而伦敦会上海布道站在麦家圈原有将近25亩的大片土地,从1861年起陆续出售给仁济医院和其他买主,到1905年时只剩下约五分之一左右,布道站还想继续分

---

① *North China Herald*, 27 February 1899, p. 342, 'The Shantung Road Hospital;' ibid., 21 February 1900, p. 316, 'The Chinese Hospital Annual Meeting.'

② LMS/CH/CC, 23.3, C. J. Davenport to F. Lenwood, Shanghai, 23 November 1912; ibid., Reports, 6.3, Davenport's Men's Hospital Report for 1912.

③ *North China Herald*, 22 February 1913, p. 545, 'Shantung Road Hospital-Annual Meeting.' LMS/CH/CC, 24.1, C. J. Davenport to F. Lenwood, Shanghai, 5 April 1913; ibid., Reports, 7.2, Arthur C. Price's Men's Hospital Report for 1913.

④ LMS/CH/CC, 26.1, C. J. Davenport to F. H. Hawkins, Shanghai, 13 January 1915; ibid., Reports, 7.3, Price's Report of the Men's Hospital for 1914.

割出售，以便将传教的重心从市区的麦家圈转移到郊区的虹口。

作为上海站的传教士，笪达文非常反对布道站转移到虹口，他主张布道站仍应留在麦家圈，因为"此地多的是人，多的是大量待做的工作，从各方面考虑，我们身处在人群当中会有很大的好处"[①]。尽管如此，由于布道站是合议制，而大多数传教士都觉得出售麦家圈值钱的地可以换得更多虹口低廉的空间，比较有利于布道站长期的发展，事实上也已经有人和布道站在洽商买卖事宜。笪达文既然无法改变其他传教士的主意，转而从仁济医院的发展着想，认为医院应该买下伦敦会的土地，以期双方能同蒙其利。于是笪达文向董事会积极建议，先在1907年以55,000两银购入一部分，因为金额巨大，无法一次付清而分期付款，还为此在面向山东路的地上兴建五户店铺租给华人，以每年租金收入2,400元作为分期付款给伦敦会的利息。[②]后来在1919年以37,778两银购入伦敦会最后一笔麦家圈土地，仍然是分期付款，到1922年才完全付清。[③]

从1919年起，仁济医院拥有四笔共8.74亩的麦家圈土地，而且形成完整的一片地区，等到1926年雷氏德捐赠巨款重建仁济医院时，这些土地提供了良好的建筑基地，并持续沿用至今。事实上笪

---

① LMS/CH/CC, 17.1, C. J. Davenport to G. Cousins, Shanghai, 22 February 1906.

② Ibid., 17.2, C. J. Davenport to G. Cousins, Shanghai, 10 May 1906; ibid., Shanghai D.C., LMS-Minutes of Committee meeting held on 8 June 1906; ibid., 18.1, Davenport to Cousins, Shanghai, 31 January 1907; ibid., 18.2, R. W. Thompson to Cousins, Shanghai, 26 April 1907; ibid., H. Ll. W. Bevan to Cousins, 27 April 1907; ibid., Davenport to Cousins, Shanghai, 29 May 1907. *The Sixty-First Annual Report of the Chinese Hospital Shantung Road, Shanghai for the Year 1907*, p. 16. *North China Herald*, 14 February 1908, p. 353, 'The Chinese Hospital.'

③ Ibid., 30.2, C. J. Davenport to F. H. Hawkins, Shanghai, 30 May 1919; ibid., 34.1, Davenport to Hawkins, Shanghai, 22 March 1923, enclosure: History of the Shantung Road Hospital. *Shanghai Times*, 15 March 1919, p. 3, 'Shantung Road Hospital. Annual Meeting.' *North China Herald*, 4 March 1922, p. 611, 'Shantung Road Hospital: Interesting Speeches at Annual General Meeting.' Elliston, *Ninety-Five Years A Shanghai Hospital*, pp. 14, 62.

达文早在1907年谈论仁济医院购买伦敦会土地时就表示，这不仅是这年医院最重要的一件事，他也相信时间将会证明，这是对上海华人的福祉长远有益的一项行动。[①]对照仁济医院至今的发展，他的信念是完全正确的。

五、仁济医院重建的问题

1915年2月，仁济医院在旧院舍增建的三楼启用，而同一个月提交捐款人大会的1914年医院年报中，却表示1873年兴建的院舍竟然仍是医院赖以发挥功能的主要建筑，这四十年间累积的需求不会只因增建了三楼就消除，因为这项增建是许多年前早应做而迟迟未做的事，而未来几年中即将面临无法避免的任务，就是以更大规模也更现代化的方式重建整个仁济医院。[②]这样的说法在迎接增建三楼启用的当下似乎有些不合时宜，却十分清楚地显示增建只是暂时减缓需求的急迫性。1873年的住院病人485名，门诊41,684人次，1914年的住院病人1,080名，门诊87,383人次，已是1873年的两倍以上；到1922年，病人数量更多，病房更拥挤，住院病人有2,651名之多，门诊也突破10万人次，达到105,989人次。[③]其实从1910年代起，由于仁济的床位不足，许多必须住院的病人被劝往其他医院，否则还不只以上的数目。另一方面，笪达文在1919年的年报中表

① LMS/CH/CC, Reports, 5.3, C. J. Davenport's Report for 1907.
② 引自 *Shanghai Times*, 15 March 1919, p. 3, 'Shantung Road Hospital-Annual Meeting.'
③ *The Seventy-Sixth Annual Report of the Chinese Hospital Shantung Road, Shanghai for the Year 1922*, pp. 14–15.

示"医院里没有任何闲置的角落了"[1],因此重建更大而新式的仁济医院成为势在必行而且迫在眉睫的事。

重建牵涉的问题很多,最直接相关的是土地和经费。土地问题如前文所述,仁济医院于1919年购入伦敦会在麦家圈的最后一笔土地,连同先前所购形成完整的一片建筑基地。经费问题却极为困难,如果购买土地的3万7千多两银都得三年内分期付款才能还清,则董事会估计的20万两重建经费,或工部局医官估计更高的50万两就更难以筹措了。从1916年起,重建经费是医院年报和捐款人年度大会经常讨论的话题,而《北华捷报》和《字林西报》也屡次由记者到仁济医院实地采访后撰写新闻报导,或由主编撰写评论,呼吁中外公众出力协助重建。这些讨论、报导和呼吁的共同点,都在强调仁济医院建筑的老旧落伍,和其服务成效的卓著与医护人员的热忱形成强烈的对比。可是前后大约八年间,这些言论都没有得到具体的回应。而英国驻上海总领事法磊斯(Everard D. H. Fraser)虽然在1920年称颂仁济医院为上海中外之间的"亲善大使"(An Abassador of Goodwill)[2],但这位亲善大使的房舍重建之举,还得继续等待机会。

到1923年时终于有人挺身而出了。笪达文在这年10月初写信告诉伦敦会秘书,一位富人不但要捐助重建仁济医院的经费,还要给一大笔钱当作医院的基金。[3]笪达文没有指出富人的姓名,其

---

[1] *The Seventy-Third Annual Report of the Chinese Hospital Shantung Road, Shanghai for the Year 1919*, p. 10.

[2] *North China Daily News*, 13 March 1920, p. 7, 'Shantung Road Hospital Annual Meeting: An Instrument of Local Goodwill.' *Shanghai Times*, 13 March 1920, p. 3, 'Meeting of the Shantung Road Hospital.' *North China Herald*, 20 March 1920, p. 777, 'Shantung Road Hospital.'

[3] LMS/CH/CC, 34.4, C. J. Davenport to F. H. Hawkins, Shanghai, 2 October 1923; ibid., 27 October 1923.

实就是在上海从事建筑致富的英人雷氏德。雷氏德一向热心捐助仁济医院，已知他从1908年起到1925年之间经常捐款，从最早的25两银起逐年增加，到1918年时已递增到700两银，1921年又增至3,000元，1920年时除了捐100两，还捐2,300两给免费病床基金。[①] 捐款以外，早在1873年仁济医院兴建的院舍更是雷氏德设计施工的。雷氏德既然是捐款人，每年一定会收到仁济医院的年报，所以他必然很清楚医院的情况，势必也注意到了舆论对他所建的仁济旧楼亟待重建的再三呼吁，这应当是他决定慷慨解囊实现仁济医院重建的缘故了。1926年5月中雷氏德过世，遗嘱捐赠仁济医院一百万两银和四笔土地[②]，医院重建的经费问题也迎刃而解。

在先前医院的重建因经费难题而延宕期间，笪达文在1920年9月写给伦敦会秘书的信中表示，自己夫妻两人年纪渐增，在华奋力工作也已超过三十年。他提醒伦敦会应该是到了要着手准备后继人选的时刻，或许四五年后医院重建能出现曙光，那就是新旧院长交替的最佳时机，新院长可以按照自己的构想建设全新的仁济医院。[③]只是位于上海的仁济医院毕竟不是一般的传教医院，仁济院长的职务也不是一般传教医生都能胜任的，伦敦会并不容易觅得合适的接替人选，笪达文虽有高血压和神经炎的困扰，仍必须坚守岗位。直到1925年11月中，伦敦会终于确定了笪达文的继任者，但希望他能续任两年到1927年底再卸下重担。[④]不料，1926年9月4日下午，笪达文在参加一场草地滚球比赛之后，因为心肌梗塞而过世，

①　这些金额都得自仁济医院各年年报。

②　LMS/CH/CC, 39.2, C. J. Davenport to F. H. Hawkins, Shanghai, 31 May 1926. Elliston, *Ninety-Five Years A Shanghai Hospital*, p. 18.

③　LMS/CH/CC, 31.3, C. J. Davenport to F. H. Hawkins, Shanghai, 22 September 1920.

④　LMS/CH/GE/CM, box 8, 16 & 17 November 1925; LMS/CH/CC, 39.1, C. J. Davenport to F. H. Hawkins, Shanghai, 24 December 1925.

享年六十三岁。

结　语

　　笪达文接任仁济医院院长后，以牺牲奉献的精神与温和稳健的态度进行各项建设，将十九、二十世纪之交保守被动而欠缺竞争力的一家慈善医院，逐步改造成积极有效经营与注重服务品质的现代化医院，并且还不失作为慈善医院的本质，笪达文也因此获得中外双方的一致赞许。1919年召开仁济医院捐款人大会时，医院董事会的总董当众推崇笪达文："若论有谁的工作能被公认是维护了英国在中国的声望，那个人就是笪达文。"[①]对照他上任前医院董事会设下严密防范院长的规定，这些英国董事态度的改变是何其巨大。1920年时中国政府为表彰笪达文在华医疗服务的贡献，特地颁授五等嘉禾勋章给他。他在欣然接受之余，又满怀感触地想起三十多年前初到中国时，受到"番狗""鬼子"叫嚣对待的情景。[②]

　　就笪达文自己而言，最后没能执行仁济医院的重建工作当然是有遗憾的，但是他早在过世五年前的1921年时已准备好坦然面对，他说：

　　　　将仁济医院带到现在这样的地步后，我自然希望亲眼
　　见到它发展成一家基础稳固而适当的现代化医院。但是

---

　　① *Shanghai Times*, 15 March 1919, p. 3, 'Shantung Road Hospital: Annual Meeting.'
　　② 《政府公报》第1480号（1920年4月1日），页12—13，《大总统核议外交部请奖洋员笪达文等勋章文》。LMS/CH/CC, 31.3, C. J. Davenport to F. H. Hawkins, Shanghai, 13 July 1920.

我和妻子的健康情形，可能会要我们放弃这样的计划和希望，将它们留给他人去实现。①

可以这样说，正是因为笪达文费了二十二年的心力，奠定了仁济医院作为现代化大医院的良好基础，得到人们一致的肯定与大力鼓吹，仁济医院才终于获得全盘重建的机会，迈入另一个崭新发展的时代。

---

① LMS/CH/CC, 32.2, C. J. Davenport to F. H. Hawkins, Shanghai, 7 April 1921.

10

学习西医的中国学徒

绪　言

　　十九世纪的传教医生免费为中国人治病，颇受中国人欢迎，上门求医的人很多，传教医生一个人无法应付忙碌的看诊及给药、换药等所有工作，必须就地招收华人协助；同时传教医生也有意在华传播西方医学，而传播的途径之一是训练这些协助自己的华人具备西医知识与技术。传教医生有时称这些华人为助手（helper, assistant），有时称为学生（pupil, student）。这些助手或学生一面协助传教医生工作，一面在工作中学习西方医学。但传教医生的助手包含并不学习西医知识与技术的其他助手，例如负责传教的助手，而称为学生则易与后来医学院校出现以后的学生相混淆，因此本文以"学徒"称呼这些主要在工作中学习西医知识与技术的华人。

　　最早的传教医生伯驾（Peter Parker）已招收学徒，直到十九世纪后期学校式的医学教育兴起后，学徒式的医学训练依旧非常普遍，不只有男性学徒，女传教医生也招收女生学徒。即使进入了二十世纪初年，仍然可以见到招收与训练西医学徒的记载。①因此，将近一个世纪中这种西医学徒的人数众多，尽管他们在医疗活动中只是辅助性甚至打杂的角色，却是西方医学在华传播不可或缺的人物。只是，十九世纪训练中国西医学徒不是简单容易的事，传教医

---

　　① 例如上海仁济医院于1905年招收一位少年梁庚长为学徒，后来成为住院医生，参见本书《笪达文与仁济医院》一文。

生在繁忙的医疗工作以外,是否还有时间和精力教导学徒,即使有,也如合信所说有横亘在前的四大问题:(1)以中文教学西医极为困难;(2)无法进行人体解剖或实验;(3)缺乏中文医学教科书;(4)中国人存在根深蒂固的错误医学观念。[①]所以合信提醒支持他从事此种训练的英国公众,以学徒方式培训中国西医是可行的,却不可有过高的期待。此外,学徒个人有无习医的能力及其品行是否端正,对于训练的成败也大有关系。

传教医生的档案文献中虽然多少都会提到自己的学徒,但提到时经常只是简略一笔带过,甚至连学徒的姓名也没留下,至于有所成就而闻名于世的学徒更是凤毛麟角,比较为人熟知的,恐怕只有伯驾的学徒关韬以及本书专章论述的黄春甫等一二人。正由于学徒的史料零散有限,所以几乎没有讨论他们的论著,雒颉(William Lockhart)在其《传教医生在中国:二十年经验谈》(*The Medical Missionary in China: A Narrative of Twenty Years' Experience*)书中,叙述他和几位初期传教医生训练学徒的经验[②];王吉民与伍连德的《中国医史》(*History of Chinese Medicine*)一书,则从伯驾的医院年报等文献中抄录一些关于学徒的内容。[③]以上两书也是一般论及学徒的研究者必备的史料依据。本书除了以专文讨论黄春甫外,笔者再从经眼的传教士档案中,采撷伯驾、合信与德贞三位传教医生的学徒史料撰成本文,尽管不可能完整呈现这些学徒的生平事迹,至少可以比较清楚地看见他们在西医来华过程中的身影。

① B. Hobson, *A General Report of the Hospital at Kum-Le-Fau, in Canton, from April 1848, to November 1849*, p. 38.

② W. Lockhart, *The Medical Missionary in China: A Narrative of Twenty Years' Experience* (London: Hurst and Blackett, 1861), pp. 138–142.

③ K. Chimin Wong and Wu Lien-Teh, *History of Chinese Medicine* (Shanghai: National Quarantine Service, 1936), pp. 317–318, 322, 336, 340–344, 348–352, 358–364, 368, 373–374, 405–406.

一、关韬等人

　　伯驾的第一位助手不是中国本地的华人。在广州眼科医院第二季的报告中，伯驾说这位华人青年毕业于马六甲的英华书院，在第一季中大力协助初创的医院工作，但已回新加坡了。[1]伯驾最初于1834年底来华后，随即转往新加坡，希望学习闽南方言，同时也为华人看病。由于伯驾只会说英语，便雇用英华书院毕业的"何先生"（Hoo Seen Seng）担任自己和病人间的翻译；伯驾对何先生的工作很满意，于是在1835年9月偕他返回广州，在新开的广州眼科医院帮忙，每月工资10元。[2]但何先生在翻译以外，是否又向伯驾学习西医知识与技术不得而知，而且广州通行的是广东方言，不同于何先生说的闽南方言，很可能就是这个缘故，他只工作三个月后便离职回新加坡去了。

　　何先生离去后，一名英人协助更短暂的时间后也回英国了，伯驾辛苦地包办医院各项工作约半年。这种情形显示，即使广州作为中国和西方交往的唯一口岸已久，广州人对于西方医学和外国医生一开始仍不无疑虑。1837年9月间，和伯驾同属美部会的传教士卫三畏（Samuel W. Williams）报导，伯驾终于有了三名学徒。[3]接着伯驾自己在1837年最后三个月的季报中，比较详细地报导三名学徒

---

① *The Chinese Repository*, 5: 1 (May 1836), p. 32, Peter Parker, 'Ophthalmic Hospital at Canton: Second Quarterly Report, from the 4th of February to the 4th of May 1836.'

② ABCFM/Unit 3/ABC 16.3.8., vol. 1, Peter Parker's Journal, 18 January, 25 April, and 25 July 1834; ibid., P. Parker to Rufus Anderson, Canton, 12 September 1835.

③ Ibid., vol. 1A, S. W. Williams to R. Anderson, Canton, 12 September 1837.

342

的情形，他们分别是16、17和19岁，正在学习英文，协助配药给药。年纪最大的那位相当负责积极，每月工资5元，还能进行眼睑内翻和翼状胬肉的小手术，已经在医院服务超过一年；年纪居次的中文程度在三人中最好，本来要考科举功名，因当官的父亲过世而改学西医谋生，还依赖马礼逊教育会（Morrison Education Society）补助部分生活费；最年轻的一位则由父亲支持生活，预计向伯驾学医五年。[1]伯驾没有提到三人的姓名，但最年长的那位就是后来相当知名的关韬（Kwan A-to），他的叔父关乔昌（林官，Lamqua）在十三行地区开画室，和伯驾友好，画了伯驾许多病人的画像，林官自己向在华英国画家钱纳利（George Chinnery）学西画，又送侄子关韬向伯驾学西医。[2]

伯驾和同会的传教士裨治文（Elijah C. Bridgeman）、卫三畏等人，多次在写回美国的信或日志中提到这些学徒的情形。例如伯驾1839年8月4日的日志写道：

> 我的学生们在英文方面已经大有提升，现在是有系统地展开他们医学教育的时候了，将在本星期内订出实施计划。[3]

这个记载非常重要，显示到当时为止的大约三年中，关韬等人都是从实际的医疗工作中学习，知其然却不一定知其所以然，而当时要伯驾以中文讲授西医课程是难以想象的事，所以只能等学生们

---

① *The Chinese Repository*, 6: 9 (January 1838), pp. 433–445, P. Parker, 'Ophthalmic Hospital at Canton: Seventh Report, being that for the term ending on the 31ˢᵗ of December, 1837.'

② *China Medical Missionary Journal*, 2: 4 (December 1888), pp. 169–172, J. C. Thomson, 'Rev. Peter Parker, M. D., First Medical Missionary to China, and Dr. Kwan A-to, First Chinese Surgeon.'

③ Yale Medical Library, Peter Parker Collection, Ms Coll 6, Parker's Journal, 1836–45, p. 59, '4 August 1839.'

学习英文达到一定的程度，才准备以英文有系统地讲授理论课程。只是伯驾所定的计划内容究竟如何，已经难以追踪查考。

虽然伯驾订了计划，广州眼科医院却因第一次鸦片战争的缘故关闭了，伯驾于1840年7月返回美国，学徒们也中断了工作和学习。裨治文于1841年7月记载：林则徐在遭贬离开广州前，三番两次派人找不着伯驾，改为要他的学徒亚锦（Akum）前去照料，亚锦聪明地婉拒了，亚锦现在是一名行商的雇员，但表示有意愿重回医院；学徒关韬没做其他事，待在家中等待医院重新开门；学徒亚谢（Atse）住在裨治文家里读书，关韬和亚谢都已经具有相当可观的医学知识。①

伯驾在回美国期间，鼓吹培育中国人西医的新方式：派遣中国留学生到英美学习西方医学。他在访问伦敦及在纽约时，分别向两地的医学团体争取并获得具体的保证，将各赞助至少六名与三名中国医学生在当地医院免费学习。②等到伯驾再度来华后，于1843年初向在华医药传教会（Medical Missionary Society in China）提出派遣留学生的建议。但是当时有足够的英文能力到外国习医的中国青少年从何而来，他们长期在英美的生活由谁照料，费用如何负担，又如何能免于伦敦与纽约大都市不良生活的影响等都是问题；在华医药传教会认为一时没有合适和足够的留学生可以派遣，只有等待像马礼逊教育会这类机构培养出学习中、英文多年，也深刻了解欧美文化的人才，留学英美习医之举才能实现，因此决议搁置了派遣留学生的建议。③

第一次鸦片战争结束后，伯驾于1842年10月再度抵达广州，学

① ABCFM/Unit 3/ABC 16.3.8, vol. 1A, E. C. Bridgman to R. Anderson, Macao, 1 July 1841.

② *Report of the Medical Missionary Society* (Macao, 1843), pp. 40–57, P. Parker, 'Report to the Medical Missionary Society.'

③ Ibid., pp. 58–59, 'Minutes of a Meeting of the Committee, March 27th, 1843.'

徒们也回到医院重新学习。可是1844年伯驾担任战后中美《望厦条约》谈判的翻译官,有半年之久不在广州,医院虽开,却完全交由关韬主持,六个月间医治了1,631名病人。[①]伯驾在1844年下半年美部会广州布道站的报告中谈论他的四名学徒,表示他们的中英文学习都很纯熟,资深的关韬治疗眼科疾病很熟练而成功,进行白内障手术也很灵巧,已经完美地进行过几十次手术,当伯驾不在的四月至九月间还能一手承担医院的全部工作,但关韬即将自行开业;其次是二十一岁的钱简(Chin Ken),是四人当中唯一由医院支持生活费的学徒,他的中文很好,英文却在一般水平以下,不过努力学医的精神值得赞许;第三位梁少涛(Leang Shew Tow),十七岁,为一名行商的亲戚,是个非常温和聪明的青年;最后一位梁先(Leang Sin),十六岁,才开始学习不久,但很努力也很聪明,对医学专业很感兴趣。[②]这次报导是伯驾历来谈论学徒篇幅最多的一次。

整整一年后,裨治文又于1846年初报导伯驾四名学徒的情况,表示其中三人能读英文《圣经》,在伯驾举行家庭礼拜时就由他们轮流读经;他们也学习阅读和写作英文、地理和英文文法;每天上午、下午和晚上都和伯驾一起在医院中,最资深的关韬进行许多外科手术,例如切除肿瘤等,技术良好又成功,其次的一名学徒也能进行不太困难的手术,他们的医疗技术都很受中国同胞的赞赏。[③]

看来学徒们的工作与学习似乎上了轨道,可是伯驾心有旁骛,并不专一于传教医生工作,而在1845年底接受任命为美国驻华使节团的秘书兼中文翻译,美部会不希望传教士兼差,要他有所选择,

---

① ABCFM/Unit 3/ABC 16.3.3., vol. 1, P. Parker to the Prudential Committee of the ABCFM, Canton, 1 January 1845.

② Ibid.

③ Ibid., E. C. Bridgman to R. Anderson, Canton, 1 January 1846.

伯驾再三争辩希望能传教与外交两全,最后美部会坚持原则,于1847年8月间主动撤销了伯驾的传教士身份①,他从此不再是传教医生。但由于广州眼科医院本是在华医药传教会的产业,并不属于美部会,伯驾得以继续主持医院。只是在医院和外交两头忙的情况下,他如何还能兼顾学徒的学习是个问题。医院年报也有好几年不再提及学徒,直到1850年至1851年两年合刊的年报中才又出现关于学徒的报导,内容则集中在推崇关韬的技术,认为他已是普受中外敬重的眼科与外科医生,在他成功施行的许多手术中,包含1851年成功切除困扰一位病人二十二年之久、重达13.25磅的背部脂肪瘤病例;在关韬以外,这年伯驾的学徒有陈亚富(Chan Afú)与梁亚伦(Liang Alün)两人。②此后伯驾由于对华外交任务长年南北奔波,再无法顾及广州一地的学徒了,并于1855年将博济医院移交给嘉约翰(John G. Kerr)管理。

从上述经过可知,伯驾训练学徒的十余年间,先后因为第一次鸦片战争、回美国、协助谈判《望厦条约》,以及兼任外交工作等缘故,以致训练断断续续,每次停辍短则半年,长则两年多,最后他还离职专办外交,如此自然不利于学徒的学习。伯驾历年所收约十五至二十名学徒中,成功出道并为人所知的只有关韬一人,这和他们的学习不能前后连贯多少有关。

关韬在伯驾离开医院后仍继续在职,但第二次鸦片战争爆发

① ABCFM/Unit 3/ABC 16.3.3., vol. 1, P. Parker to the Prudential Committee, Canton, 1 January 1844; ABCFM/Unit 1/ABC 2.1, vol. 9, R. Anderson to Canton Mission, Boston, 15 June 1846; ibid., R. Anderson to P. Parker, Boston, 3 October 1846; ibid., vol. 10, R. Anderson to Canton Mission, Boston, 25 June 1847; ibid., R. Anderson to P. Parker, Boston, 29 September 1847.

② *Minutes of Two Annual Meetings of the Medical Missionary Society in China, including the Sixteenth Report of Its Ophthalmic Hospital at Canton for the Years 1850 and 1851*, pp. 22, 32–33.

后，他先从广州撤到澳门，再加入对太平军作战的清军担任军医。嘉约翰说在清军和太平军于福建的一次交战中，关韬的医院遭到破坏，损失所有设备，他也几乎丧命，事后他获得五品封赏和水晶顶戴，1860年7月初回广州，在嘉约翰的医院工作。[①]

1866年10月，嘉约翰新建的博济医院落成，随即开办医学班，嘉约翰教药物学与化学，华人西医黄宽教解剖学、生理学与手术。嘉约翰表示当时关韬正应四川总督骆秉章之邀前往该省，预期将会很快回广州，在医学班教临床医学和中医。[②]关韬作为第一位学徒出身的中国人西医，如果真在中国第一个学校式的博济医学班任教，会是很有意义的事。但这样的历史场景并没有出现，因为此后每年的在华医药传教会和博济医院的年报中，关于医学班的报导都只提及并感谢黄宽，却没有片言只字提及关韬的教学。如果他确实任教，绝不可能有这样厚彼薄此的现象。1874年6月关韬以五十六岁过世，博济医院的报导和有关他的生平传略中，都只记载他最后十来年在广州开业应诊，收入相当丰厚，未提他曾任教医学班的事。[③]

二、陈亚宗、陈亚本与何景文等人

伦敦会的传教医生合信（Benjamin Hobson），是初期来华的传

① BFMPC/CH, vol. 6, no. 512, reel 193, J. G. Kerr to W. Lowrie, Canton, 4 July 1860. *Report of the Medical Missionary Society's Hospital at Canton, for the Year 1860*, pp. 14–15.

② *Report of the Medical Missionary Society's Hospital at Canton, for the Year 1866*, pp. 2, 9.

③ Ibid., 1872, p. 19; ibid., 1874, p. 5. *China Medical Missionary Journal*, 2: 4 (December 1888), pp. 169–172, J. C. Thomson, 'Rev. Peter Parker, M. D., First Medical Missionary to China, and Dr. Kwan A-To, First Chinese Surgeon.' Wong & Wu, *History of Chinese Medicine*, p. 405.

教医生中非常积极培训中国学徒的一位。不过，研究者比较熟悉的是他译著医书传播医学知识的活动，对于他培训学徒的事迹则比较陌生，只有王吉民与伍连德的《中国医史》书中几次提及，但王、伍二人没有利用传教士档案，以致所述相当简略。[1]

　　合信于1839年12月抵达澳门，正值中英两国之间因鸦片问题极为紧张的时刻，他暂住在华医药传教会的澳门医院中。1840年7月在华医药传教会通过接受他入会，并自8月起主持澳门医院。在此以前合信已经治疗一些偶尔上门求医的病人，其中一位名为陈亚宗（Chan Atsung），成为他的第一位学徒。当时亚宗还很年轻，也会说三种方言，但竟然已有七年鸦片烟瘾，以致身体羸弱，财产耗尽，1840年到医院求治，由合信戒除他的烟瘾，还雇用他为医院学徒，协助照料住院病人。[2]不久伯驾回美国时带他同行，不是为了学医，而是要他抄写伯驾准备的一些中文文献[3]，任务结束后让他于1842年3月间回到中国，继续在合信的医院担任学徒。不幸的是亚宗再度染上吸食鸦片的恶习，又加上赌博，最终被合信开除，后由英国驻福州领事李太郭（George T. Lay）雇为翻译，恶习不改，再度遭到解雇后回到广州；当时合信已从澳门转到香港，再迁到广州建立惠爱医馆，亚宗就住在惠爱附近，自己依赖行医为生；他三番两次到医馆请求合信雇用不果，最终在1849年底贫病交迫而死。亚宗从最初1840年向合信求诊求教后，未能把握几次改变命运的机会，让合信为他感慨不已。[4]

---

[1]　　Wong & Wu, *History of Chinese Medicine*, pp. 322, 358–359, 362–363.

[2]　　*Report of the Medical Missionary Society in China, 1841–42*, pp. 26–39, 'Report of the Hospital at Macao from July 1841 to October 1842.'

[3]　　Yale Medical Library, Peter Parker Collection, Ms Coll 6, Parker's Journal, 1836–45, pp. 77–78, '13 July 1840.'

[4]　　LMS/CH/SC, 5.1.B., B. Hobson to A. Tidman, Canton, 27 January 1849. B. Hobson, *A General Report of the Hospital at Kum-Le-Fau, in Canton, from April 1848, to November 1849*, p. 37.

合信第二位也是他最重视、爱护的学徒是陈亚本（Chan Apoon）①。1841年3月、4月间，合信在中文老师辞职后，遇见年轻聪慧并受过良好中文教育的陈亚本，决定请年仅十七岁的他协助自己读中文，同时由自己和妻子教他英文和西方医学。②亚本与亚宗一起协助照顾澳门医院的住院病人，他的英文进步很快，一年半后合信表示亚本已有相当丰富的英文知识，每天和亚宗一起接受合信教导医学、科学与神学。③

1843年合信从澳门转到香港，主持新建落成的在华医药传教会香港医院，陈亚本也住到医院中。1844年2月7日，合信安排了中国医学史上前所未见的一幕场景：在香港的四名英国医生全程以英文考验亚本的眼科知识与技术。四名医生为香港政府医官安德森（Alexander Anderson）、医院与舰队视察官威尔逊（John Wilson）、一艘军舰医官芮德（John W. Reed），以及东印度公司助理医官柯隆米林（H. B. Crommelin）。他们要求亚本详细描述眼睛的解剖与生理、各部分的构造与用途、眼球与眼睑各种症状、病因与治疗方法。亚本描述中国人常见的眼科疾病后，随即进行四个病例的临床考试，包括两个白内障手术及两个眼睑内翻手术。四名考官都对亚本的专业知识和技巧非常满意而予以通过，共同具名发给亚本合格证书，并一起写信向合信道贺。④四人中的安德森还为此在报纸上写文章赞扬亚本和医学传教，威尔逊也在1846年出版的著作《关于中国的医学笔记》（*Medical Notes on China*）中，称道亚本在考验中的

---

① 合信有时将陈亚本的英文名字写成Apoon，有时则为Apun。

② LMS/CH/ SC, 4.2.A., B. Hobson to W. Ellis & A. Tidman, Macao, 10 June 1841. 合信的信中称呼陈亚本的名字为Apoon，《中国医史》则称Apun或Apún，但都是同一人。

③ *Report of the Medical Missionary Society in China, 1841-42*, pp. 26-39, 'Report of the Hospital at Macao from July 1841 to October 1842.'

④ WL/5839, no. 2, Alexander Anderson, *at al.*, to B. Hobson, Victoria, Hong Kong, 8 February 1844.

各项表现，希望有更多这样的中国人西医出现。①最令人惊讶的是亚本自1841年3月、4月间认识合信，到1844年2月初通过上述考验，不过将近三年而已，确是非常难得的成就。他随后跟着合信在香港经营在华医药传教会的医院。

陈亚本的事例启发合信在香港成立医学校招收中国学生的念头。稍早伯驾建议派留学生赴英美不成，曾提出过类似的想法，但没有进一步尝试。②合信则因亚本通过考验而大受鼓舞，并获得香港总督德庇时（John Davis）承诺，拨给香港医院旁的土地免费租用，香港西医界也表示支持。③1845年间合信因妻子生病举家回英，在英期间发起建校及募款活动，还定校名为"香港华人医学校"（The Hong Kong School of Medicine for the Natives of China）；招收通商口岸教会学校毕业的中国学生，肄业三年，估计建校经费（即募款目标）至少1,000英镑。④

合信在宣传建校的活动时，为强调学生来源不成问题以及西医教育在华的可行性，都以陈亚本的杰出表现作为标榜，可是募款的成果并不如预期。到合信于1847年再度来华时，收到捐款共350英镑，只是预定1,000英镑的三分之一稍多，加上原来同意协助建校的朋友先后离开香港，在经费和人手都不足的情况下，合信终于放弃了建立第一所华人医学校的计划，捐款则改为此后培训学徒之用。⑤

① B. Hobson, *An Appeal to ... Establish a Medical School for the Natives of China, in connection with the Chinese Medical Mission at Hong Kong* (Welford, 1846), p. 4. J. Wilson, *Medical Notes on China* (London: John Churchill, 1846), pp. 182–183.
② *Report of the Medical Missionary Society in China, 1841–42*, p. 53.
③ B. Hobson, *An Appeal to ... Establish a Medical School for the Natives of China,* p. 6.
④ Ibid.
⑤ LMS/CH/SC, 4.5.C., B. Hobson to A. Tidman, Hong Kong, 26 November 1847; ibid., 5.1.A, B. Hobson to A. Tidman, Hong Kong, 29 January 1848. *The Chinese Repository*, 17: 5 (May, 1848), pp. 254–259, B. Hobson, 'To the Committee and Friends of the Medical Missionary Society, Hongkong.'

当1845年合信因妻子生病返英时，留下陈亚本代理主持香港医院。不料他却和到医院视察的香港政府医官狄勒（Francis Dill）发生争执，他离开医院和香港前往广州自行开业，但因生意不好而改任当地一家中国洋行的英文翻译。[1]王吉民与伍连德的《中国医史》关于亚本的事迹到此为止，还特地在叙述他改行当翻译的句尾以一个惊叹号作为结束。结果此后的研究者引用《中国医史》谈及西医学徒时，亚本都成为半途而废不能学以致用的负面例子。其实并非如此，在传教士的档案中还有王、伍两人不知道的下文。

合信再度来华后，于1848年从香港迁往广州，在西关金利埠开办惠爱医馆，与陈亚本再度重晤。合信没有责怪他离开香港医院一事，还约他进一步合作，由亚本在洋行工作之余，每周三个晚上到惠爱，继续向合信学医，并协助合信编写《全体新论》的书稿片段。合信明确表示这是两人的"互相帮助"（mutually assisting each other）。合信还说亚本并未信教，但已不再崇拜偶像，言行也很得当，非常期盼他能放弃收入丰厚的商业英文翻译工作，回到医学本业。[2]1851年6月，亚本果然回到了医学行业，却不是为合信工作，而是受聘为美国长老会的广州传教士哈巴安德（Andrew P. Happer）所开办诊所的医生，为期一年，最初六个月的薪水每月12元，接下来六个月每月14元。[3]亚本将诊所经营得让哈巴安德和合信都很满意，每天有100名以上的病人，也有住院病房，亚本经常进行手术，包括为两广总督府一名高官的白内障成功开刀。一年聘期届满，哈巴安德准备提高薪水留用亚本，不过他希望自行开业而辞

---

① LMS/CH/SC, 5.1.B., B. Hobson to A. Tidman, Canton, 27 January 1849.

② Ibid. *A General Report of the Hospital at Kum-Le-Fau, in Canton, from April 1848, to November 1849*, p. 36.

③ BFMPC/CH, vol. 6, no. 264, Andrew P. Happer to W. Lowrie, Canton, 22 July 1851.

职了。①

陈亚本在西关离惠爱医馆不远处开设诊所。合信为了协助自己最关爱的学徒，特地将一些模型、骨架、图表和图书借给他陈列在诊所中，以招徕病人，尤其一座栩栩如生的巴黎制作人体解剖模型最吸引观众，人数多到必须限定每星期只陈列一天的地步；合信还赠送亚本一批医疗器材作为鼓励，又协助他直接向伦敦订购医药。②虽然有合信的各种帮忙，更重要的还是亚本自己的医术，他开业几个月后，合信在1852年10月报导，亚本开业相当成功，还因为治愈一名为水肿所苦的病人，病人当高官的兄弟特地送来一面堂皇的谢匾、一大笔礼金、一头烤猪和各样的礼物。③陈亚本可说是第一位成功开业的中国人西医，比关韬还早了十多年。

除陈亚本以外，合信还有其他学徒。广州惠爱医馆和布道站为一体，都由合信主持，所以他的助手人数颇多，也都按月领有工资，其中随时有三至四位是医学徒。合信经常提及自己的教学情况，1850年时他说自己每天都如常讲授内科与外科学，但礼拜天除外。④后来又改为每周上课三次，已经上完生理学，也利用了伦敦一个团体所赠巴黎制作的人体解剖模型，以及马礼逊教育会赠送的骨架模型，两者对他的教学都大有帮助。⑤在1851年初写给伦敦会秘书的一封信中，合信比较详细地谈论教学情形，显示他是以中文

---

① LMS/CH/SC, 5.2.A., B. Hobson to A. Tidman, Canton, 20 August 1851; ibid., 20 December 1851. BFMPC/CH, vol. 6, no. 282, A. P. Happer to W. Lowrie, Canton, 21 June 1852.

② LMS/CH/SC, 5.3.C., B. Hobson to A Tidman, Canton, 27 March 1853, enclosure: 'Brief Report of the Hospital at Kum-le-fau in Canton, during the Year 1852.'

③ LMS/CH/SC, 5.2.C., B. Hobson to A. Tidman, Canton, 28 October 1852.

④ Ibid., 5.1.C., B. Hobson to A. Tidman, Canton, 28 March 1850.

⑤ *Brief Report of the Hospital at Kum-le-fau in Canton, for the Year 1850.* 这是合信石印出版的惠爱医馆年报，3页，见 BFMPC / CH, vol. 6, no. 243.

和广东话而非英文讲课，他说自己必须研读中文和阅读英文医学新知，以便能传授正确的讯息给他的学徒：

> 几个月来，我们每星期上三堂课，每堂两个小时，已经上完了生理学与一般解剖的课程。目前我们正接着上药物学，随后将是临床医学与外科。我的［中文］老师也是其中一名学生，他以草书记下我授课的内容，课后再写成优美的中文，并送来让我改正，这样一部生理学的书几乎就已完成到可以付印的程度了。[1]

这部生理学书就是后来相当著名的《全体新论》，此外合信至少又选编了一部药物学讲义，让学徒们各自抄录备用[2]，但未见付印出版。

合信在广州招收的学徒没有人能如陈亚本那样的聪慧而成功，有的还让合信十分失望。例如陈亚荣（Chan Awing）是合信尊重的一位中文老师之子，1848年父亲过世后由合信收为学徒，虽然不顶聪明，中文程度也不是很好，合信仍对他颇有期待；到1849年底时陈亚荣已有丰富的医学知识，也进行了许多眼科的手术，合信称赞他手艺灵巧，是个勤奋而品行端正的学徒。[3]合信曾细数1850年和1851年这两年内亚荣开刀的手术病例分别是：白内障（3/12）、翼状胬肉（36/113）、眼睑内翻（115/193）、切除小肿瘤（25/38）、缝合分裂耳垂（35/33）、兔唇（2/3）、吞食鸦片自杀者（39/许多）等。[4]1850

---

① LMS/CH/SC, 5.2.A., B. Hobson to A. Tidman, Canton, 28 January 1851.

② *Brief Notice of the Hospital at Kum-le-fau in Canton, during the Year 1851*, p. 3.

③ *A General Report of the Hospital at Kum-Le-Fau, in Canton, from April 1848, to November 1849*, p. 36.

④ LMS/CH/SC, 5.2.A., B. Hobson to A. Tidman, Canton, 28 January 1851. *Brief Notice of the Hospital at Kum-le-fau in Canton, during the Year 1851*, p. 2.

年合信因病前往上海休养两个月，代理主持惠爱医馆的就是亚荣；1851年合信身体违和，减少工作量，每星期一天由亚荣和另一位学徒何景文完全负责门诊等所有医疗工作；合信告诉亚荣，到1851年底时他可以学成自立了，同时也让出学徒名额给新人。[1]不料就在1852年中国新年将近时，月薪7元的亚荣在外赊账达150元，要商家向惠爱医馆收钱，自己则不告而别，让合信痛心不已，合信甚至宣称："长期的经验让我不得不越来越相信，没有一件事可以完全信任中国人。"[2]

幸好合信的极度失望从另一位学徒何景文身上获得一些弥补。他原是理雅各在香港英华书院的学生，是一名基督徒，于1850年2月进入惠爱医馆，合信认为何景文资质不算特别聪明，学习英文的能力也不是很好，但还足以学医，也用心在学，即使奉父母之命新婚，仍宁可留在医馆也不回乡下的家里。[3]1851年底合信赞许何景文，觉得自己教导他医学的心血没有白费。[4]陈亚荣的不幸事件发生后，何景文进而成为合信的主要助手，他的薪水也在三年间从每月5元逐年增加为7元，1853年又大幅度提升为10元。当年12月合信健康不好休假三星期，由何景文代理主持医馆，合信又特地给予20元酬劳。[5]

在1853年和1854年中，何景文包办惠爱医馆所有比较简单的手术，包含眼、耳、牙、脓疮、小肿瘤及外伤等。他也看内科，并经常急救吞食鸦片的自杀者，全年计117人，救回其中75人的生命。[6]

---

[1] LMS/CH/SC, 5.2.A., B. Hobson to A. Tidman, Canton, 28 January 1851.

[2] *Brief Notice of the Hospital at Kum-le-fau in Canton, during the Year 1851*, p. 3.

[3] LMS/CH/SC, 5.2.A., B. Hobson to A. Tidman, Canton, 28 January 1851.

[4] Ibid., B. Hobson to A. Tidman, Canton, 26 December 1851.

[5] Ibid., 5.3.D., B. Hobson to A. Tidman, Canton, 20 January 1854.

[6] *A Report of the Missionary Hospital in the Western Suburbs of Canton, under the care of Dr. Hobson, from Jan. 1st 1853 to June 30th, 1854.*

1855年和1856年的情形也类似，何景文在1856年又因协助医治许多和太平军作战受伤的官兵，获得两广总督与广东巡抚奏准皇帝封赏六品顶戴的荣誉；有意思的是合信在报导这件事时，也为自己抱屈说，何以学生有之而自己却无，并接着解释，或许中国官府心中明白，却故意忽略外国人，不愿轻易表达对外国人的感谢。[①]第二次鸦片战争爆发后，合信撤离广州，经香港前往上海，惠爱医馆关闭一段时间后，由伦敦会的中国人传教医生黄宽于1858年10月重新开业，除了他自己主持，也时常有广州的其他西医协助，包括传教医生嘉约翰、一般西医狄克森（Walter G. Dickson）和已经改由狄克森雇用的助手何景文。[②]

合信和惠爱医馆的名声传开后，他的《全体新论》一书也为人传诵，随之就有人假冒他的名义行骗。1855年和1856年，合信分别报导两名和三名他的学徒在广州和乡间执业而且收入不错，同时提到有不肖华人为牟利而谎称是他的学徒，甚至还有受害者失去一只眼后到惠爱求医，才得以保住另一只眼。[③]

三、白瑜与李绍祖

1864年3月29日伦敦会传教医生德贞（John Dudgeon）抵达北

①　*Report of the Missionary Hospital in the Western Suburbs of Canton, for 1855–56*, pp. 7–8.

②　[Wong Fun], *Report of the Missionary Hospital in the Western Suburbs of Canton [for 1859–60]*, p. 13.

③　LMS/CH/SC, 5.4.B., B. Hobson to A. Tidman, Canton, 12 February 1855. *Report of the Missionary Hospital in the Western Suburbs of Canton, for 1855–56*, p. 7.

京,从前辈传教医生雒颉手中接下施医院的经营。这所医院由雒颉创立于1861年,是北京第一家西式医院,很受中国官民欢迎,曾经一天诊治多达800名病人,雒颉表示自己和学徒都为之疲累不堪。①德贞接手后留用雒颉的学徒,其中一位名白瑜,字继堂,满族旗人,从施医院成立就跟随雒颉,又于1863年成为基督徒。雒颉在这年表示自己正在教导白瑜英文,以备协助即将来华但还不懂中文的德贞;雒颉又说白瑜是个安静的好人,已经受过一些手术的训练,德贞或许可以继续教导他。②

德贞接手经营施医院后,白瑜的医术也逐渐纯熟,从而有了表现的机会。1865年底,北京西南百余公里外的半壁店地方,一座佛寺的住持不知何故厌倦佛教生涯,竟主动要出让佛寺给伦敦会,传教士担心惹来麻烦没有接受,但组织了一个小型队伍前往传教,由白瑜携带药品和一名讲道人携带书刊,在一位传教士带领下在半壁店活动了十三天;这是白瑜初次独立行医,出发前还由德贞加强指点他各种病症的医疗技术,到目的地后白瑜每天治疗约四十名病人,赢得许多感谢,而传教士也对他此行的表现大为激赏,艾约瑟(Joseph Edkins)认为值得积极推广此种借医传教的方式,由传教医生训练华人熟练医学知识与技术后,深入各地设立诊所为华人看病,再搭配一名讲道兼分发书刊的中国助手,将会是有效的传教力量。③

第二年(1866),白瑜又有展现医学能力的机会。施医院位于北京东城,这年起在西城新设诊所,派遣白瑜前往经营。德贞报导

① LMS/CH/NC, 1.1.B., W. Lockhart to A. Tidman, Peking, 6 December 1861; ibid., 1.2.A., W. Lockhart to the Directors of the LMS, Peking, 1 January 1862.

② Ibid., 1.3.A., W. Lockhart to A. Tidman, Peking, 12 March 1863.

③ Ibid., J. Edkins to A. Tidman, Peking, 13 January 1866.

说西城诊所的病人数目和施医院不相上下，尤其妇女病人更多于施医院，白瑜还经常应邀前往病人家里出诊，而病人赠予白瑜和德贞的谢匾多到"就快要没有地方容纳得下了！"[1]在这年的施医院年报中，排印了共十六面病人的谢匾，其中九面题赠的对象都是德贞和白瑜两人，一面特别赠送白瑜的则题他的斋名"存心堂"。[2]

　　1868年，白瑜独当一面展露长才的时机到来。在天津的伦敦会布道站决定建立一家华洋合一的诊所，获得当地各外国领事和商人的赞同。英国开业医生傅瑞泽（John Frazer）也同意主持医务，但他不可能有时间医治数量众多的中国一般病人，于是天津布道站向北京布道站求助。德贞同意派遣白瑜到天津相助，药品也由北京供应，医治一般病症，有重大病症才由傅瑞泽治疗。[3]1868年底天津诊所开业，白瑜报告说最初三周医治了300个病例。[4]开业半年后，于1869年5月举行的伦敦会北京天津传教区年度会议中，赞扬白瑜将天津诊所办理得非常成功，德贞也有鉴于此而承诺多招收一些中国学徒，以备进行类似的医学传教

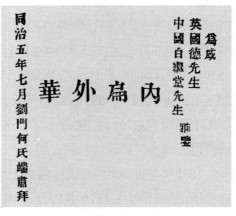

图10-1　病人致赠德贞与白瑜的谢匾（1866）

　　[1]　LMS/CH/NC, Reports, J. Dudgeon to J. Mullens, Peking,13 October 1866.
　　[2]　*The Fifth Annual Report of the Peking Hospital, in Connection of London Mission Society, for the Year* 1866, pp. 35–43.
　　[3]　LMS/CH/NC, 2.1.B., Jonathan Lees to J. Mullens, Tientsin, 15 November 1868; ibid., a printed circular, 'Proposed Establishment of a Chinese and Foreign Hospital, in Connection with the London Mission, Tientsin.'
　　[4]　LMS/CH/NC, 2.2.A., J. Dudgeon to J. Mullens, Peking, 29 January 1869.

事业。①

天津诊所开办初期很顺利,不料却在1870年6月发生天津教案,传言外国人迷拐幼童后挖眼剖心等,法国领事在冲突中被人殴打致死,各国教堂遭到洗劫,中国基督徒四散逃逸,而白瑜的斋名"存心堂"更容易引起联想,他连忙携带家眷逃回北京避难,半年后事件平息才又到天津继续医疗工作。②在1871年内,白瑜的病人已经超过10,000名,1872年继续增至13,719名、5,985病例,他最擅长的是眼科,这年也有436个眼科病例,其他较多的病例有皮肤病(731)、疟疾(533)、咳嗽(391)、伤寒(378)和痢疾(375)等。③从1873年1月至1874年6月的一年半期间,白瑜的病人又达到34,870名、15,626病例,为数较多的病例为皮肤病(1,589)、眼科(1,556)、疟疾(697)、消化不良(583)、淋巴腺肿(570)、痢疾(558)、气喘(530)、咳嗽(527)等。④天津诊所开办后的五年间,除了1870年因天津教案的缘故而降低,白瑜治疗的病例逐年增加:1869年有2,883例,1870年为1,484例,此后大幅度增加,1871年有2,771例,1872年增加一倍以上,达到5,985例,1873年又几乎倍增为10,918例,而1874年前半年也有4,708例,传教士认为这种现象正是诊所和主持的白瑜获得天津一带居民信赖的证明。⑤

1875年华北发生大饥荒,传教士将所有资源和人力用于赈济,连诊所都暂时关闭,1876年1月起才重新开业。这年白瑜医治多达

---

① LMS/CH/NC, 2.2.B., J. Lees to J. Mullens, Tientsin, 26 May 1869, enclosure: 'Minutes of Committee, May 1st to 4th.'

② *Ninth Annual Report of the Peking Hospital, in Connection of London Mission Society, for 1870*, p. 5.

③ *Report of the Chinese Hospital & Dispensary, in Connection with the London Mission, Tientsin, for 1872*, pp. 3–4.

④ Ibid., 1873–74, p. 2.

⑤ Ibid., p. 3.

16,501名病人，有7,128病例，较多的为皮肤病（1,136）、眼科（603）、消化不良（256）、咳嗽（244）、气喘（217）等。1877年的病人数目减为14,913名，有6,312病例，较多的为皮肤病（968）、眼科（655）、梅毒（187）、咳嗽（167）等，这年病人减少的原因是白瑜自己在九、十月间三度累倒重病，不得不关门停业，等到他身体康复后，协助他照护妇女病患的妻子却又一病不起而过世了。[①]

天津诊所开办十年间，传教士屡次称道白瑜的医术与服务态度，并说他在经费非常有限甚至拮据的条件下进行最大可能的医疗工作，实在不容易。[②]可是，当1879年3月伦敦会派来的传教医生马根济（John K. Mackenzie）抵达天津后，一切都变得不对劲。马根济认为诊所没钱没药品，也觉得白瑜是"以非常中国的方式医治病人"（treating his patients pretty much after the native fashion）。[③]马根济没有说明什么是中国的方式，但这肯定是负面的贬义。只是，接受雒颉和德贞多年西医训练的白瑜，其医疗方式如何会在马根济眼中变成负面的中国方式，实在令人很难想象。在马根济这样的态度下，白瑜是否还继续做得下去，或者回到了北京，有待更多的史料才能进一步考订。

在白瑜以外，德贞还有其他学徒，1865年两人，1866年到1868年三人，1869年四人，1870年时由于白瑜在天津成功的缘故而多达七人，1878年也有六人。德贞的学徒都是基督徒，满汉都有，初期的另一位姓单的学徒也是满族旗人。这些学徒大多数是伦敦会的基督徒，但德贞也收过英国循道会和英国浸信会的学徒，代两会培训华人西医。很特别的是有一名基督徒本是开业的中医，却于1870

---

① *Report of the Chinese Hospital & Dispensary, in Connection with the London Mission, Tientsin, for* 1876–77, p. 4–5.

② Ibid., 1872, p. 6; 1873–74, pp. 1, 4; 1876–77, pp. 4, 9.

③ Mary E. Bryson, *John Kenneth Mackenzie, Medical Missionary to China* (New York: Fleming & Revell Company, 1891, 2nd ed.), p. 174.

年初成为德贞的西医学徒,学习两年,兼具中西医学后自行重新开业,另一名中医也在1877年表示愿学之意。[1]德贞每天上午为这些学徒讲课和翻译,包括内外科、手术、药物学、化学等,他也在1869年至1871年以木刻印刷解剖图集《身体骨骼部位脏腑血脉全图》协助讲解;每天中午12时至下午3时,学徒们跟着德贞在施医院临床学习,此外还得轮流日常在候诊室及礼拜天在教堂讲道,由德贞准备证道词纲要,让轮值的学徒宣讲。[2]

在白瑜之后,德贞的学徒中有所成就,长期在施医院服务并获得传教士敬重的是李绍祖(字小川)。他是离北京约五十公里地方的人,生于1857年,大约1880年进入施医院成为学徒,并受洗成为基督徒。李绍祖学习五年之后,德贞于1885年离开施医院和伦敦会,李绍祖又在相继接掌施医院的浦瑞查(Edward T. Pritchard)和克文(Eliot Curwen)两名传教医生手下工作。在浦瑞查于1893年初回英后,克文于1894年底到任前,有人以高薪聘请李绍祖到南方工作,他因不忍施医院无人照料而放弃。[3]1896年克文因病回英国休养半年多,由李绍祖代理施医院全部工作,并商请英国使馆医生卜世礼(Stephen W. Bushell)指点。李绍祖代理期间表现良好,施医院一切平安顺利,获得伦敦会理事会发给银25两的奖励,他也以中文回信感谢,表示自己尽心代理是"职所当为,亦分所不容不为"[4],他的书法非常工整圆润

---

① *Tenth Annual Report of the Peking Hospital, for 1871, in Connection of London Mission Society*, p. 15. LMS/CH/NC, 3.1.D., J. Dudgeon to J. Mullens, Peking, 8 December 1877.

② *Ninth Annual Report of the Peking Hospital, in Connection of London Mission Society, for 1870*, p. 7. *Report of the Peking Hospital, in Connection of London Mission Society, from 1861 to 1869 inclusive*, 'Notice.' p. 3. LMS/CH/NC, 3.2.D., J. Dudgeon to J. Mullens, Peking, 12 December 1878.

③ Thomas Cochrane, 'A Chinese Medical Missionary.' in *Chronicle of the London Missionary Society*, new series, 17 (October 1908), pp. 191–194.

④ LMS/CH/NC, 10.2.B., E. Curwen to Ralph W. Thompson, Peking, 10 July 1896, enclosure.

而优美。1897年因李绍祖工作优异，传教士在报告中称赞他实心尽力而为，成果卓越①，伦敦会也相当肯定，又主动拨发奖励金50两银，但传教士决议他获得35两，另一位华人助手分到15两。②

1899年2月，克文又因生病返英，李绍祖也再度挑起施医院的重担。当时施医院每周看诊六天，每天门诊病人少则五六十人，多则一百二十人，加上住院病人等，都由他负责照料，传教士表示他做得令人赞赏，有事自己解决，尽量不麻烦传教士。③李绍祖苦心代理将近一年半后，不幸在1900年遭逢义和团运动，施医院和布道站全部被烧成一堆瓦砾。李绍祖的家就在施医院中，他和家人在医院被烧毁前已东躲西藏，逃避义和团的杀害，先是藏身在一位非基督徒的朋友家中，几天后躲到曾是他病人的皇族允公（Duke Yün）府中，三星期后再由允公手下一名非基督徒带往离京三十余公里外的乡下避难，庚子事变过后才回到北京。④

八国联军攻入北京后四个月，伦敦会在布道站和施医院重建之前，先在1900年底恢复了医疗工作，暂时租用施医院原址旁一间废弃的五谷杂粮商店。尽管房屋设备都不适合，光线与空气不良，李绍祖还是因陋就简，在恶劣的条件与环境下看诊，大乱之后亟需医疗服务的民众也很快回流，仅仅一年之内已看了将近两万人次（19,473），还进行了八十次的手术。⑤

1901年11月，伦敦会新派来的医生科龄（Thomas Cochrane）抵达北京，除了重建施医院，随后又新增创办协和医学堂的任务，而李

---

① LMS/CH/NC, Reports, George Owen, London Missionary Society, East City, Peking, Report for 1897.

② Ibid., 10.6.D., E. Curwen to R. W. Thompson, Peking, 9 October 1898.

③ Ibid., 11.2.C., T. Howard Smith to George Cousins, Peking, 16 May 1899.

④ T. Cochrane, 'A Chinese Medical Missionary.' p. 193.

⑤ LMS/CH/NC, 6.3, S. Evans Meech, 'Report of Peking and District for the Period January 1901 to December 1910.'

绍祖在看诊以外,协助科龄进行这两项工作。重建施医院还有清政府的赔款可用,创立协和医学堂却必须从头筹款。科龄期望能获得慈禧太后率先捐助,以便接着向中国官僚劝捐。于是先由李绍祖出面,请一名中国官员代拟一份文情并茂并合乎规范程式的陈情书,由科龄将陈情书通过英国公使交给外务大臣庆亲王奕劻转呈慈禧太后。[①]随后因为李绍祖曾为许多宫中的太监看病而相识,包括慈禧太后的太监在内[②],于是他安排科龄会见大太监李莲英,请李莲英在慈禧太后面前美言说项。如此公私双管齐下的结果完全如科龄所愿,慈禧太后捐银一万两协助开办协和医学堂,而接下来科龄的募款活动也顺利得多了。

科龄当然感谢李绍祖在募款及医疗方面的大力协助,也在不同的信件和场合中表达谢意,例如科龄在1906年的个人年报中谈到施医院时说:

> 我必须提及我们的中国同事李先生的热切、忠诚和无私的努力,他在超过四分之一世纪的时间中坚守着医院,经常是独自一人承担责任,也不顾一些要他离开传教工作的金钱诱惑。明天的太阳或许不会升起来,但李先生必然会如同平常一样到医院来![③]

1906年协和医学堂成立,施医院成为医学堂的附属教学医院,李绍祖也名列医学堂的教习之一,是唯一没有学历和医生头衔的教

---

① LMS/CH/NC, 15A.5, T. Cochrane to G. Cousins, Peking, 27 July 1904. 在科龄的传记《医生与龙》(Margaret Aitchison, *The Doctor & The Dragon: A Pioneer in Old Peking*. Hants, U.K.: Pickering & Inglis, 1983)中,慈禧太后的捐助过程变成小说或戏剧一般的情节,和科龄的书信档案内容有不小的差异。

② T. Cochrane, 'A Chinese Medical Missionary.' p. 193.

③ LMS/CH/NC, Reports, 5.2, Thomas Cochrane's Report for 1906, Peking, 31 December 1906.

习。①他并没有担任教学,但是协和医学堂1911—1912年年报的封里页,却刊登着他的全页照片,并说明他在过去三十年间对北京医疗工作有极大的贡献。值得一提的是协和医学堂是当时中国最新的学校式医学教育机构,其年报竟然在显著的位置刊登旧式学徒出身的李绍祖的肖像并加以表扬,这是对他的高度尊重了。

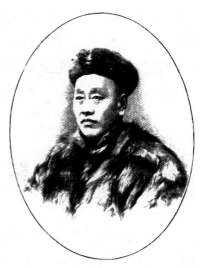

图10-2　李绍祖像(1908)

到1916年时,李绍祖已经五十九岁,他决定退休。伦敦会华北委员会通过决议表达对他的感念:

　　据悉李医生将离开自创办以来一直密切关连的协和医学堂,本会借此表达对李医生三十五年来卓越服务于布道站与医学堂的感念。本会记得他有多年是伦敦会在北京的唯一代表人物,也记得本会医院的名声多年来和他的姓名联系在一起。他对医学堂的贡献已以一座病房以他为名的方式获得表彰,本会建议在病房入口加上一面牌匾作为永久的纪念。②

李绍祖于1916年退休,或可视为从1830年代以来学徒式医学

　　① *Report of the Union Medical College, Peking, for the Year 1906* (Tientsin: The China Times, n.d.), p. 29.
　　② LMS/CH/GE, North China District Committee, Minutes, United Chinese and English Meetings, Minutes of Meetings Held in Tsangchow, 24–28, July, 1916.

训练结束的象征。就在李绍祖退休这年，中国各地已有二十九所医学院校①，每年培育数百名医生，还有一些在国外接受医学教育后回国的医生，相形之下，已历经八十年之久的学徒式医学教育走到了尽头。

结　语

　　本文讨论一些学习西医的中国学徒事迹，都是笔者从传教医生档案与相关史料中发掘后，将零星所得排比整理的结果。这些多少可以让我们比较了解这些西医学徒的学习经过，和他们学成出师后的医疗生涯。但本文所及的只是十九世纪众多学徒中的一小部分而已，在传教士档案中还有更多同样的史料等待耙梳整理。西医学徒在西医来华过程中是不起眼但不可或缺的一大群人物，若要比较完整地了解西医来华的历史，就不应忽略这些中国学徒扮演的角色和他们具有的功能。希望有更多的研究者能深入传教医生的档案中，耐心发掘整理出更多西医学徒的史料。

---

　　① *The Chinese Recorder and Missionary Journal*, 46: 11 (November 1915), p. 655, 'Editorial.'

图 片 目 录

档案缩写表

ABCFM   Papers of the American Board of Commissioners for Foreign
        Missions

    Unit 1   Official Letters from the Offices of the Board to Missionaries

        ABC 2   Letters to Foreign Correspondence 1834—1919

            2.01—Preliminary series

            2.1—Copybook/Transcript Series

    Unit 3   Letters from Missions in the Far East

        ABC 16   Missions to Asia, 1827—1919

            16.2.1—Mission to Siam, Singapore

            16.2.5—Mission to Singapore: Treasury Department

            16.2.6—Mission to Singapore: Miscellaneous

            16.3.3—Amoy Mission, Borneo Mission, Canton
            Mission, Siam Mission

            16.3.8—South China Mission

BFMPC   Presbyterian Church in the U. S. A., Board of Foreign Missions
        Correspondence and Reports, 1833–1911

        CH   China Letters

EIC   East India Company Records

        G/12   China Records

        R/10   Factory Records

LMS   London Missionary Society Archives

        BM   Board Minutes

        CM   Committee Minutes

           CE   Candidates Examinations

        CP   Candidates Papers

           UC   Unaccepted Candidates

        HO   Home

           IL   Incoming Letters

        CH   China

           GE   General

               CM   Committee Minutes

               PE   Personal

               OL   Outgoing Letters

           SC   South China-Incoming Letters

           CC   Central China-Incoming Letters

           NC   North China-Incoming Letters

        UG   Ultra Ganges

           PN   Penang-Incoming Letters

           BA   Batavia-Incoming Letters

PCEFM   Presbyterian Church of England Foreign Missions Archives

        FO   Formosa

WL   Wellcome Library Archives and Manuscripts

        5839   Western MSS. 5839—Letters to Benjamin Hobson from others

        5840   Western MSS. 5840—Diplomas and Testimonials

        5852   Western MSS. 5852—Printed items acquired with the Hobson papers

参 考 书 目

一、档案

上海档案馆档号 Q580–69–1：民国时期医疗机构全宗汇集–上海仁济医院。

London Missionary Society Archives.

Presbyterian Church in the U. S. A., Board of Foreign Missions Correspondence and Reports, 1833–1911.

Papers of the American Board of Commissioners of Foreign Missions.

English East India Company Records.

Presbyterian Church of England Foreign Missions Archives.

Wellcome Library Archives and Manuscripts.

Yale Medical Library, Peter Parker Papers.

二、医院报告、期刊

《上海新报》

《中西医学报》

《中国教会新报》

《申报》

《政府公报》

《格致汇编》

《教育公报》

Annual Report of Board of Foreign Missions of the Presbyterian Church in the United States of America.

Annual Report of the Chinese Hospital at Shanghai.

Report of the Shantung Road Chinese Hospital, Shanghai.

Annual Report of the Chinese Hospital Shantung Road, Shanghai.

The Lester Chinese Hospital Shanghai Annual Report.

Asiatic Quarterly Review.

Ballou's Dollar Monthly Magazine.

A Brief Account of an Ophthalmic Institution, during the years 1827, 28, 29, 30, 31 and 1832, at Macao.

British Medical Journal.

The Canton Press.

The Canton Register.

China Mail.

The China Medical Missionary Journal.

The China Press.

The China Review.

The Chinese Courier.

The Chinese Recorder and Missionary Journal.

The Chinese Repository.

Christian Advocate and Journal.

The Chronicle and Directory for China, Japan & the Philippines.

The Chronicle of the London Missionary Society.

Customs Medical Reports.

The Dublin Journal of Medical Science.

Edinburgh Medical Journal.

The English Presbyterian Messenger.

The Examiner.

The Gentleman's Magazine.

German Reformed Messenger.

Hongkong Daily News.

The Indo-Chinese Gleaner.

The Journal of Education for Upper Canada.

Journal of the Royal Geographical Society.

The Lancet.

Medical Missions at Home and Abroad.

The Medical Times and Gazette.

The Messenger and Missionary Record.

Minutes of the Annual Meeting, South China Mission of the Presbyterian Church in the U.S.A.

Minutes of Two Annual Meetings of the Medical Missionary Society in China, including the Sixteenth Report of Its Ophthalmic Hospital at Canton for the Years 1850 and 1851.

Municipal Council of Shanghai Report.

The National Magazine.

The New York Medical Times.

New York Observer.

North China Daily News.

North China Herald.

Proceedings of the Royal Geographical Society.

Proceedings of the Royal Society of Edinburgh.

Report of the American Presbyterian Mission in Canton.

    Annual Report of the Canton Mission of the American Presbyterian Church.

Report of the Chinese Hospital & Dispensary, in Connection with the London Mission, Tientsin.

Report of the Edinburgh Medical Missionary Society.

Report of the Hospital at Kum-le-fow, Canton.

    Brief Notice of the Hospital at Kum-le-fau in Canton, during the Year 1851.

    Brief Report of the Hospital at Kum-le-fow, Canton.

    A General Report of the Hospital at Kum-Le-Fau, in Canton.

    Report of the Hospital in the Western Suburbs of Canton.

    Report of the Missionary Hospital at Kum-Lee Fow, in the Western Suburbs of Canton.

Report of the Missionary Hospital in the Western Suburbs of Canton.

Report of the London Missionary Society's Chinese Hospital, at Peking.

Annual Report of the Peking Hospital, in Connection of London Mission Society.

Report of the Peking Hospital, in Connection of London Mission Society, from 1861 to 1869.

Report of the Medical Missionary Society in China.

Report of the Medical Missionary Society's Hospital at Canton.

Report of the Medical Missionary Society's Hospital in China.

The Hospital Reports of the Medical Missionary Society in China for the Year 1839.

The First and Second Reports of the Medical Missionary Society in China.

Report of the Medical Missionary Society in China, Containing a General Survey of Its Operations from March, 1843, to June, 1844.

Report of the Union Medical College, Peking.

Service List, Chinese Imperial Maritime Customs.

South China Mission of the Presbyterian Church in the U.S.A., Minutes of the Annual Meeting.

The Shanghai Municipal Gazette.

Shanghai Times.

The Singapore Free Press.

Statement Regarding the Building of the Chinese Hospital at Shanghae.

The Straits Times.

T'oung Pao.

Transactions of the Ethnographical Society of London.

The University of Edinburgh Journal.

Wesleyan-Methodist Magazine.

Witness.

Woman's Work for Woman and Our Mission Field.

Woman's Work in the Far East.

三、论著

文庆等纂,《筹办夷务始末　道光朝》,台北:文海出版社,1970影印本。

方行、汤志钧整理,《王韬日记》,北京:中华书局,1987。

王韬,《瀛壖杂志》,台北:新兴书局,1962影印本。

王韬,《弢园尺牍》,天南遯窟,1876。

王韬,《蘅华馆诗录》,弢园,1880。

佐佐木正哉编,《鸦片战争前中英交涉文书》,台北:文海出版社,1984影
　　印本。

何小莲,《西医东渐与文化调适》,上海:上海古籍出版社,2006。

沈国威等,《遐迩贯珍——附解题·索引》,上海:上海辞书出版社,2005。

吴义雄,《开端与进展:华南近代基督教史论集》,台北:宇宙光出版社,
　　2006。

徐润,《徐愚斋自叙年谱》,台北:文海出版社,1978影印本。

高晞,《德贞传:一个英国传教士与晚清医学近代化》,上海:复旦大学出版
　　社,2009。

梅威令,《种蔗制糖论略》,《格致汇编》第5年(1890)冬季号,叶34—39;
　　第6年(1891)春季号,叶13—16;第6年(1891)夏季号,叶11—17。

梁元生,《宣尼浮海到南洲:儒家思想与早期新加坡华人社会史料汇编》,
　　香港:香港中文大学出版社,1995。

张大庆,《医学史十五讲》,北京:北京大学出版社,2007。

张在新,《名医黄春甫先生事略》,《中西医学报》3:5(1912.12),页1—2。

张嘉凤,《十九世纪初牛痘的在地化——以〈英吉利国新出种痘奇书〉、〈西
　　洋种痘论〉与〈引痘略〉为讨论中心》,《"中央研究院"历史语言研究
　　所集刊》78:4(2007.12),页755—812。

陈垣著,陈智超编,《陈垣早年文集》,台北:"中央研究院"中国文哲研究所,
　　1992。

陈荆和、陈育崧编著，《新加坡华文碑铭集录》，香港：香港中文大学出版社，1970。

陈万成，《〈全体新论〉的撰译与早期版本》，《中国典籍与文化论丛》13（南京：凤凰出版社，2011），页200—221。

庄钦永，《伯驾医生在新加坡》，《南洋商报》1982年9月13日。

跛臣（Alexander Pearson）撰，斯当东（George T. Staunton）译，《英吉利国新出种痘奇书》，广州：1805（嘉庆十年）。

瑞麟等修，史澄等纂，《广州府志》，1879（光绪五年）刊本，台北：成文出版公司影印本。

董少新，《形神之间——早期西洋医学入华史稿》，上海：上海古籍出版社，2008。

董少新，《牛痘入华：一项由多国多人共同完成的技术交流》，《文化杂志》65（2007冬），页67—78。

雒颉，《新种痘奇法》，上海，1845。

潘恂如，《传道教友黄吉甫逝世传》，《中国教会新报》6：251（1873年9月6日），叶3。

蔡育天编，《上海道契》，上海：上海古籍出版社，2005。

薛福成，《出使英法义比四国日记·出使日记续刻》，长沙：岳麓书社，1985。

《奏定学堂章程》，台北：台联国风出版社，1970影印本。

钱存训，《印刷术在中国传统文化中的功能》，《汉学研究》8：2（1990.12），pp. 239–248。

颜清湟著，李恩涵译，《星马华人与辛亥革命》，台北：联经出版事业公司，1982。

韩雅各，《上海医院述略》第十四册，上海，1861。

蔼如彤辉编，《黄如在堂族谱》，1920。

苏精，《马礼逊与中文印刷出版》，台北：学生书局，2000。

苏精，《基督教与新加坡华人1819—1846》，新竹：清华大学出版社，2010。

苏精，《铸以代刻：十九世纪中文印刷变局》，北京：中华书局，2018。

鹰取田一郎撰,《台湾列绅传》,台北: 台湾总督府, 1916; 台北: 华夏书坊影印本,2009。

Margaret Aitchison, *The Doctor & The Dragon: A Pioneer in Old Peking.* Hants, U.K.: Pickering & Inglis, 1983.

Peter Anderson, 'Medical Mission Work in Formosa.' *The Messenger and Missionary Record*, 5 (2 August 1880), p. 156.

Patricia A. Baxter, 'Dr. Wong Fun (1828–1878) MD 1855.' *The University of Edinburgh Journal*, vol. 36, no. 1 (June 1993), pp. 40–43.

Arthur N. Birch and William Robinson, eds., *The Colonial Office List for 1867*. London: Harrison, 1867.

Mary E. Bryson, *John Kenneth Mackenzie, Medical Missionary to China*. New York: Fleming & Revell Company, 1891, 2nd ed.

William Warder Cadbury and Mary Hoxie Jones, *At the Point of a Lancet: One Hundred Years of the Canton Hospital 1835–1935*. Shanghai: Kelly and Walsh, 1935.

Alice M. Carpenter, ' "Light through Work" in Canton, China: Ming Sum School for the Blind, 1889–1937.' M. A. thesis, Graduate School of Education, Harvard University, 1937.

'Cleghorn Letters in J. H. Balfour's Incoming Correspondence at Royal Botanic Garden Edinburgh.' Vol. 4, no. 159, Hugh C. Cleghorn to J. H. Balfour, Madras, 10 October 1852. http: //www.rbge.org.uk/assets/files/ science/Cleghorn/RBGECleghorn.pdf (retrieved 14 February 2018).

Thomas Cochrane, 'A Chinese Medical Missionary.' *Chronicle of the London Missionary Society*, new series, 17 (October 1908), pp. 191–194.

Thomas B. Colvin, 'Arms Around the World: The Introduction of Smallpox Vaccine into the Philippines and Macao in 1805.' *Review of Culture*, no. 18 (2006), pp. 71–88.

Conference on Missions Held in 1860 at Liverpool. London: James Nisbet & Co., 1860.

Warren R. Dawson, ed., *The Banks Letters*. London: The British Museum, 1958.

Dictionary of National Biography (London: Oxford University Press, 1917), vol. 4, p. 787, 'Thomas Richardson Colledge.'

Ronald B. Dietrick, *The Man the Church Forgot: And Other Early Medical Missionaries Who Made a Difference*. Maitland, Fl.: Xulon Press, 2007.

William A. Duff, 'Scottish Protestant-trained Medical Missionaries in the Nineteenth Century and the Rise of the Edinburgh Medical Missionary Society.' MLitt. in Medical History Thesis, Faculty of Law, Business and Social Sciences, University of Glasgow, 2010.

Lucy Durham, 'Meng Sam School for Blind.' *Woman's Work in the Far East*, 34: 1 (March 1913), pp. 15–18.

E. S. Elliston, *Ninety-five Years a Shanghai Hospital 1844–1938*. Shanghai: 1940.

David James Evans, *Obstetrics: A Manual for Students and Practitioners*. Philadelphia: Lea Brothers & Co., 1900.

John K. Fairbank, *et. al.*, ed., *The I. G. in Peking: Letters of Robert Hart, Chinese Maritime Customs 1868–1907*. Cambridge, MA.: Harvard University Press, 1975.

Edward V. Gulick, *Peter Parker and the Opening of China*. Cambridge, Mass., 1973.

Charles Gutzlaff, *The Journal of Two Voyages along the Coast of China in 1831 & 1832*. New York: 1833.

Charles Hardy, *A Register of Ships Employed in the Service of the Honorable the United East India Company, from the Year 1760 to 1810*. London: Black, Parry and Kingsbury, 1811.

B. Hobson, *An Appeal to the Religious and Benevolent Public on Behalf of a Proposal to Establish a Medical School for the Natives of China, in Connection with the Chinese Medical Mission at Hong Kong*. Welford,

1846.

Nan P. Hodges and Arthur W. Hummel, eds., *Lights and Shadows of a Macao Life: The Journal of Harriett Low, Travelling Spinster*. Woodinville, WA: The History Bank, 2002.

S. W. F. Holloway, 'Medical Education in England, 1830–1858: A Sociological Analysis.' *History*, 59: 167 (October 1964), pp. 299–324.

House of Commons Parliamentary Papers, 1847 (654), *Report from the Select Committee on Commercial Relations with China*.

House of Commons Parliamentary Papers, 1849 (601), *Salaries, Pensions, &c. Return to an address of the Honourable the House of Commons, dated 7 March 1849*.

Robert Hudson, *The New East India Calendar for 1801*. London: Printed for J. Deerett, 1801.

A. P. Hughes, *Dr. William Lockhart, 1811–1896: Medical Missionary to China*. n. p., 1995. Typescript.

O. P. Jaggi, *Medicine in India: Modern Period*. Oxford: Oxford University Press, 2000.

George Keir, *An Account of the Introduction of the Cow Pox into India*. Bombay: Moraba Damotherjee, 1803.

Joan Lane, *The Making of the English Patient: A Guide to Sources for the Social History of Medicine*. Stroud: Sutton, 2000.

Susan C. Lawrence, 'Private Enterprise and Public Interests: Medical Education and the Apothecaries' Act, 1780–1825.' in Roger French and Andrew Wear, eds., *British Medicine in an Age of Reform* (London: Routledge, 1991), pp. 45–73.

Lectures on Medical Missions. Edinburgh: Sutherland and Knox, 1849.

Angela Ki Che Leung, 'The Business of Vaccination in Nineteenth-Century Canton.' *Late Imperial China*, 29: 1(June 2008), pp. 7–39.

List of the Graduates in Medicine in the University of Edinburgh, from 1705 to

1866. Edinburgh: Printed by Neill & Company, 1867.

William Lockhart, *The Medical Missionary in China: A Narrative of Twenty Years' Experience*. London: Hurst and Blackett, 1861.

William Lockhart , 'A Treatise on Midwifery.' *The Dublin Journal of Medical Science*, 20: 60 (January 1842), pp. 333–369.

William Lockhart, 'A Short Treatise on the Preservation of Infants by Inoculation.' *The Dublin Journal of Medical Science*, 23: 67 (March 1843), pp. 41–54.

William Lockhart, 'the Yang-Tse-Keang and the Hwang-Ho, or Yellow River.' *Journal of the Royal Geographical Society*, vol. 28 (1858), pp. 288–298.

William Lockhart, 'On the Miautsze or Aborigines of China.' *Transactions of the Ethnographical Society of London*, vol. 1 (1861), pp. 177–185.

William Lockhart, 'Notes on Peking and Its Neighbourhood.' *Journal of the Royal Geographical Society*, no. 36 (1866), pp. 128–156.

The Lockhart Correspondence: Transcripts of Letters to and from Dr. William Lockhart (1811–1896) and His Family. n. p.: A. P. Hughes, 1995.

Irvine Loudon, 'Medical Education and Medical Reform.' in Vivian Nutton and Roy Porter, eds., *The History of Medical Education in Britain* (Amsterdam, Atlanta, Ga.; Editions Rodopi, 1995), pp. 229–249.

Goodeve Mabbs, *Catalogue of Books Contained in the Lockhart Library and in the General Library of the London Missionary Society*. London: London Missionary Society, 1899.

Charles Mackinnon, *Mr. Mackinnon's Memorial to the Honorable Court of Directors of the Hon. East-India Company*. London: Printed by Lewis and Roden, n. d.

Patrick Manson, 'The Science and Practice of Western Medicine in China-An Inaugural Address, delivered at the opening of the College of Medicine for Chinese, Hongkong (October 1st 1887).' *The China Review*, 16: 2 (1888), pp. 65–73.

Frances Mary Martin, *Thomas Richardson Colledge*. Cheltenham: Looker-On
    Printing Co., n.d.

Walter H. Medhurst, *China: Its State and Prospects*. London: John Snow,
    1838.

Ming Sum School for the Blind, Fong Tsuen, Canton, China, 1889–1939. Hong
    Kong: Printed by the Standard Press, 1939.

Isabel Morais, 'Smallpox Vaccinations and the Portuguese in Macao.' *Review
    of Culture*, no. 18 (2006), pp. 113–124.

Eliza A. Morrison, *Memoirs of the Life and Labours of Robert Morrison*.
    London: Longman, 1839.

Robert Morrison, *A Parting Memorial*. London: printed for W. Simpkin and R.
    Marshall, 1826.

Robert Morrison, *Admonitions, Addressed to a Mixed Congregation from
    Various Nations*. Macao: Printed at the Albion Press, 1833.

Hosea Ballou Morse, *The Chronicles of the East India Company Trading to
    China 1635–1834*. Cambridge: Harvard University Press, 1926.

W. W. Myers, *Report to the Subscribers to the Medical Education Scheme*.
    Shanghai: American Presbyterian Mission Press, 1889.

T. J. Newbold, *Political and Statistical Account of the British Settlements in
    the Straits of Malacca*. London: 1839.

M. W. Niles, *A Sketch of the Light Giving School for Blind Girls Canton*.
    Shanghai: Printed at the American Presbyterian Mission Press, 1905.

E. P. Oberholtzer, *Philadelphia: A History of the City and Its People*.
    Philadelphia: S. J. Clarke Publishing Co., 1912.

Alexander Pearson, 'Report Submitted to the Board of the National Vaccine
    Establishment, Respecting the Introduction of the Practice of Vaccine
    Inoculation into China, A. D. 1805: Its Progress since that period, and
    its actual state, dated Canton, February 18th 1816.' in *The Chinese
    Repository*, 2: 1 (May 1833), pp. 36–39.

Report of the Ecumenical Missionary Conference on Foreign Missions. New York: American Tract Society, 1900.

Report from the Select Committee on Medical Education, part. II, Royal College of Surgeons, London. 1834.

Reports from Committees, Session 19 February–10 September 1835, vol. 6 (1835).

Rugby School Register, from 1675 to 1867 inclusive. London: Whittaker & Co., 1867.

Edward E. Salisbury, ed., *Biographical Memoranda Respecting All Who Ever Were Members of the Class of 1832 in Yale College.* New Haven: Tuttle, Norehouse and Taylor, 1880.

Malcolm C. C. Seton, *The India Office.* London: G. P. Putnam's Sons, 1926.

James Y. Simpson, *Physicians and Physic: Three Addresses.* Edinburgh: Adam and Charles Black, 1856.

Richard J. Smith, *et. al.*, *Robert Hart and China's Early Modernization: His Journals, 1863–1866.* Cambridge, Mass.: Harvard University Press, 1991.

Milton T. Stauffer, ed., *The Christian Occupation of China: A General Survey of the Numerical Strength and Geographical Distribution of the Christian Forces in China.* Shanghai: China Continuation Committee, 1922.

George B. Stevens & W. Fisher Markwick, *The Life, Letters, and Journals of the Rev. and Hon. Peter Parker, M.D.* Boston, 1895.

H. P. Tait, 'Medical Education at the Scottish Universities to the Close of the Eighteenth Century.' in F. N. L. Poynter, *The Evolution of Medical Education in Britain* (London: Pitman Medical Publishing Company, 1966), pp. 53–68.

Sara Tucker, 'The Canton Hospital and Medicine in Nineteenth Century China 1835–1900.' Ph.D. dissertation, Dept. of History, Indiana University,

1982.

Paul A. Van Dyke, *The Canton Trade: Life and Enterprise on the China Coast, 1700–1845*. Hong Kong: Hong Kong University Press, 2005.

R. Milnes Walker, *Medical Education in Britain*. London: The Nuffield Provincial Hospitals Trust, 1965.

Pelham L. Warren, 'Report for the Year 1890 on the Trade of Tainan (Formosa), pp. 13–25, Appendix.' *Annual Report on the Trade of South Formosa 1887–1909*. Taipei: Ch'eng Wen Publishing Co., 1972, reprint.

John O. Whitehouse, *London Missionary Society Register of Missionaries, Deputations, etc., from 1796 to 1896*. London: London Missionary Society, 1896, 3rd ed.

John Wilkinson, *The Coogate Doctors: The History of the Edinburgh Medical Missionary Society, 1841–1991*. Edinburgh: Edinburgh Medical Missionary Society, 1991.

J. Wilson, *Medical Notes on China*. London: John Churchill, 1846.

K. Chimin Wong and Wu Lien-Teh, *History of Chinese Medicine*. Shanghai: National Quarantine Service, 1936, 2nd ed. New York: AMS Press, 1973, reprint.

Annie Wood, 'Better Days for Blind Children in Canton.' *Woman's Work in the Far East*, 16: 1 (May 1895), pp. 1–7.

Alexander Wylie, *Memorials of Protestant Missionaries to the Chinese*. Shanghai: American Presbyterian Mission Press, 1867.

Yung Wing, *My Life in China and America*. New York: Henry Holt and Company, 1909.